レジデントノート別冊
救急・ERノート 7

直伝！
救急手技
プラチナ テクニック

手技はもちろん、合併症や施行後に考えることなど、
次の一手まで見据えた王道アプローチを伝授

太田祥一／編

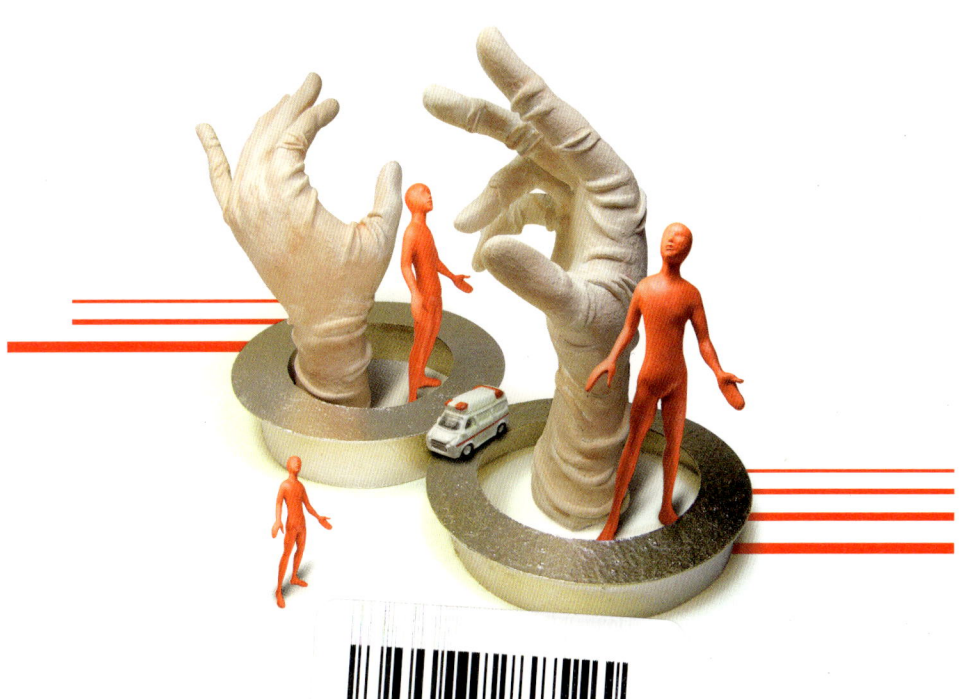

羊土社
YODOSHA

謹告

　本書に記載されている診断法・治療法に関しては，発行時点における最新の情報に基づき，正確を期するよう，著者ならびに出版社はそれぞれ最善の努力を払っております．しかし，医学，医療の進歩により，記載された内容が正確かつ完全ではなくなる場合もございます．

　したがって，実際の診断法・治療法で，熟知していない，あるいは汎用されていない新薬をはじめとする医薬品の使用，検査の実施および判読にあたっては，まず医薬品添付文書や機器および試薬の説明書で確認され，また診療技術に関しては十分考慮されたうえで，常に細心の注意を払われるようお願いいたします．

　本書記載の診断法・治療法・医薬品・検査法・疾患への適応などが，その後の医学研究ならびに医療の進歩により本書発行後に変更された場合，その診断法・治療法・医薬品・検査法・疾患への適応などによる不測の事故に対して，著者ならびに出版社はその責を負いかねますのでご了承ください．

序

　研修医の頃は，とにかく手技が上手くなるように，先輩にお願いしてコツを教わったり，仲間同士で練習したりしました．目をつぶってもイメージ，説明できるようになるまで，数多くトレーニングしたように思います．古典的な伝統芸能では技を学ぶ段階を守・破・離と言うそうです．

　守：形を模倣しくり返すことによって教えを忠実にまねて自分のものにする．
　破：形だけ似ていても技が上達しないことに気づき，教えを自分なりに深めて発展させる．
　離：状況全体の意味を考えながら，教えを活かして自由に振る舞う．

　解剖生理等のベースとなる知識と基本的な作法をまねして身に付けていれば（守），それぞれの手技はそんなに難しくはありません．これらの知識が立体的となり，合併症としてどんなことがいつ，どのように起こるか，そのためには何をどう確認してどう対処すればよいか，までを知っていれば，鬼に金棒です．さらに，画像や手術の所見をその都度まめに確認して，そのときのイメージを手に取るように活き活きと表現できれば，さらにかっこよく自信にあふれた達人になれるでしょう．この本は，いち早く，センスが磨かれて達人になる，つまり破の段階（型破り）に達するためのエッセンスを，それぞれの領域の専門家にお願いしてまとめました．

　まず最初に，考え方，知識のポイントを整理しました．そして手技の実際をタスクトレーニングのためのシミュレーターを多用して，よりリアルに解説していただきました．ERでの手技はもちろんですが，集中治療に引き続く内容も含めた，非常に盛りたくさんの内容を網羅することができました．

　そういった意味で，この本は単なる手技だけでなく，手技にかかわる重要な考え方を伝えることができたと思います．今まで私が考えてきたこと，経験してきたことを，すべて反映させることができました．この一冊によって，みなさんの手技やその理解に重みが増し，その結果，多くのプロの救急医が育つことを願っています．

2012年12月

太田祥一

レジデントノート別冊
救急・ERノート 7

直伝！救急手技プラチナテクニック

手技はもちろん、合併症や施行後に考えることなど、次の一手まで見据えた王道アプローチを伝授

太田祥一／編

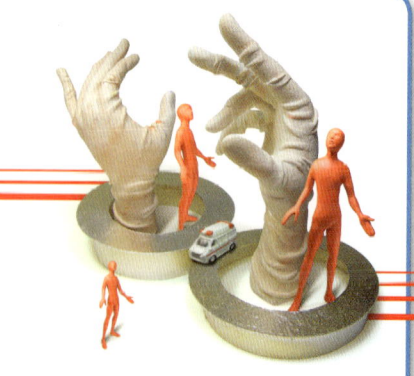

序 ——————————————————— 3
カラーアトラス ——————————— 9
執筆者一覧 ————————————— 17

第1部 ER診療や救急科専門医取得に役立つエッセンス

第1章 ABCDEアプローチに必須の手技

1 総論：新しい定型化アプローチ手法
〜病態把握からプレゼンテーション，情報共有まで ———— 織田 順 ……… 20
❶初期診療とその後の診療における特徴・目標状態　❷集中治療症例の特徴と印象　❸新しい定型化ABCD−INRFTアプローチのススメ
One More Experience ●プレゼンテーションでの心がけ『［理由・動機］→【医療行為・介入】→［その評価］』の型を意識しよう

2【A】気道確保は救急の基本，そのすべて ———— 阿南英明 ……… 26
❶気管挿管［A．直視下気管挿管　B．気管支鏡ガイド下気管挿管　C．ビデオ喉頭鏡（エアウェイスコープ）による気管挿管］　❷外科的気道確保［A．輪状甲状靱帯穿刺　B．輪状甲状靱帯切開　C．気管切開］　❸抜管
One More Experience ● surgical fire回避のコツ
Pros & Cons ●気管切開後の電気メスの使用について　●予定抜管患者に対するステロイドの有用性

3【B】呼吸モニタリングと人工呼吸器管理の基本
—————————————————————— 鈴木 剛，田勢長一郎 ……… 39
One More Experience ●呼吸評価の重要性　● NPPV成功の鍵

contents

4 【C】急いで！救急室開胸術 ―― 奥村恵子，河井健太郎，太田祥一 …… 47
 One More Experience ● 胸骨横断両側開胸（clamshell thoracotomy）

5 【C】除細動だけではない，マニュアル除細動器の使い方
 ―― 武田 聡 …… 52
 One More Experience ● パッドの有効活用
 Pros & Cons ● 心停止である心静止（Asystole）症例に，経皮ペーシングは推奨されない

Mini Lecture ① 経静脈ペーシング ―― 山田京志 …… 58

6 【C】手軽に役立つ救急超音波
 〜経食道心エコー，FASTを中心に ―― 渡橋和政 …… 61
 One More Experience ● エコーによる気胸の診断

7 【C】モニターによる循環管理〜カテーテル挿入の手技と評価法
 ―― 小林道生，小林正和，石橋 悟，久志本成樹 …… 67
 One More Experience ● 三次元的に血管走行をイメージする ● 動脈穿刺のコツ

Mini Lecture ② 骨髄路 ―― 六車 崇 …… 76

8 【D】腰椎穿刺と神経・脳波モニター ―― 弦切純也，太田祥一 …… 78

Mini Lecture ③ シミュレーターでここまでできる ―― 山田京志 …… 84

第2章 生命危機回避のための，一歩先行く手技と知識

1 補助循環〜導入・維持・離脱に必要な知識と手技 ―― 今井 寛 …… 89
 1 IABP　**2** PCPS

2 急性血液浄化法に必要な知識と手技
 ―― 松田兼一，針井則一，柳沢政彦，後藤順子 …… 97
 One More Experience ● 血液製剤を用いた回路プライミング，血液製剤調節のコツ「2の法則3の法則」について

3 穿頭（極小開頭）血腫洗浄術とICP測定 ―― 三宅康史 …… 104
 Pros & Cons ● 管理目標はICPかCPPか

4 胸腔穿刺，心嚢穿刺 ―― 許 勝栄 …… 114
 1 胸腔穿刺・胸腔ドレナージ　**2** 心嚢穿刺
 One More Experience ● 緊張性気胸に対する胸腔穿刺の有効性　● 大動脈解離や心筋損傷時の心嚢穿刺

救急・ERノート 7

5 腹腔穿刺，膀胱内圧モニター ————————— 金井尚之 …… 122
  1 腹腔穿刺　2 膀胱内圧モニター
  One More Experience ●腹壁の管理に精通しよう
  Pros & Cons ●診断的腹腔洗浄法（diagnostic peritoneal lavage：DPL）

6 減張切開，筋内圧モニター ————————— 池田弘人 …… 131
  One More Experience ●減張切開のピットホール

7 膿瘍穿刺ドレナージ，胆嚢・胆道ドレナージ，腎盂穿刺ドレナージ ————————— 須山陽介，中塚誠之 …… 138
  1 膿瘍穿刺ドレナージ　2 胆嚢・胆道ドレナージ［A．PTGBD　B．PTBD］　3 腎盂穿刺ドレナージ
  One More Experience ●臓器を経由した穿刺法　●液体・空気注入（hydrodissection, pneumodissection）による穿刺経路作成
  Pros & Cons ●左右のアプローチの特徴　●1 ステップ法と2 ステップ法の比較

8 チューブ管理，手術後ドレーン管理の基本 ————————— 鈴木智哉 …… 147
  1 SBチューブ　2 ST，十二指腸チューブ，イレウスチューブ　3 手術後ドレーン管理の基本
  One More Experience ●チューブ挿入のタイミング　●左右の鼻腔どちらを選択するか？　●挿入と固定のコツ

Mini Lecture 4　栄養管理〜どのように投与してどう管理する？
————————— 田中 亮，鶴田良介 …… 157

Mini Lecture 5　救急医が知っておきたい内診と分娩介助のコツ
————————— 寺内文敏 …… 162

Mini Lecture 6　救急での造影検査 ————————— 船曳知弘 …… 166

Mini Lecture 7　菌は嘘つかない！
〜「名探偵キヨ」のケースファイルから ————————— 大楠清文 …… 169

Mini Lecture 8　救急薬物治療再考①ステロイド〜エビデンスをもとに
————————— 横田修一，添田 博，太田祥一 …… 173

Mini Lecture 9　救急薬物治療再考②漢方 ————————— 中永士師明 …… 176

contents

第3章 鏡に強くなる！〜介助から実施まで

1 眼底検査「直像鏡の使い方」——西本浩之，本多英喜……179
One More Experience ● 検査習得は自転車と同じ！？

2 フレンツェル眼鏡（Frenzel glasses）——本多英喜……183
One More Experience ● 致命的なめまいでないと判ればフレンツェル眼鏡検査を行うチャンスである

3 耳鏡，鼻鏡，喉頭内視鏡——清水 顕，鈴木 衞……187
One More Experience ● 外耳道異物と鼻出血のピットフォール ● 喉頭浮腫が高度な場合の気道確保

4 気管支鏡——坂田義詞，古本秀行，池田徳彦……192
One More Experience ● 経鼻挿入法

5 上部消化管内視鏡〜手技と介助ができる
——坂本直人，佐々木仁，渡辺純夫……198

6 直腸診と肛門鏡——森 浩介，志賀 隆……209
One More Experience ● 知っておきたい異物除去のコツ

Mini Lecture ⑩ ERでの医療安全の基本——中江晴彦，平出 敦……215

Mini Lecture ⑪ チームSTEPPS®：エビデンスに基づいたチームトレーニング——種田憲一郎……219

Mini Lecture ⑫ レセプト再考——鍬方安行……223

第2部 ERで必要な整形・外傷治療のエッセンス

第1章 整形外科的手技の苦手を克服〜骨折・捻挫に強くなろう！

1 ERでの朝まで待てない上手なコンサルテーション
——林 励治，川井 真……228
1「ER医の」整形外科外傷初期対応 **2** 上肢外傷 **3** 下肢外傷 **4** 体幹外傷 **5** 非外傷性整形疾患

救急・ERノート ❼

2 固定法の種類と特徴〜三角巾，包帯，副子 ————— 矢内嘉英，加藤 宏 ……237

3 解剖から考える整復固定①脱臼・捻挫・靭帯損傷 ————— 香取庸一 ……242
❶ 股関節脱臼　❷ 膝関節脱臼（膝関節複合靭帯損傷）　❸ 足関節靭帯損傷（足関節脱臼）
❹ 肩関節脱臼　❺ 肘関節脱臼

4 解剖から考える整復固定②骨折，牽引，創外固定
————————————————————————— 山田賢治，山口芳裕 ……251
One More Experience ● 多発外傷患者における骨折治療　● 創外固定の長所，短所

5 解剖から理解する関節穿刺と関節内注射 ————— 関根康雅，根本 学 ……259
One More Experience ● 股関節穿刺，関節注射

第2章　創傷処置の苦手を克服〜どんな傷でもうまく治そう！

1 総論：この傷はどう治す？
〜テープで止める？縫う？針，糸，縫い方は？ ————————— 権東容秀 ……265
❶ 治療のながれ　❷ 洗浄，デブリードマン　❸ 縫合の判断　❹ 縫合時の注意　❺ 縫合の実際　❻ 術後処置
One More Experience ● きれいに縫うためのコツ

2 特殊創への対応〜顔面と手指 ————————— 河内 司，三鍋俊春 ……272
❶ 顔面外傷　❷ 手指の挫創・切断
One More Experience ● 耳介切断はどれだけ連続性があれば問題ないか　● 挫滅の強い組織を切除せずに有効に生かす
Pros & Cons ● 救急隊と受け入れ病院

3 感染創への対応〜軽症から重症まで ————————— 小泉健雄 ……279
One More Experience ● 誠実かつ適切な感染創管理とは…

4 ちょっとしたキズ・けがの対応 ————————— 鳴海篤志 ……288
❶ 擦過創（excoriation）　❷ 指尖損傷（finger tip injury）　❸ 爪剥離（nail avulsion）
❹ 爪床切創・裂創（nailbed injury）　❺ 高齢者の剥皮創　❻ 指ブロック（digital block）
❼ 破傷風予防

Mini Lecture ⓭ 救急現場での創傷被覆材のBest Choiceと注意点
————————————————————————— 藤岡正樹 ……293

索　引 ————————————————————————————— 298

Color Atlas

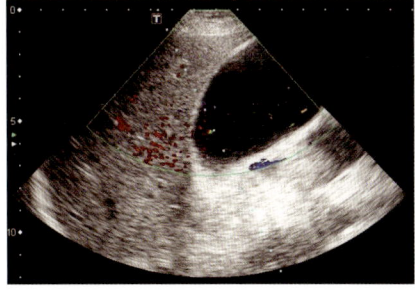
● PTGBD（p.141 図2 A 参照）

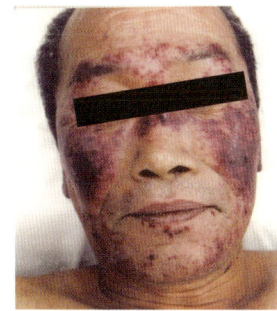
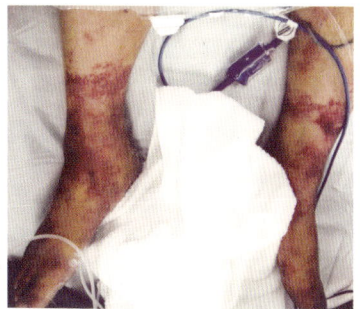
● 急性電撃性紫斑病（p.171 図2参照）
A）紫斑，B）チアノーゼ

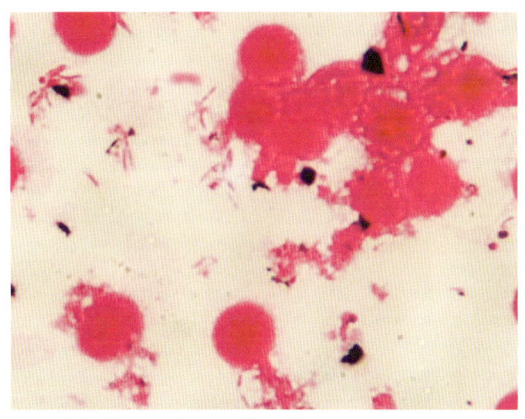
● 血液培養液のグラム染色像（p.171 図3参照）
細長い桿菌もしくは両端が紡錘状

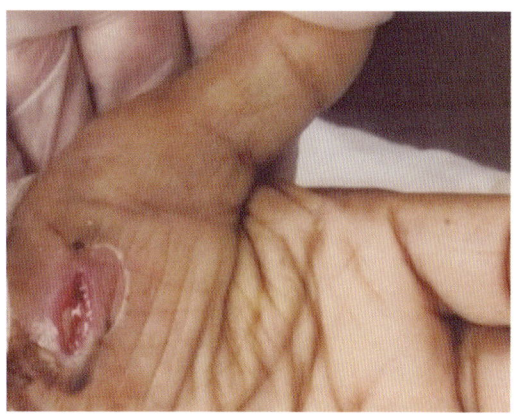
● イヌに咬傷後の左手掌（p.171 図4参照）

眼底スライドの一例

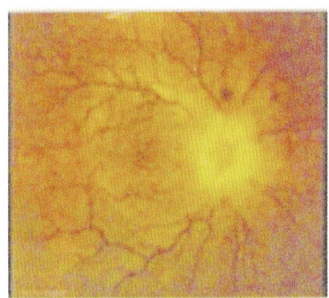
急性乳頭浮腫

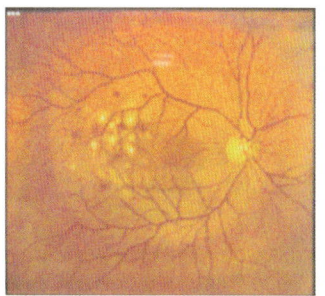
単純型糖尿病網膜症

● シミュレータ"EYE"（p.182 図2参照）

Color Atlas

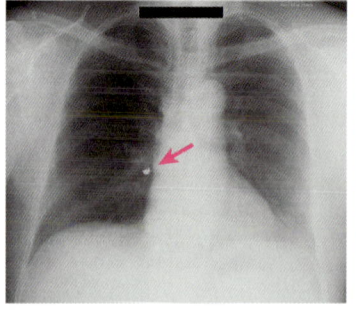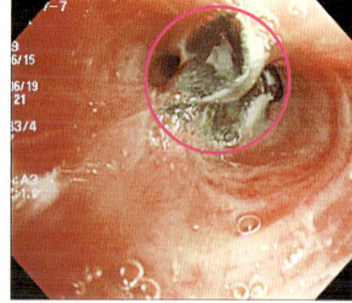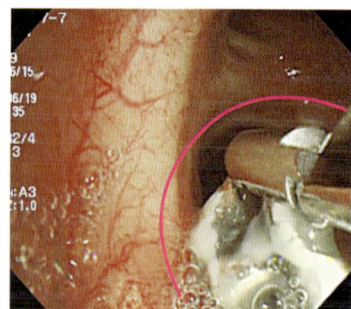

●歯科治療中にインレーを誤嚥した症例（p.195 図4参照）

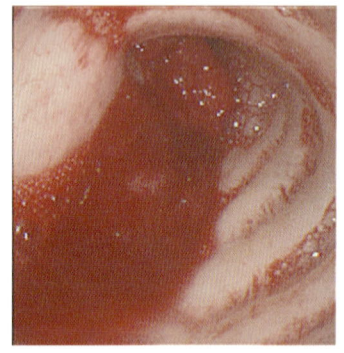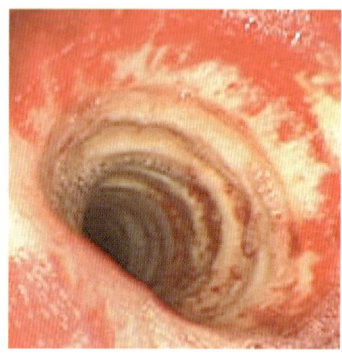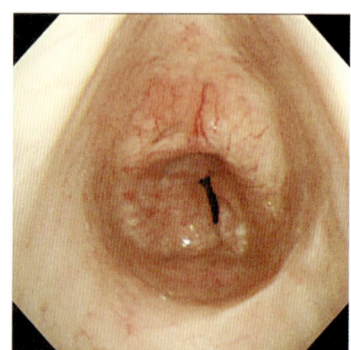

●悪性腫瘍からの出血（p.196 図5参照）　●気管支拡張症（p.196 図6参照）　●高度気管狭窄（p.196 図7参照）

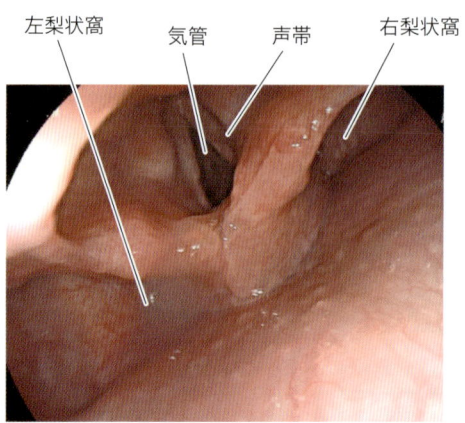

●咽頭・喉頭部（p.199 図1参照）

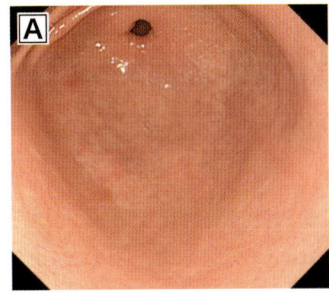 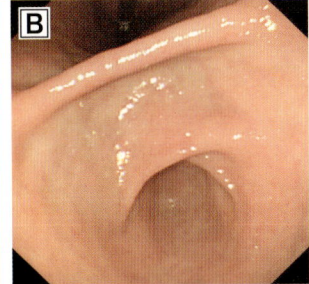 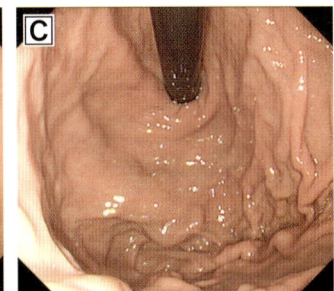

● **胃幽門部，噴門部，胃角部**（p.200図2参照）
A）幽門部．B）胃角部．C）噴門部

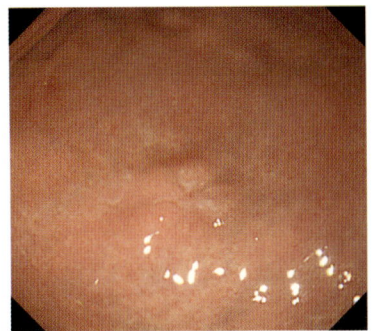 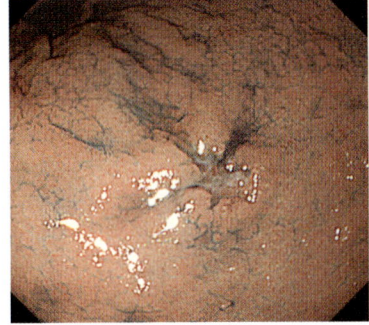

● **胃体中部大彎のⅡc病変**（p.201図3参照）
A）通常観察像．B）インジゴカルミン色素散布像

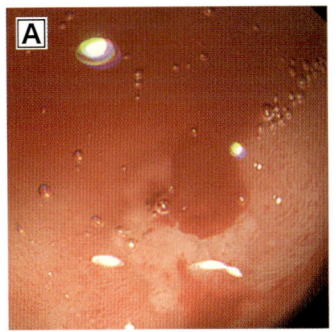 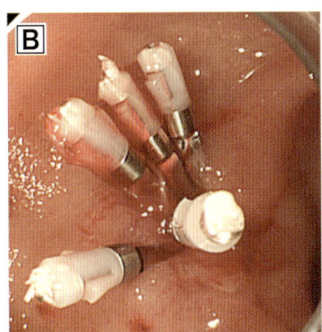

● **胃潰瘍からの出血**（p.202図4参照）
A）潰瘍から出血を認める．B）クリップにより止血

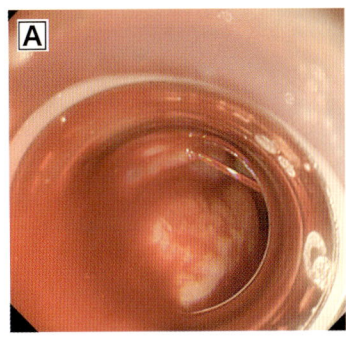 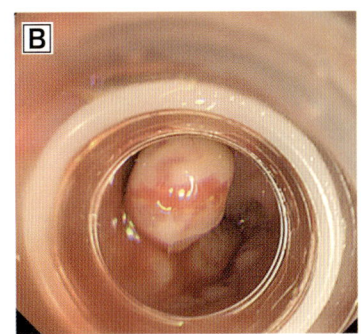

● **食道静脈瘤からの出血**（p.202図5参照）
A）食道静脈瘤から出血を認める．B）EVLにより止血

Color Atlas

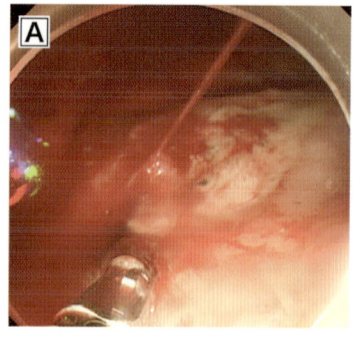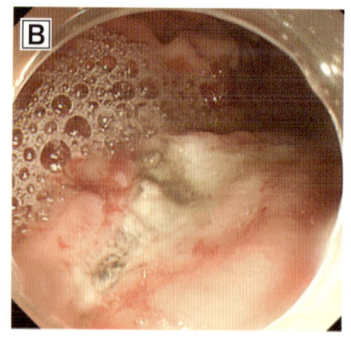

● 胃潰瘍からの拍動性出血（p.203 図6参照）
A）潰瘍から拍動性出血を認める．B）止血鉗子により止血

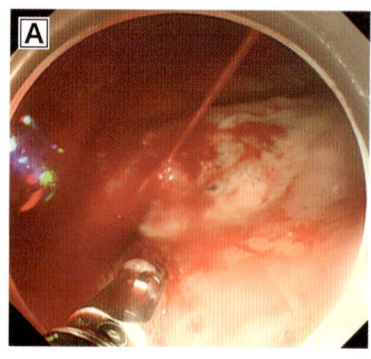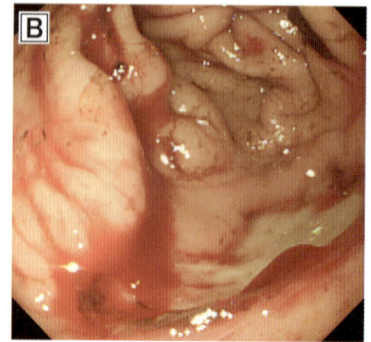

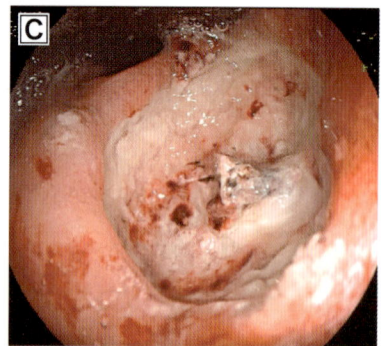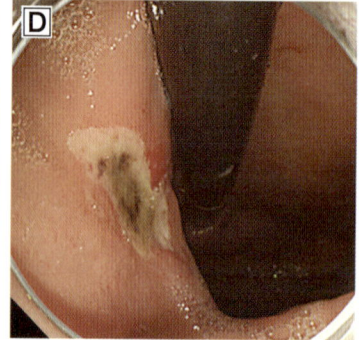

● 出血性胃潰瘍（Forrest 分類）（p.204 図7参照）
A）Forrest Ⅰa（噴出性の出血）．B）Forrest Ⅰb（湧出性の出血）．Forrest Ⅱa（露出血管を認める潰瘍）．D）Forrest Ⅱb

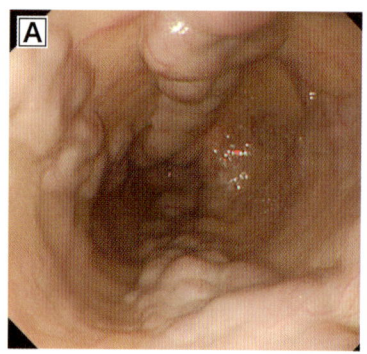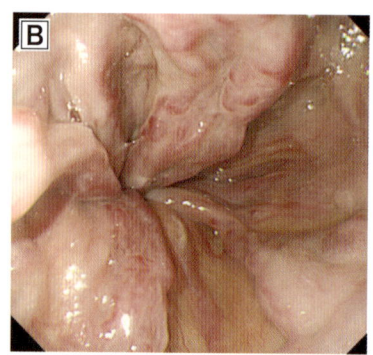

● 食道静脈瘤（p.205 図8参照）
esophageal varices（Ls, F3,Cb,RC（2+）RWM）

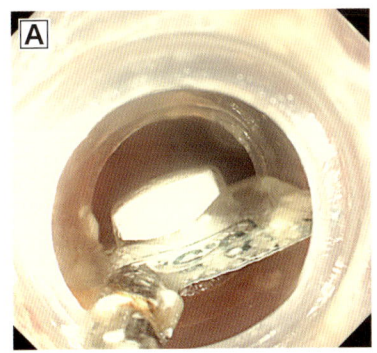 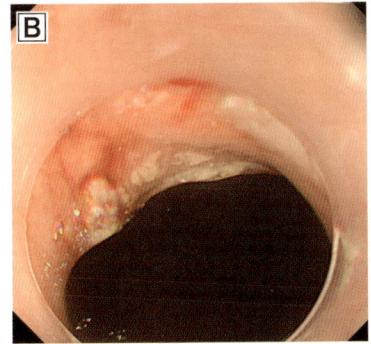

● **PTPの誤飲**（p.207図9参照）
A）把持鉗子でPTPをつかみ，先端透明フード内に入れて回収．
B）PTPが引っかかっていた部位の傷を観察

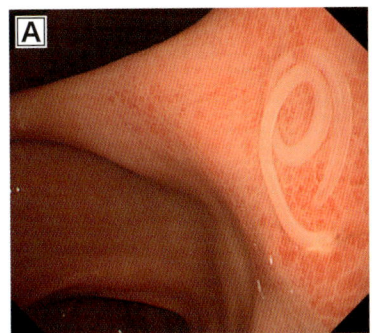 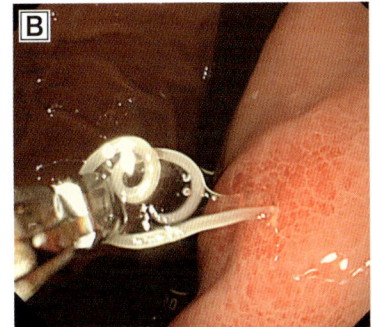

● **アニサキス**（p.208図10参照）

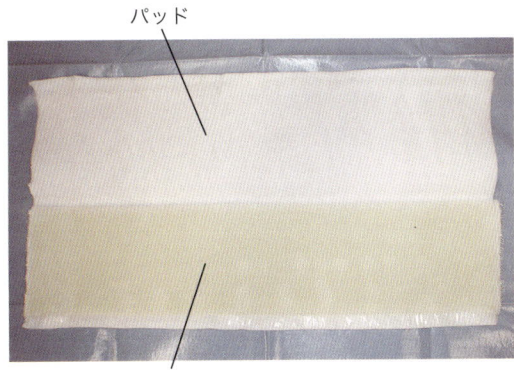 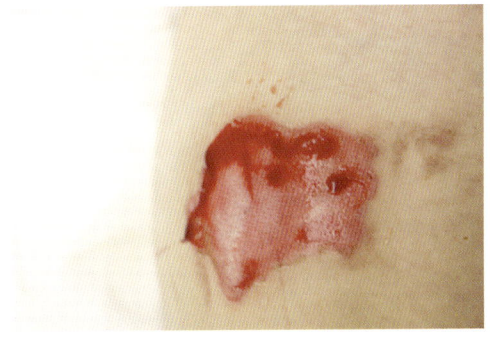

● **ギプスシーネ固定（オルソグラスII®）**（p.239図4A参照）

● **擦過傷のデブリードマン後**（p.268図2参照）
異物がなく鮮紅色である

Color Atlas

Color Atlas

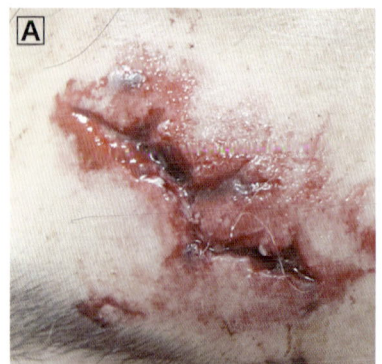 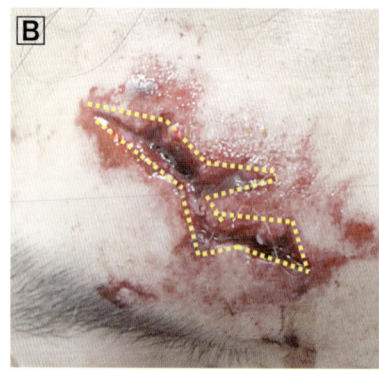

● 顔面の挫創のデブリードマン（p.268 図3 参照）
Aのように挫滅が強い場合でも点線の如く必要最小限にとどめる

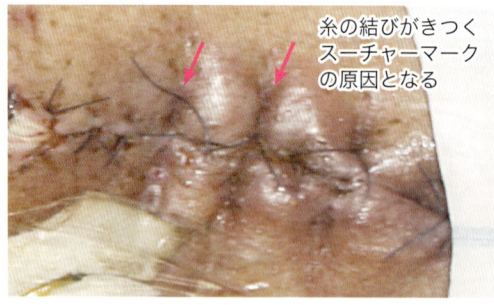

糸の結びがきつくスーチャーマークの原因となる

● 糸の結びがきつい例（p.269 図4 参照）

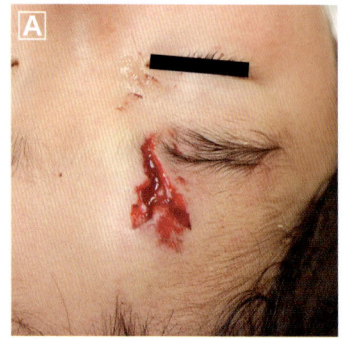 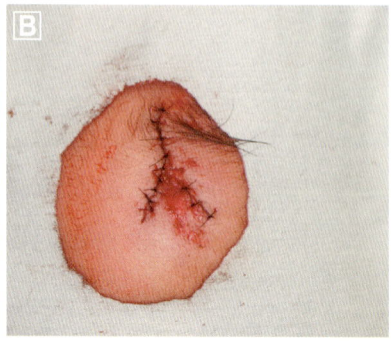

● 症例1　三角弁を進展し，眉毛縁を丁寧に合わせて閉創する（p.274 図3 参照）

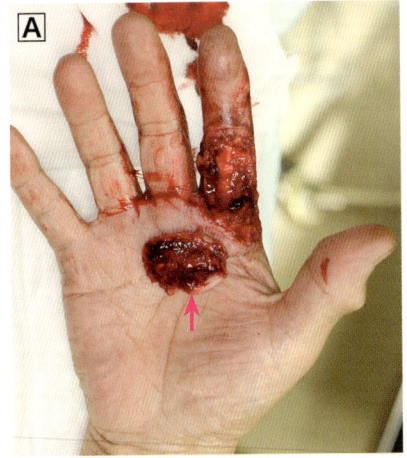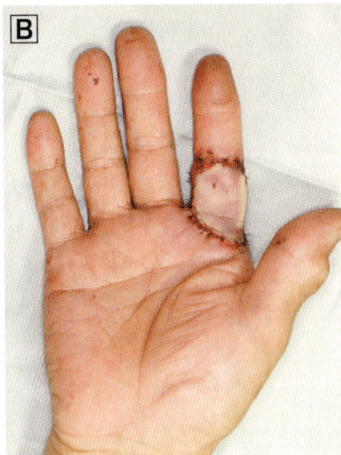

●症例2 皮膚・皮下組織のみの切断であったため組織片（↑）をcomposite graftとして縫着した（p.276図5参照）

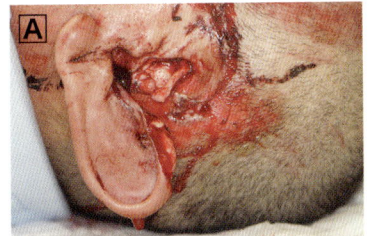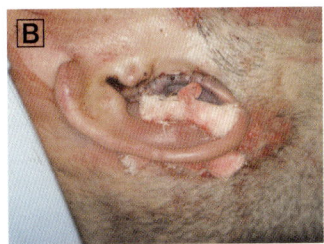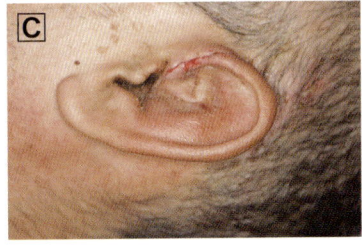

●症例3 耳垂部のみでつながった耳介を縫合した（p.277図6参照）
A）耳介の不全切断：耳垂部のみでつながっている．B）ボルスター固定を行い耳介血腫を予防する．C）抜糸後の状態

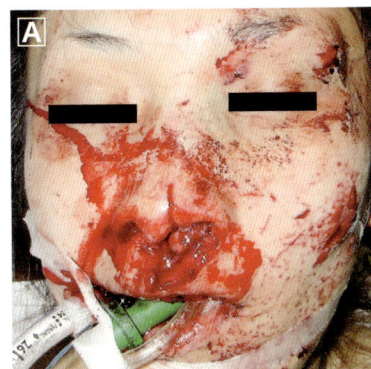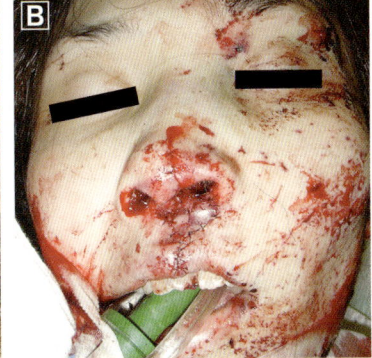

●症例4 上口唇の薄く残った皮膚を丁寧に戻して縫合した（p.278図7参照）

Color Atlas

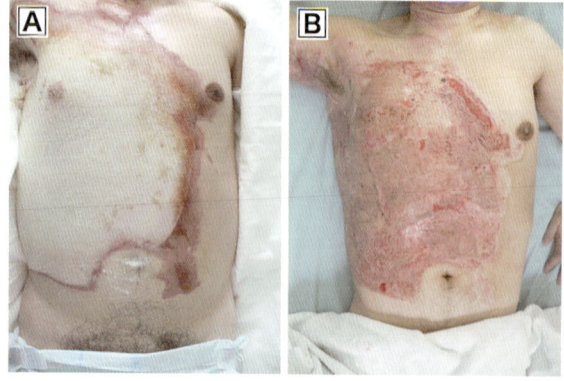

●熱傷感染創写真（p.280図1参照）
A）感染創，B）デブリドマン＋植皮術後

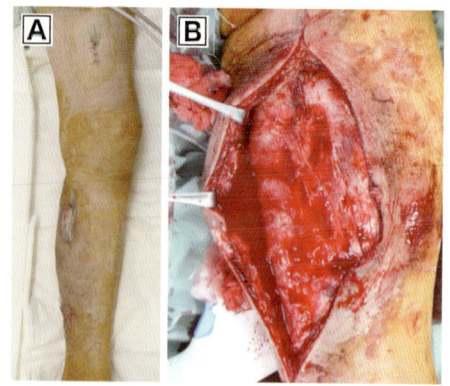

●下肢ガス壊疽写真（p.280図2参照）
A）初療時所見，B）手術所見

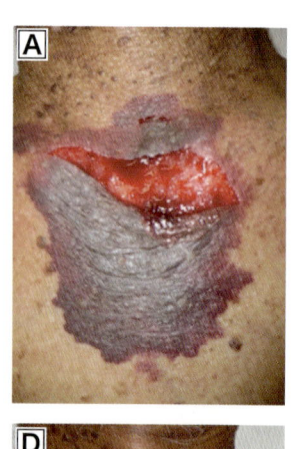 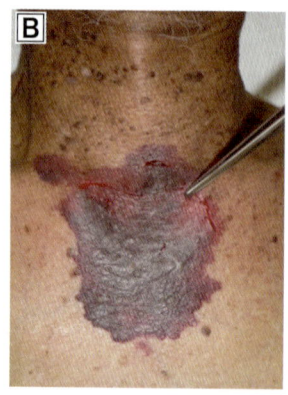 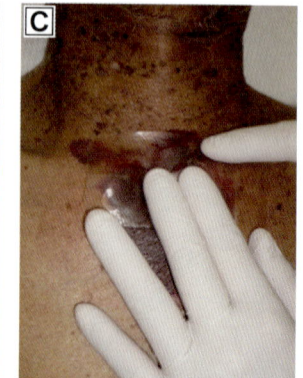

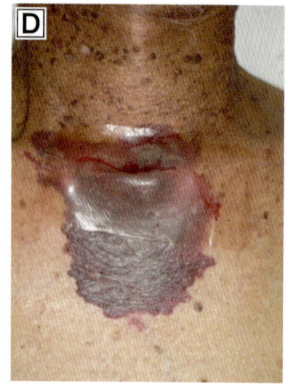 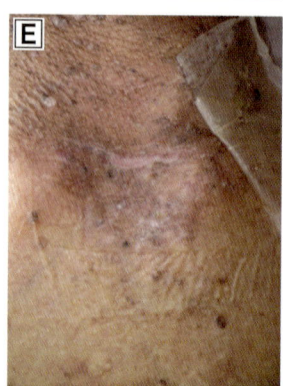

●被覆材を用いた高齢者剝皮創の治療（p.291 図2参照）
A）87歳，男性．転倒しテーブルで打撲し受傷した前胸部剝皮創．B）剥離した皮弁を丁寧に元の位置に戻す．C）薄いハイドロコロイド被覆材を貼付する．D）その上をフィルム製ドレッシングで固定．E）受傷後11日目，治癒

執筆者一覧

❖編集

太田祥一　　東京医科大学救急医学講座

❖執筆（掲載順）

織田　順	東京医科大学救急医学講座	後藤順子	山梨大学医学部救急集中治療医学講座
阿南英明	藤沢市民病院救命救急センター	三宅康史	昭和大学医学部救急医学
鈴木　剛	福島県立医科大学附属病院救命救急センター	許　勝栄	慈泉会相澤病院救命救急センター
田勢長一郎	福島県立医科大学附属病院救命救急センター	金井尚之	東京警察病院救急科
奥村恵子	東京医科大学救急医学講座	池田弘人	帝京大学医学部附属病院救急科
河井健太郎	東京医科大学救急医学講座	須山陽介	日本鋼管病院放射線科
武田　聡	東京慈恵会医科大学救急医学	中塚誠之	慶應義塾大学医学部放射線診断科
山田京志	順天堂大学医学部附属順天堂医院循環器内科	鈴木智哉	東京医科大学救急医学講座
渡橋和政	高知大学医学部外科学第二教室	田中　亮	山口大学医学部附属病院先進救急医療センター
小林道生	石巻赤十字病院救命救急センター	鶴田良介	山口大学医学部附属病院先進救急医療センター
小林正和	石巻赤十字病院救命救急センター	寺内文敏	東京医科大学産科婦人科学教室
石橋　悟	石巻赤十字病院救命救急センター	船曳知弘	済生会横浜市東部病院救命救急センター
久志本成樹	東北大学大学院医学系研究科外科病態学講座救急医学分野	大楠清文	岐阜大学大学院医学系研究科病原体制御学分野
六車　崇	国立成育医療研究センター集中治療科	横田修一	東京北社会保険病院臨床研修センター
弦切純也	東京医科大学救急医学講座	添田　博	東京医科大学病院薬剤部
今井　寛	三重大学医学部附属病院救命救急センター	中永士師明	秋田大学医学部附属病院救急・集中治療部
松田兼一	山梨大学医学部救急集中治療医学講座	西本浩之	横須賀市立うわまち病院眼科
針井則一	山梨大学医学部救急集中治療医学講座	本多英喜	横須賀市立うわまち病院救急総合診療部
柳沢政彦	山梨大学医学部救急集中治療医学講座	清水　顕	東京医科大学耳鼻咽喉科学講座

鈴木 衞	東京医科大学耳鼻咽喉科学講座	川井 真	日本医科大学付属病院 総合診療センター／高度救命救急センター
坂田義詞	東京医科大学外科学第一講座	矢内嘉英	国立病院機構災害医療センター 救命救急センター
古本秀行	東京医科大学外科学第一講座		
池田徳彦	東京医科大学外科学第一講座	加藤 宏	国立病院機構災害医療センター 救命救急センター
坂本直人	順天堂大学医学部附属順天堂医院 消化器内科		
		香取庸一	東京医科大学整形外科
佐々木仁	順天堂大学医学部附属順天堂医院 消化器内科	山田賢治	杏林大学医学部救急医学
		山口芳裕	杏林大学医学部救急医学
渡辺純夫	順天堂大学医学部附属順天堂医院 消化器内科	関根康雅	埼玉医科大学国際医療センター 救命救急科
森 浩介	東京ベイ・浦安市川医療センター救急科	根本 学	埼玉医科大学国際医療センター 救命救急科
志賀 隆	東京ベイ・浦安市川医療センター救急科		
中江晴彦	近畿大学医学部救急医学	権東容秀	東京医科大学形成外科
平出 敦	近畿大学医学部救急医学	河内 司	埼玉医科大学総合医療センター形成外科
種田憲一郎	WHO Western Pacific Region Office Technical Officer (Patient Safety and Quality) (WHO西太平洋地域事務局 患者安全専門官)	三鍋俊春	埼玉医科大学総合医療センター形成外科
		小泉健雄	杏林大学医学部救急医学
		鳴海篤志	国立病院機構別府医療センター救急科
鍬方安行	大阪大学医学部附属病院 高度救命救急センター	藤岡正樹	国立病院機構長崎医療センター 形成外科／創傷センター
林 励治	日本医科大学付属病院 総合診療センター／高度救命救急センター		

第1部

ER診療や救急科専門医取得に役立つエッセンス

第1部

第1章 ABCDEアプローチに必須の手技

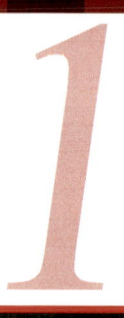

1 総論：新しい定型化アプローチ手法
病態把握からプレゼンテーション，情報共有まで

織田　順

Point

- 各種標準化コースで，蘇生のABCD（E）が強調されている
- 問題・情報共有が重要な5項目，INRFTを加えると応用の幅が拡がる
- 本A−Tアプローチは教育・診療・症例解析に対して有効

■はじめに

　BLS／ICLS／ACLS／JATEC™ほか，初期診療にかかわる標準化アプローチでは，「A（気道），B（呼吸），C（循環）」の安定を確保するところから診療に入る，ということがくり返し強調されているのはご存じの通りである．当然ながら，個体が死なないようにするためには脳に酸素が供給されなくてはならず，そのためには肺までの気道が開通（A）し，肺でガス交換（B）が行われ，血液に乗った酸素が各組織に運搬（C）されなければならないからである．本項では，これにとどまらない，有用な新しい標準化アプローチについて述べる．

1 初期診療とその後の診療における特徴・目標状態

❶ 初期診療

　外傷初期診療に限らず，初期診療では，気道（A），呼吸（B），循環（C）から診療に入ることが，患者を死に至らしめないためにきわめて重要である．緊急例というのはこれら生命に直結する異常がみられる場合，あるいは異常をきたすリスクが高いものである．異常がそのままにされると死んでしまうわけであるから，異常を見つけ次第，手段を選ばず（といっても順序としては侵襲の少ないもの，効果の大きいものから順に）解決する必要がある．意識障害（D）による気道閉塞（A）を認めれば，用手的気道確保→確実な気道確保のための気管挿管→気管挿管がどうしても困難な状況なら外科的気道確保，という具合である．多くの場合，これらは対症療法である．

❷ 入院後診療

　一方，ABCを対症的に解決した後の診療は根本治療が中心となる．また，対症療法についてもやりっ放しでなく，その後ABCそれぞれをさらに改善すべく進めていく必要がある．例え

ば，初期診療ではAの異常に対して気管挿管を行えば，気道（A）の問題は「解決」である．初期診療で気道（A）については開通状態確保が目標状態だからである．しかしその後，当該患者にとってはずっとそのままでよいわけはなく，目標状態はシフトする．つまり，気道狭窄のリスクがなくなれば抜管であるし，遷延性の意識障害があるようなら気管切開を行い，引き続き気道の安定化を図るということになる．このように，初療とその後では目標状態が異なる（図1）．

2 集中治療症例の特徴と印象

●集中治療症例に対する印象と診療上の問題点

医学生や研修医などが救命救急センター病床や集中治療室に入り，重症症例を目の当たりにしたときには，例えば図2に示すような印象を抱くことが考えられる．どこから診ればよいのか，理解すればよいのかとまどい，苦手意識が先行する場合がしばしばである．

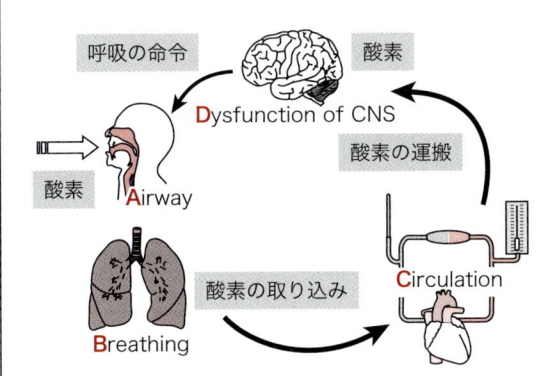

⇒ER（JATEC™を例に）
→生理学的異常をこの順に手当てしていく
（例：気道緊急で挿管不能→外科的気道確保，でその場は解決とする）

つまり**対症療法**で救命

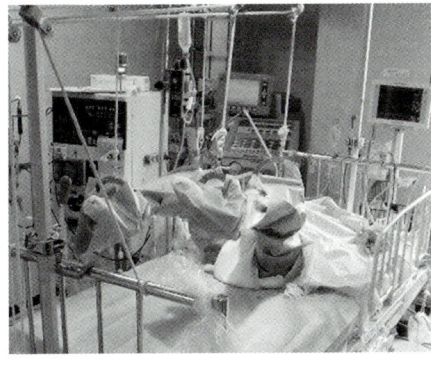

⇒入院症例
→根本治療が進行中
（例：外科的気道確保→その後の治療方針を立て→施行→評価→方針，をくり返しながら目標状態にもっていく）

病態分類別に**根本治療**

図1　ER（初療室）と入院における目標状態の違い
図ではJATEC™を例にしているが，初療室では「生命の危険を取り除くように」生理学的な異常をABCの順に手当てしていく（対症療法で救命）．その後は根本治療が必要であり，例えば気管挿管を行ったらその先抜管になるのか気管切開になるのか，見通しを立て介入していくことになる（目標状態がABCの安定化から根本治療にシフトする）

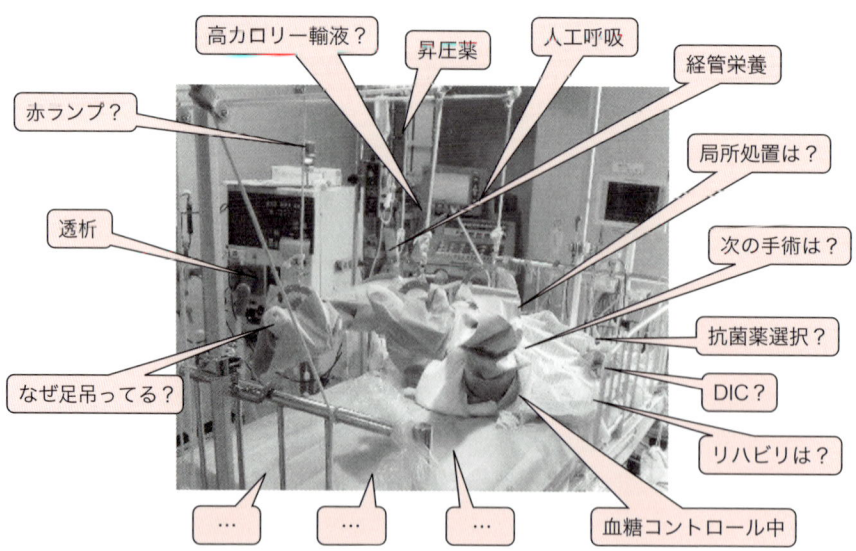

図2 広範囲熱傷症例に対する研修医や医学生の第一印象の例
いろいろな"部分"に目を奪われ，どこから見ていけばよいのかわからない．上級医同士の会話が理解できず，ついていけない感ばかりで面白くなくなることはきわめて残念

表1 救急集中治療領域の病態・要因の特徴

①問題となる病態・治療がいくつかあり，並列に進行する．つまり注目ポイントが多い（図2も参照）
②さらに，それぞれの病態が相互に影響していることがしばしばである．これが救急集中治療を複雑に思わせる一因になっている
  例：挿管が必要（**A**：気道）な理由として，誤嚥窒息（**A**）や意識レベルが悪いから（**D**），人工呼吸を要するから（**B**），そもそもそれは肺炎がひどいから（炎症）など，多数の要因が絡み合っているようにみえる

　注目点が多いばかりが問題ではなく，相互に問題点が絡み合うところも理解を妨げる一因になっている（表1）．気管挿管の理由1つとっても，それは喉頭浮腫による窒息に対して，つまり純粋に気道の問題（A）に対して，の場合もあれば，人工呼吸が必要な呼吸不全（B）であったり，意識障害（D）に伴う気道閉塞（A）であったり，ショック（C）であったり，とさまざまである（ようにみえる）．実はこの切り分けを普段から意識するだけでずいぶんと病態理解が進む．説明，申し送り，プレゼンテーションなど他人への伝達も上手になる．
　一方，上級医側に問題がないのかというと，そうではない．診療や日々の回診時に，目についたところから議論してしまっていないか，昨日問題になっていたところをそのまま続き物のように話して，昨日居合わせなかった人には全くついていけないようなディスカッションになっていないか，また若手や他の医療職にはわからないような，スタッフ同士の通（つう）であるかのような会話になってしまっていないか，振り返ってみる必要がある．このような，標準化されないディスカッションでは時に，
①研修医にとって，病態把握と治療計画立案が困難，
また，

表2　新しい定型化ABCD－INRFTアプローチ

①バイタルサイン－気道（A），呼吸（B），循環（C），神経学的所見（D）に続いて，
②回診時に最も議論の多い，感染・炎症・DIC（I），栄養（N）へ，この順にアプローチする
③安静度とリハビリテーション関連（R），さらに情報伝達にトラブルの多い家族対応（F）や，転院／転床／退院調整（T）を加えて，定型化アプローチとする
④以上の方法に則り，プレゼンテーションならびに診療録の記録も標準化する．数々の問題点はこの9つの箱（分類）のどこに入りそうか，ということを考える．どうしても入らないものは（#）とする
⑤オーバーラップはあり得る〔例：意識障害で気切（DA），肺炎で人工呼吸を要する（IB）〕

表3　新定型化アプローチによる入院後診療と診療録記載の例（横軸はSOAP形式に似る）

A	：経口挿管　→　意識レベル改善　→　本日抜管見込み
B	：酸素化／換気問題なし，リスクなし
C	：1日 in／out　2,000／1,600 mL　血圧脈拍は落ち着いている→　iv減らせる
D	：鎮静off後 JCS1ケタになった　→　CTは1週間後でよさそう
I	：発熱なし，CRP＝0.5 mg/dL，炎症所見としては問題なし
NA	：K4S 1,200 kcalで順調，排便（+），抜管できたら経口開始
R	：ベッド上安静　→　本日ベッド上フリーへ
FT	：キーパーソン（妻）に本昼A～Rを伝え，転院先の検討を始める
T	：ソーシャル・ワーカー介入済み，○○病院に紹介状を送った，返事待ち

②担当看護師など他職種を含めた情報共有が不十分，

となり結局，チーム医療上マイナスとなることに留意すべきである．

3　新しい定型化ABCD－INRFTアプローチのススメ

かといって，数々の問題点をすべて精密に定型化してアプローチするのは難しく，また手間と効果の点で必ずしも有効ではない．そこで，ある程度の割り切りを加味して，表2のような定型化アプローチを提案したい．このアプローチは，初療に関しては従来のABCDと同義であるが，入院後に関しては追加項目を要する．本アプローチでは，診療経過中最も議論の多い，感染・炎症・DIC（I），栄養（N），安静度とリハビリテーション関連（R）の3項目，さらに情報伝達にトラブルの多い家族対応（F）や，転院／転床／退院調整（T）を加えて計9項目とした．この順にどの項目も省略せず，日々定型的にアプローチする．簡単なイメージを表3に示す．この例ではNのところにAが，FのところにTがオーバーラップしている．

● A－Tアプローチの効果

本アプローチによる切り分けは，考える力，意識する力を養う（表4）．血清Naが150 mEq/L，あるいは血糖が250 mg/dLの際，診療録記載はそれぞれ「Na＝150 mEq/L↑」「BS＝250 mg/dL↑」でおしまい，にしている場合が見受けられる．これでは検査結果の値以上のものを考えているとは言いがたい．A－Tのどこかへの落とし込みを意識すると，これらが改善する．

表4　定型化アプローチによる切り分けは考える力を養う

> **例1：電解質異常はどこに分類するのか？**
> 　　体液管理に起因するものなら（C）
> 　　栄養状態に起因するものなら（N）
> **例2：血糖250 mg/dLはどこに入れるのか？**
> 　　糖尿病の有無やその治療に起因する場合（N）
> 　　侵襲に起因する場合は（I），感染が影響しているなら（I）
> 　　ショックが原因と考えるなら（C）
> 　　食事，栄養投与が関係しそうなら（N）
> 　　また，当該状態による影響も同様に考える，つまり浸透圧利尿（C），など

　つまりは短絡的に考えてきたことに気づく（検査値を正常にするのが目的ではない）．検査や所見のもつ意味を，根本に立ち返って考えているかどうか，で診断能力に差が出てくるわけなので，これはとても大事なことである．

　また，診療の可視化と多職種間での情報共有にも有用である．F, Tの項も，時に言った，言わないともめがちな情報伝達上，特に説明医が固定しない場合が多い救急領域では効果を発揮する．

　本アプローチではゴール設定を項目別に可視化できる点も大きい．例えばAのゴールは通常抜管であるが，意識障害が遷延し，回復の見込みがない際には気管切開が，急性期病院でのゴールとなることはよく経験される．同様に，人工呼吸器が外れる，外れない（B），経口と胃瘻（N）など，数々の場面で応用できる．

■おわりに

　本法はすでに筆者の勤務する東京医科大学病院救命救急センターにおいて実践されはじめて数年になり，適用症例は3,000例を超える．その結果，
①病態や状況の大部分がこの9項目に落とし込み可能で，
②研修医は解剖学的な異常，診断名に飛びつかず，重症度を問わずバイタルサインを意識するようになり，
③切り分けは重症病態の可視化に有効，また，
④患者が回復するにつれ，A/B/C/D→I/N→N/R/Tと診療の重みが移行してくることが見て取れるようになった．
⑤A/Bの切り分け間違い，A－D，B－I相互の影響が不十分な研修医が目立ったが研修中に次第に理解でき，
⑥異常所見，検査値の背景病態を考えるトレーニングとなった．
⑦治療のゴール設定，ゴール設定が変化することについていける，
⑧スタッフ間申し送りにも有効，
などの効果が得られた．みなさまにとっても診療の一助となれば幸いである．

One More Experience

プレゼンテーションでの心がけ
『[理由・動機]→【医療行為・介入】→[その評価]』の型を意識しよう

　症例をプレゼンテーションする際，その軸となるものは，症例のもつ問題点とそれに対してどのような医療行為・介入を行って解決していったか，ということであることは間違いないだろう．ところが，準備はばっちりやったはず，一見すらすらと流れるようにしゃべったのに，基本的なところで不発・不評に終わり，なんだか本意ではない，という残念な例をよく見かける．そのなかでありがちな例を部分的に示す．

研修医「（前略）CTを撮影したところ脳出血を認めましたので脳外をコールしました．保存的治療を行うため入院しています．（後略）」

指導医「どうしてCT撮ろうと思ったのですか？」

研修医「…」

指導医「（撮って正解だったわけだからほめてやろうと思ったのにな…）では，どうして手術にならなかったのですか？」

研修医「…」

指導医「（脳外がそう言ったから，以上には考えてないな…）じゃあ，その後入院してからはどうなんですか？」

研修医「…」

という具合である．

　慣れないうちは，どうしても「○○を行った」「次に△△を行った」「次に…」と医療行為・介入のみをピックアップしてつないで説明する傾向がみられる．これは後から診療録を振り返ってプレゼンテーションを組み立てようとする際にも同じだ．診療録も医療行為・介入を中心に書かれているのでますます同じ傾向に陥りがちである．

　そこで，はじめの『[理由・動機]→【医療行為・介入】→[その評価]』の型を意識するようにしてもらいたい．何か【医療行為・介入】が発生した際には必ず，その前に[理由・動機]，後には[その評価]があることを意識する．もちろん，[理由・動機]にはエビデンスレベルの強いものから弱いもの，科学的なものとそうでないもの（例：感受性結果を受けて→抗菌薬の変更，から午前中は人手が足りないので→午後から施行，レベルのものまで）があり得る．[その評価]はプレゼンテーションどころか診療上でも多忙な際には抜けそうになるが，これもあってはならない（例：検査しっぱなしで検査結果を把握していない）．

　したがって，プレゼンテーション例は「（前略）頭痛と嘔吐があったため[**理由**]，CT検査を行ったところ，皮質下出血を認めました[**評価**]．脳ヘルニアやそのリスクが低く，3時間後の再CTでも血腫の増大を認めなかったため[**理由**]，保存的加療となりました．入院後意識レベルはⅠ-1，他の神経所見も変わりありません[**評価**]．（後略）」とできればよいだろう．「脳外が言ったから」「上級医が言ったから」ではダメなのである．自分が判らなければ質問すればよい．それも担当医としての責任．

第1部
第1章 ABCDEアプローチに必須の手技

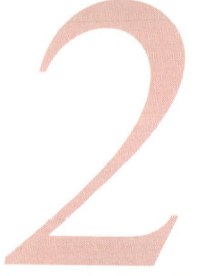

2 【A】気道確保は救急の基本, そのすべて

阿南英明

Point

- 直視下気管挿管だけでなく内視鏡ガイド下, ビデオ喉頭鏡など種々の方法による気管挿管法を知る
- 外科的気道確保として気道緊急に対する輪状甲状靱帯穿刺・切開と気管切開について知る
- 抜管について知る

■はじめに

「先生！大変です．サチュレーションが88％です」

ふと患者の様子を診ると顎をしゃくりあげるようにして肩で息をしている．額には球の汗をかいて, 唇の色は紫色．喉で吸気時にヒューッと今にも詰まりそうな音がしている．

あなたはこんなときに冷静に看護師に指示をして対処できるだろうか？

実際に行うべき気道確保の方法はさまざまある．以下, 気管挿管, 外科的気道確保, 抜管について, それぞれの方法を解説する．

1. 気管挿管

経口気管挿管は道具による気道確保の第一選択方法である．従来は喉頭鏡を用いた直視下での挿管であったが, 現代は内視鏡ガイド下や種々のビデオ喉頭鏡サポートでの挿管も可能である．

A 直視下気管挿管

■適応と禁忌

適　応：喉頭鏡による喉頭展開により声門（声帯を通して気管への入り口）までが観察できる．また挿管チューブを入れることができる

禁　忌：声門部狭窄, 閉鎖（永久気管皮膚ろうを作成した患者など）, 小顎症

1 手技の実際

①100％酸素によって自発呼吸下のマスクかバッグバルブマスク等の補助換気によって血液中の酸素分圧を極力高める．これによって挿管時に無呼吸であっても低酸素状態になるリスクを軽減する

②SpO_2，心電図モニターがなされていることを確認する

③患者頭部の下に枕を入れて高くする（スニッフィングポジション：臭いを嗅ぐように顔を前面に突きだす姿勢）

④右手指によるクロスフィンガー法で開口させ，左手で喉頭鏡を持って愛護的に口腔内に挿入する（図1）．この際に喉頭鏡を右口角から入れて舌を左へよけるように挿入する．マッキントッシュ型喉頭鏡の場合はブレード先端を喉頭蓋谷（舌根部と喉頭蓋の境目）にかけ，上方へ引き上げる．小児ではミラー型喉頭鏡を用い，ブレード先端を喉頭蓋までかけて引き上げる（＝喉頭展開）

⑤声門部がしっかり見えるところまで喉頭展開をすべきだが，個人の解剖学的特性から不十分なこともある．その場合，補助者に依頼して甲状軟骨（喉仏）を患者の背側・上方・右側へ押す（BURP法）ことで声門観察が可能になることも多い

⑥咽頭，後頭部に唾液や気道分泌物，食物等が存在して視野を妨げる場合には，必要に応じて先端部が硬性のチューブで吸引する

⑦声門部が観察できたら視線を離さず，右手に補助者からスタイレットを入れた挿管チューブを受け取り愛護的に挿入する

⑧チューブの先端が声門を越えたら補助者にスタイレット抜去を依頼し，チューブをさらにカフが声門を通過する深さまで挿入する．男性の場合門歯23 cm，女性の場合21 cm程度が目安だが個人差が大きいので後に胸部X線によって必ず適正な深さであることを確認する．喉頭鏡を愛護的に抜去する

⑨エアカフにシリンジでエアを注入して膨らませる．最初は多め（10〜20 mL）に注入してよいが後にカフ圧計を用いて適正な圧（20〜30 mmHg）に調整する

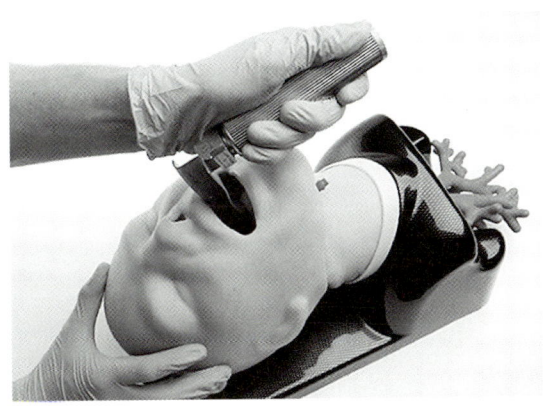

図1　喉頭鏡の操作練習
写真提供：日本ライトサービス株式会社

⑩**誤挿管は絶対に見逃してはならない！！**

気管内に挿入されたことを種々の確認方法を組み合わせて行う．
- 呼気によるチューブ内の曇り（温かく湿った呼気排出によって瞬時に結露する）
- バッグによる換気時に，5点聴診して気体の入り具合を確認する（心窩部：聞こえない，両側前胸部・側胸部：左右差なく聞こえる）
- 呼気中二酸化炭素モニター（ETCO$_2$）によって呼気時にCO$_2$が排出され吸気時には検出されない波形が検出されることを確認する

⑪挿管チューブは抜けやすいのですぐに専用固定具やテープによる固定をする

2 合併症とトラブルシューティング

❶ 合併症
①歯牙損傷　②出血　③声門損傷

❷ トラブルシューティング（挿管が困難な場合）
気管挿管にはこだわらないことが重要！！

筋弛緩薬使用時やCPAなど自発呼吸がない患者では，気管挿管行為実施中は換気が中断されるので，漫然とやり続けると低酸素状態になるので注意が必要．気道狭窄の患者でない限り，用手的にマスクとバッグで換気はできる！

3 次にどうするか

声門が狭窄，閉鎖しているわけでないのに2回トライしても成功しない場合は，より本手技を習熟した医師に交代すべきである．また声門が観察しにくい場合や挿管困難な場合は，次項に示す気管支鏡ガイド下挿管やビデオ喉頭鏡下挿管を実施する．

MEMO ❶ 声門上器具

①ラリンジアルマスク

声門部が開通している場合ラリンジアルマスクによる気道確保の選択がある．チューブ先端のだ円形のエアクッション付きマスクで喉頭を覆うことで換気が可能になる（図2）．咽頭・喉頭の形状や大きさは個人差があるのでサイズの選択が必要であり，高圧の陽圧換気では空気漏れを起こす．

②ラリンジアルチューブ（図3）

上下に2つのバルーンが付いておりチューブ先端を咽頭後壁に沿わせて食道入口部まで挿入する．専用シリンジを用いてチューブのサイズに決められた量のエアを注入すると自動的に食道と咽頭部でバルーンが膨らむ．2つのカフバルーンによって声門部は上下を挟まれた状態に閉鎖され，バルーン間のチューブ側孔から換気が

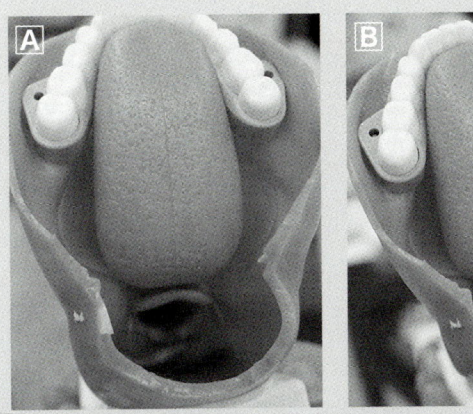

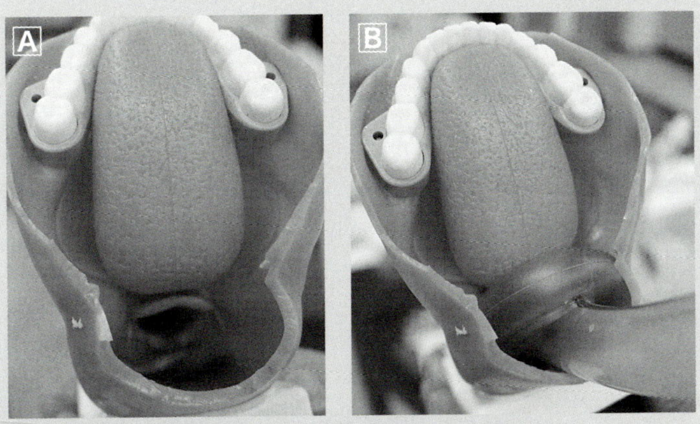

図2　ラリンジアルマスクで喉頭を覆っている様子

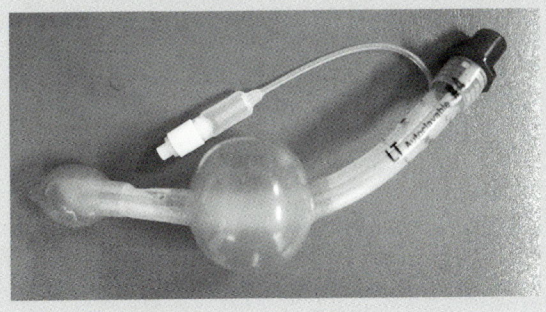

図3　ラリンジアルチューブ

可能になる．救急隊が使用することが多い．

③コンビチューブ

ラリンジアルチューブと同様に食道内にチューブ先端を進め，食道と咽頭部でバルーンを膨らませて，カフバルーン間のチューブ側孔から換気が可能になる．ラリンジアルチューブとの違いは第一に2つのカフバルーンへのエア注入カテーテルが別にあること．もう一点は食道チューブ先端が開口しておりチューブ手前が2本に分離していて，食道チューブと気管チューブが別にあることである．

B 気管支鏡ガイド下気管挿管

■適応と禁忌

喉頭展開しないので小顎症でも実施可能．激しい出血性病変では視野の確保が困難であるため実施できないことが多い．

1 手技の実際

①②は直視下気管挿管と同じ
③気管支鏡に挿管チューブを通す．この際に滑りを良くするために水または清潔なゼリーを塗布しておくとよい
④気管支鏡を患者が咬むことがないように注意して（必要ならバイトブロックを使用）愛護的に気管内へ挿入する
⑤気管支鏡をガイドに挿管チューブを進める．挿管チューブの先端は通常斜めにカットされているので長い側面を気管支鏡彎曲の内側（背臥位の患者では前面側）に沿わせる．反対に外側にすると長い先端部が患者声門の背側に引っかかりやすいためである
⑥チューブの位置は気管内側を観察しているので深さは確認しやすく，誤挿管が発生することは想定しづらい
⑦エアカフにシリンジでエアを注入して膨らませ，ゆっくり気管支鏡を抜去する
⑧以後の操作・固定は直視下気管挿管と同様

2 合併症とトラブルシューティング

❶ 合併症

①出血　②声門損傷

❷ トラブルシューティング

内視鏡の特性として気道，喉頭，咽頭部の分泌物が多い場合や活動性出血が多量の場合に，視野の確保が困難である．また，声門部の狭窄，閉塞によって内視鏡自体が通過しないか内視鏡ガイド下に挿管チューブが通過しない場合には，2に示す外科的気道確保（p.32）に切り替える．

C ビデオ喉頭鏡（エアウェイスコープ）による気管挿管

■適応と禁忌
喉頭展開しないので小顎症でも実施可能．激しい出血性病変では視野の確保が困難であるため実施できないことが多い．

1 手技の実際

①②は直視下気管挿管と同じ
③スコープ先端の喉頭蓋展開板付き口腔内挿入部（エアウェイスコープの場合イントロックと称する）の側溝に挿管チューブをセットする．対応チューブは外径8.5〜11 mm（内径は7.5 mm程度まで）

④電源を入れてイントロックを口腔内から咽頭・喉頭へ愛護的に挿入し，喉頭蓋展開板を喉頭蓋の下（喉頭蓋谷）へ滑らせ上方へ持ち上げる．これによって喉頭蓋が持ち上がり声門が観察できる
⑤画面上のターゲットマークを声門に合わせる（図4）
⑥挿管チューブをゆっくり進める．画面を目視で微調整しながらチューブが声門を通過するように挿入する（図5）
⑦十分な深さまで挿入できたら（エアカフバルーンが声帯を越える深さ）スコープを左へスライドさせてチューブから分離して愛護的に抜去する
⑧以後の操作，固定は直視下気管挿管と同様

2 合併症とトラブルシューティング

❶ 合併症
①出血　②声門損傷

❷ トラブルシューティング

ビデオ画面は内視鏡と同様に気道，喉頭，咽頭部の分泌物が多い場合や活動性出血が多量の場合に，視野の確保が困難である．また，声門部の狭窄，閉塞によって挿管チューブが通過しない場合には，2に示す外科的気道確保（p.32）に切り替える．

3 どうトレーニングするか？

さまざまな方法での気管挿管を気道管理トレーナーによって習得する（図1，6）．上顎前歯を支点にしたテコの原理で喉頭鏡を扱うことがないように，あくまで患者の前面（背臥位の場合，天井方向）へ引き上げる操作をして喉頭展開する手技を身につける．ビデオ喉頭鏡では画

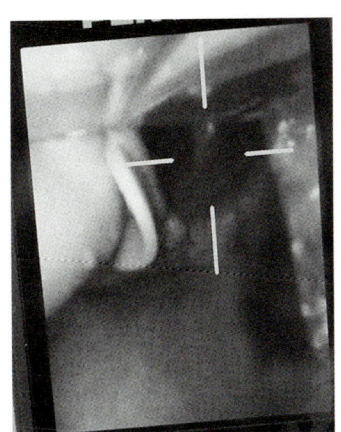

図4　ターゲットマークを声門に合わせる

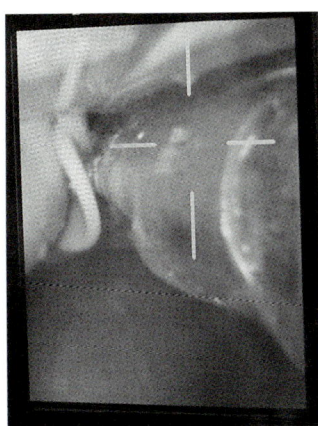

図5　挿管チューブが声門を通過する様子

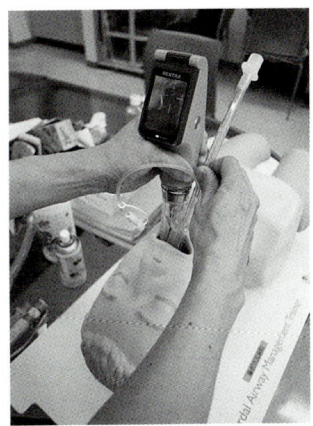

図6　気道管理トレーナーを用いての練習

面上のターゲットマークを声門に合わせてチューブを送り込んでもずれることはしばしばあるので，事前に気道管理トレーナーを用いて微調整を行いながら挿入する練習が必要である．また，挿入したチューブが抜けないように固定してビデオ喉頭鏡を抜去する手技を身につける．

2. 外科的気道確保

挿管困難な気道緊急症例に対する方法として知っておくべき手技である．

A 輪状甲状靭帯穿刺

■適応と禁忌
適　応：喉頭鏡による喉頭展開により声門（声帯を通して気管への入り口）までが観察できない気道緊急症例．出血や過剰分泌によって内視鏡やビデオ喉頭鏡での画面観察が不可能な症例．声門部が閉塞している症例
禁　忌：永久気管皮膚ろうを作成した患者，気管下部に狭窄，閉塞機転がある症例

1 手技の実際

① 14Gの留置針に10 mLシリンジを付け，利き手で把持する
② 患者尾側方向へ向けて輪状甲状靭帯を穿刺する．シリンジで吸引圧をかけながら進め空気が引けたところで留置針の外筒のみを尾側へ進める
③ 換気は高圧ジェット換気が必要なためそのための設備（マニュアルジェットベンチレーター等）が必要だが，多くの施設では用意していないのでバッグバルブマスク（BVM）に接続して使用する．この場合，直接留置針外筒にBVMは接続できないので穿刺した留置針外筒に2.5 mLシリンジの外筒部を接続してさらに7.0 mm気管挿管チューブのコネクターを接続するとBVMに接続できるようになる
＊市販キットを使用することもできる：ミニトラックⅡ，トラヘルパー等

2 合併症とトラブルシューティング

❶ 合併症
① 出血　② 気管後壁損傷（穿刺），食道誤穿刺

❷ トラブルシューティング
穿刺する針の口径が細いので空気を送りこむことはできても，呼出することは困難である．そのため声門部の完全閉塞例では一方向弁のように胸腔内圧が上昇して危険である．引き続き

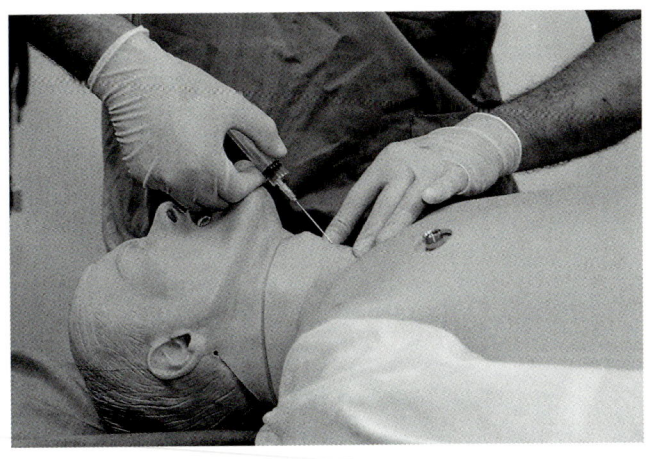

図7　シミュレーターを用いた輪状甲状靱帯穿刺練習
写真提供：レールダルメディカルジャパン株式会社

次に示す輪状甲状靱帯切開へ移行する．

3 どうトレーニングするか？

ALSシミュレーターなどで実際に穿刺訓練をする（図7）．

B 輪状甲状靱帯切開

■適応と禁忌

適　応：喉頭鏡による喉頭展開により声門（声帯を通して気管への入り口）までが観察できない気道緊急症例．出血や過剰分泌によって内視鏡やビデオ喉頭鏡での画面観察が不可能な症例．声門部が完全閉塞している症例

禁　忌：永久気管皮膚ろうを作成した患者，気管下部に狭窄，閉塞機転がある症例．12歳以下の小児

＊小児は気道内径が小さく，軟部組織や甲状軟骨，輪状軟骨が柔らかいことからこの手技によって喉頭構造が損傷され抜去後に声門下狭窄など晩期合併症の危険が高まるため禁忌である

1 手技の実際

①術者の利き手が患者尾側になるように立ち，頸部を消毒して清潔操作をする
②頭側の手で甲状軟骨をしっかり固定して，輪状甲状靱帯を確認する
③メスで幅2cm程度に皮膚，皮下，靱帯まで一気に切り分ける
④曲がりペアン鉗子を切開口に挿入し，横，縦に十分に広げる

⑤ペアン鉗子を開いたままにして孔へ6〜7 mm気管切開チューブを挿入し，カフを膨らませる（成人では7 mm程度でないとカフが小さく，声門部が完全閉塞でないと口側に吸気が漏れる）

気管切開チューブがない場合には気管挿管チューブでもよいが，位置がずれやすく，片肺挿管になっている場合もあるので注意が必要である

MEMO ❷ Difficult Airway management

マスク換気または気管挿管あるいは両者が困難な状況をDifficult Airwayという．一般的にはマスク換気では十分な換気，呼吸ができず，気管挿管を試みたが不可能であった場合をさす．一刻も早く高度な器具を用いて気道を確保して換気を開始しないと患者生命が危険にさらされる状態なので，緊急対処が必要である．Difficult Airway患者であるか否かは小顎症のようにある程度予測ができることもあるが，事前に予測できないこともしばしばである．どんなに気管挿管手技が長けた術者であっても100％絶対に挿入できるとは限らない．Difficult Airwayであることが判明してからさまざまな対処準備を開始するのでは間に合わないので，気管挿管を実施する際には常にDifficult Airwayの可能性を念頭において次の手段を準備しておくことが肝要である．Difficult Airwayに際して対応する方法のことをDifficult Airway managementといい，一般的には輪状甲状靱帯穿刺・切開をさす．

2 合併症とトラブルシューティング

❶ 合併症

①出血　②気管前面への迷入（特に頸部の皮下脂肪が厚い場合）　③晩期：声門下狭窄，声帯麻痺，感染

❷ トラブルシューティング

この手技自体が他の気道確保が困難な場合の緊急処置である．

3 どうトレーニングするか？

ALSシミュレーターなどで実際に切開訓練をする．ペアン鉗子を開いた状態で創部を開大固定してチューブを挿入するための創部の大きさのイメージをつかむように練習する．

C 気管切開

■**適応と禁忌**

適　応：2週間以上の長期人工呼吸管理が必要な患者に対しては気管挿管からの切り替えとして行われる．上述した輪状甲状靭帯穿刺・切開は緊急処置として実施されるが，これに引き続き気管切開へ切り替えをする

禁　忌：切開予定部の前頸部に感染，熱傷がある場合．小児は気道狭窄のリスクが高いとされる

1 手技の実際

①仰臥位で肩枕を入れて頸部を十分に進展させる．この操作で気管が浮き上がり触知しやすくなる

②切開予定部（2〜4気管軟骨輪間が目標）に油性ペンで印を付ける（図8）

③頸部を消毒して覆布をかぶせる

④必要に応じて局所麻酔をしてメスで2〜3cm程度に皮膚を切開する

⑤常に正中部を確認しながらペアン鉗子や筋こうで創を展開して進む．電気メスが使用可能ならば適宜止血しながら皮下組織と前頸部の筋肉を切開剥離して気管を露出させる．甲状腺が展開創部に位置する場合は被膜を気管壁から剥離して上下へ移動させる．甲状腺が大きい場合は十分に剥離した後に結紮して切離する

⑥十分に気管壁を離出した後に2〜4気管軟骨輪間で気管壁を逆U字型に切開する．この際に気管壁の切開創からは出血があるので電気メスの熱凝固等によって十分に止血する．舌状に翻転した気管壁フラップに糸をかけて創部皮下組織に縫合固定する（図9）

⑦8〜9mm気管切開チューブを挿入してカフを膨らませる（声門部を通過しないので気管挿管チューブより一回り大きいサイズのチューブを選択する）

⑧再度止血を確認して死腔を作らないように創部の両サイドを縫合する

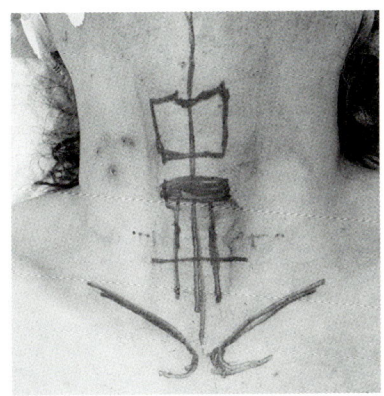

図8　切開予定部に印を付ける

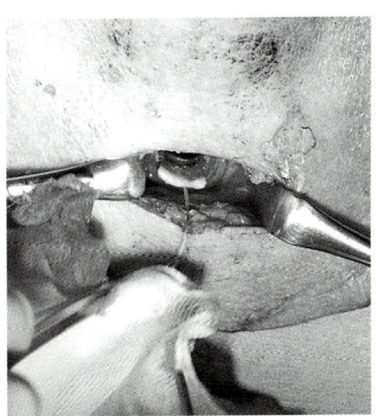

図9　気管壁フラップに糸をかける

Pros & Cons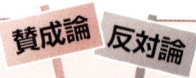

❖ 気管切開後の電気メスの使用について

下に示す合併症 surgical fire のリスク回避の観点から気管壁切開後に電気メスを使用することは禁忌とする考えもある．

2 合併症とトラブルシューティング

❶ surgical fire（電気メス使用時の引火）

高濃度の酸素投与下の患者において電気メスを使用すると引火して致死性の熱傷受傷や有毒ガスが発生する事故が報告されている．

> **One More Experience**
> **surgical fire 回避のコツ**
>
> 気管壁を切開する前に挿管チューブを切開部より深く進め，カフの損傷や高濃度酸素がカフより上方に流出しないように配慮する．電気メス使用前に投与酸素濃度 FiO_2 を高くして血液中の酸素分圧が高い状態を作り，電気メス使用時には FiO_2 を下げることで引火リスクが軽減できる．

⇒万が一引火した場合の対処手順は以下である．
　①挿管チューブを抜去
　②酸素投与の停止
　③創部，気管内へ生理食塩水をかけて鎮火

MEMO ❸ 2008年国内の施設で事故が発生し事件として警察による捜査も入ったことから日本救急医学会から注意喚起がなされている．

❷ チューブの自然抜去

インシデントとしてチューブが抜けることがある．それを防止するために筆者は瘻孔が完成するまで1週間程度は気管切開チューブを皮膚に直接縫合して結紮固定している．
⇒万が一早期に抜けた場合でも前述した手順⑥に記したように切開した気管壁フラップを皮下に縫合してあれば容易に気管壁孔に新しいチューブを再挿入できる．

3. 抜管

■ 適応と禁忌
適　応：挿管，人工呼吸が不要になった場合．気道確保が不要になった場合（人工呼吸器離脱基準に関しては割愛する）
禁　忌：気道確保が困難な症例（意識が悪く舌根沈下が予想される）

1 手技の実際

① 抜管後酸素投与が必要になることが多いので酸素マスクの準備をする．また再挿管に備えて必要物品を脇に揃えておく
② 気管内吸引と気道内分泌物を除去する
③ 口腔内分泌物を吸引する．カフ上部吸引機能を有するチューブの場合には注射器によって愛護的に分泌物を吸引する
④ チューブ固定を解除した後にカフ内の空気を抜去する
⑤ 患者に深呼吸をさせ，呼気時にチューブを引き抜く．この際にチューブの自然な彎曲に沿うように円を描くように引き抜く
⑥ 抜去直後は分泌物が多いので適宜吸引する．頸部，胸部の聴診を行って狭窄音の出現がないことを確認する

> **MEMO ④ カフリークテスト**
>
> 　気管挿管期間が長期（通常３日以上）に及ぶと抜管時に気管粘膜が浮腫を生じて気道閉塞をきたすことがある．こうした事態になるか否かを予測する方法としてカフリークテストを行う施設がある．もともと感度・特異度が低くその有用性は確かめられていない．方法もさまざまに試みられており，定まった方法がない．
> 　方法の一例：抜管前にカフの空気を抜く，または20 mmHg以下に下げ，陽圧換気をかけてリークがあるかを確認するものである．浮腫性変化がなければ気管チューブと気管内壁の間に隙間があるため空気の漏れがある原理を利用している．つまりリークがあれば浮腫なしと考え抜管可能と判断するのである．一方リークがない場合は浮腫の存在を疑い，抜管を延期するまたは抜管後の気道閉塞により注意をする．

2 合併症とトラブルシューティング

● 気道狭窄

　長期チューブ留置例ではチューブカフの圧迫やチューブ刺激によって浮腫性の気道狭窄を生じ得る．

⇒体内の水分量が過剰であると浮腫を生じやすいので，抜管前に全身の浮腫がない状態をつくる．挿管前からの水分出納や体重比較をして必要に応じて利尿薬を使用して極力挿管前の水分量まで水引をしておく．長期挿管例では抜管予定12時間前から4〜6時間ごとにステロイド投与して狭窄予防を試みることがある．

⇒気道狭窄発生時にはアドレナリン吸入を実施することがあるが，再挿管のリスクを常に考慮して準備をする．狭窄があるので抜管したチューブより一回り細いチューブを準備する．

Pros & Cons 賛成論 反対論

❖ 予定抜管患者に対するステロイドの有用性

予定抜管患者に対するステロイドの有用性に関するいくつかの研究報告があるが，成人や小児に関する各種報告において有用，無効がそれぞれあり一定の見解がない．

文献・参考図書

1) 田中礼一郎：輪状甲状靱帯穿刺・切開．「臨時増刊号 正しい緊急処置」．救急医学，30 (10)：1153-1160, 2006

2) 川嶋隆久：気管切開．「臨時増刊号 正しい緊急処置」．救急医学，30 (10)：1161-1166, 2006

3) 第2章 外傷と気道呼吸．「改訂第3版 外傷初期診療ガイドラインJATEC」（日本外傷学会・日本救急学会 監．外傷初期診療ガイドライン第3版編集委員会 編），pp.23-41，へるす出版，2008

4) 中嶋和江：医療従事者の安全を支えるノンテクニカルスキル：平成23年度文部科学省特別経費 医療安全能力向上のための効果的教育・トレーニングプログラムの開発−医療安全学の構築と人材育成−．大阪大学医学部附属病院中央クオリティマネジメント部，2012

5) Francois, B., et al. : 12-h pretreatment with methylprednisolone versus placebo for prevention of postextubation laryngeal edema: randomized doubleblind trial. Lancet, 369：1083-1089, 2007

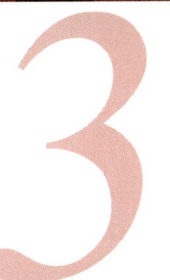

3 【B】呼吸モニタリングと人工呼吸器管理の基本

鈴木 剛, 田勢長一郎

Point

- 人工呼吸の目的と適応を理解し, 管理を安全に行うために各モニタリングの重要性を認識する
- 人工呼吸中に発生する合併症を理解し, 合併症の予防とその対処法を習得する
- NPPV(非侵襲的陽圧換気法)の適応と禁忌を理解する

■はじめに

　人工呼吸の目的は, 呼吸・循環状態が悪化し自発呼吸のみでは生命維持が困難になった症例に対して, ①換気の改善, ②酸素化能の改善, ③呼吸仕事量の軽減をさせることである. ただし人工呼吸はあくまでも対症療法であり, 呼吸・循環状態を悪化させている病態を検索してその病態の改善を行うことはいうまでもない. 各症例においてその病態や重症度は多岐多様であるが, 人工呼吸の基本的な管理は同じである. 詳細な患者観察に加え, モニタリングを適切に評価することにより, 安全かつ適正な管理ができる.

> **重要**
> 人工呼吸による管理はあくまでも補助療法であり, 呼吸・循環状態を増悪させる病態を検索し, 治療を行うことが重要である

■適応と禁忌

　人工呼吸の適応は①呼吸停止, ②酸素化の障害, ③換気障害, ④予防的人工呼吸があげられる. 人工呼吸は生命維持装置であるので, 治療を望まない場合を除いて禁忌はない. ただし, 人工呼吸は通常は人工気道(気管挿管)による陽圧換気のため非生理的であり, 合併症も少なくない. したがって, 人工呼吸期間は**できる限り短期間にとどめるよう心がけるべき**である.

> **重 要**
>
> 人工呼吸の適応を理解するとともに，非生理的な治療法であるため不必要な人工呼吸器装着を避ける

1 手技の実際

❶ 人工呼吸の導入と管理

①呼吸不全のある患者ではまず酸素投与を行う

②呼吸不全が改善しない場合は，NPPV（noninvasive positive pressure ventilation：後述）または気管挿管による人工呼吸を行う

③**人工呼吸器の設定**：人工呼吸器の設定には，**吸入酸素濃度，PEEP値，換気モード**が必要である．酸素化の維持には吸入酸素濃度とPEEP値を，換気の維持（≒呼吸仕事量の軽減）には換気モードを適切に設定する．換気モードの選択は自発呼吸を温存するか否か，換気量の維持は量の設定（VCV：従量式調節換気）か圧の設定（PSV：圧支持換気，PCV：従圧式調節換気）か，患者の状態に合わせて選択する．人工呼吸器設定は

- 酸素濃度は60％以下
- 最大気道内圧は30 cmH$_2$O以下
- 一回換気量は6〜7 mL/kg（急性呼吸促迫症候群など）

で行うことが推奨される．

④**人工呼吸中の管理**：人工呼吸中はデクスメデトミジンやプロポフォールを使用して適切な鎮静・鎮痛を行うが，過鎮静にはしない．鎮痛・鎮静が適切に行われているかはガイドライン[1]を参考にする．1日1度は鎮静を中断し意識状態の確認をするSATs（spontaneous awakening trials：鎮静覚醒試験）を行うことで人工呼吸器管理期間を短縮するという報告[2,3]がある

> **症 例**
>
> 77歳　女性　身長 155 cm　体重 60 kg，理想体重 53 kg
>
> **入院時診断**：急性化膿性胆管炎，敗血症性ショック
>
> **現病歴**：来院数日前より上腹部痛，発熱を自覚していたが医療機関を受診せず経過をみていた．家族が自宅を訪ねると意識障害をきたしている患者を発見したため救急通報．当院へ搬送された．来院時バイタルサイン E3V4M5，血圧 90/50 mmHg，心拍数 140回/分，呼吸は浅く30回/分と頻呼吸，SpO$_2$ 90％（6L酸素マスク下），CTにて総胆管，肝内胆管の拡張認めたため上記と診断された．同日抗菌薬の投与，内視鏡的経鼻胆道ドレナージチューブ留置術を施行．膿性胆汁がドレナージされた．血液ガス分析では著明な代謝性アシドーシスと低酸素血症をきたしていたため気管挿管，人工呼吸器管理が開始された．

		挿管前	挿管後	48時間後	抜管前
血液ガス分析	pH	7.22	7.28	7.36	7.48
	PaCO$_2$（Torr）	32	53	49	36
	PaO$_2$（Torr）	57	95	108	135
	P/F比（mmHg）	115	190	270	337
	BE（mEq/L）	−13.4	−0.4	1.5	3.3
	Lactate（mmol/L）	13.5	11.4	5.4	1.7
人工呼吸器	モード	なし	PCV＋PSV	PCV＋PSV	PSV
	一回換気量		400	400	350〜450
	気道プラトー圧		20	20	10
	FiO$_2$		0.5	0.4	0.4
	PEEP		8	8	5
	PS		8	8	5

　人工呼吸管理は少ない一回換気量として理想体重あたり6〜8 mLとし，適切なPEEP，パルスオキシメータでは92〜94％を下限とした．また結果として生じる高二酸化炭素血症はできる限り許容しPaO$_2$ 80〜90 Torr，PaCO$_2$ 45〜50 Torrを血液ガス分析の目安として管理を行った．経過良好であり7日目にはP/F＞300と酸素化の改善認め抜管，ICU退室となった．

❷モニタリング

　適切な人工呼吸管理を行うためにモニタリングは必須である．基本は呼吸回数，呼吸音，呼吸パターンなどの患者観察であり，生体モニタリングとして**呼吸回数は基本的かつ最も重要な指標**である．酸素化や換気の評価には，パルスオキシメータ，カプノグラム，血液ガス分析は必須であり，特にカプノグラムは，値のみならず波形を評価することで多くの情報が得られる．換気モードの設定を評価するには呼吸仕事量を含めた換気力学的なモニタリング評価が必要である．呼吸仕事量は計算式

$$P = TV/C + F \times R$$
　　P：呼吸仕事量，TV：一回換気量，C：コンプライアンス，F：吸気流速，R：気道抵抗

で求められ，その増加はコンプライアンス，レジスタンスの異常である．多くの人工呼吸器では，気道内圧や換気量のモニタリングに加え，気道内流速曲線（time-flow curve, フロー曲線），換気量曲線（time-volume curve），圧−換気量曲線（pressure-volume curve），フローボリュームカーブ（flow-volume curve）などがグラフィックモニターとして表示される．これらをモニタリングすることで呼吸仕事量が評価でき，コンプライアンス（胸郭コンプライアンス，肺コンプライアンス），レジスタンス，気道抵抗などの異常も評価できる．**コンプライアンスの異常に対しては換気量の調節やその原因検索と対策を，気道抵抗の異常に対してはopen** lung strategy（肺の十分な拡張），気道内分泌物除去，PEEP値の再設定，吸気流速調節，気管支拡張薬の投与などを検討する．

2 人工呼吸中の合併症とトラブルシューティング

❶ 人工気道による肺炎

　気管挿管（人工気道）の存在は肺炎を惹起する危険因子となるので，その管理は注意を要する．気管チューブカフの性状や圧のモニタリング，カフ上部の吸引，口腔内衛生の維持などに注意する（気管吸引に関するガイドライン[4]参照）．

❷ VALI（ventilator-associated lung injury：人工呼吸器関連肺傷害）

　不適切な人工呼吸は肺傷害の原因となりVALIを引き起こす．VALIの発生機序には肺胞の過伸展と虚脱再開通がある．過伸展には過度な圧上昇（barotrauma：圧損傷）があり，ブラや気胸に加え，びまん性の肺胞傷害も生じる．また，過伸展は換気量の増加によっても起こる（volutrauma：量損傷）．一方，開通した肺胞と虚脱肺胞が隣接している場合は，間質にずり応力（shear force）が生じ，肺胞上皮細胞の傷害を引き起こす．また，換気のたびに虚脱と再開通がくり返した場合もVALIが発生する．

　VALIの予防には気道に高い圧をかけて換気しないことであり，**気道内圧はプラトー圧で30 cmH₂O以下にすることが重要**である．また，肺を過膨張させないため一回換気量は6〜7 mL/kgで維持する．さらに，虚脱肺胞の再開通（recruitment maneuver）とPEEPを用いた虚脱防止（open lung strategy）が重要な戦略である（図）．

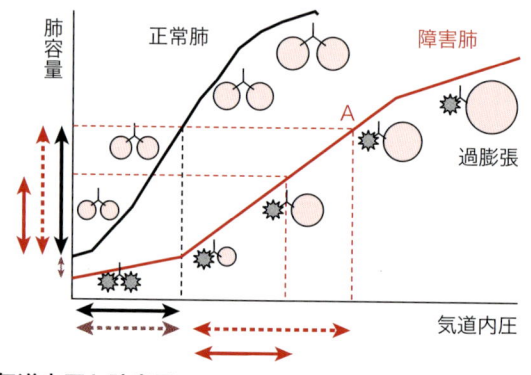

図　障害肺における気道内圧と肺容量
障害を受けた肺胞はA点において虚脱したままであり換気量が十分でない一方で，他の肺胞は過膨張をきたし障害を受けてしまう．虚脱肺胞が拡張するときに組織に加わるストレスを"ずり応力"といい肺損傷の一因と考えられている．これを予防するためには短時間であるが高い気道内圧を用いていったん虚脱した肺胞を拡張させる方法（リクルートメント法）を用い，その後十分なPEEPを用いて再虚脱を防ぐ（open lung strategy）必要がある．文献5より引用

❸VAP（ventilator-associated pneumonia：人工呼吸器関連肺炎）

　　人工呼吸器を装着したことにより48時間以降に新たに発生した肺炎と定義され，院内感染の1つとして**防ぎうる合併症**として認識が広まっている．VAPの原因は主に誤嚥（aspiration），吸入（inhalation），遠隔転移（translocation）のルートからの細菌の侵入であるが，特に誤嚥対策が最も重要である．VAPに対して有効な抗菌薬治療が開始された場合，3日以内で治療効果が現れるとされる[6]．効果がみられないときには肺以外の感染症，多剤耐性菌感染，非感染性などを考慮する．また抗菌薬の使用期間については議論があるが，Chastreら[7]によると通常開始8日後に中止できると述べているが，緑膿菌やアシネトバクター属によるVAP症例では中止後の再発のリスクが高く，より長期の抗菌薬投与が必要となる．

　　VAPの予防策として，30〜45°程度の頭部挙上によるベッドアップ，気管チューブのカフ上吸引，口腔内ケアを行い細菌繁殖予防が行われるが，**医療チーム全体でVAP防止の重要性を認識し継続的に取り組むことが大切である**．

❹血圧低下・脳圧亢進

　　人工呼吸中は高いPEEP設定などにより胸腔内圧が高まると，静脈還流量の減少による血圧低下，脳圧の亢進を認めることがある．

❺酸素中毒

　　高濃度の酸素は肺組織の傷害を生じるため酸素濃度は60％以下で管理し，必要に応じPEEPを併用する．

❻人工呼吸器との不同調（fighting）

　　fightingは人工呼吸器側の要因としては回路の閉塞，外れ，また呼気弁の故障などがあり，患者側の要因としては不穏・興奮の存在，分泌物，気管の反射，心理的不安などの場合に起こる．適切な換気モード設定，鎮静を考える必要がある．

❼ストレスによる消化管潰瘍

　　ICU入室患者ではストレスによる**消化管潰瘍の危険因子は人工呼吸管理（48時間以上）と凝固異常**であり，どちらもなければ危険は0.1％程度，また人工呼吸管理中に起こる重度な消化管出血は2％前後と報告されている[8]．適宜抗潰瘍薬を用い発症予防に注意する．

★人工呼吸中のトラブル対策と対処のポイント

　　生命維持装置である人工呼吸のトラブルは，対応を誤れば重大な結果をもたらす．特に急激に起こった酸素化の低下や換気不全は，迅速かつ的確な対処が必要である．原因としてDOPE（**D**isplacement：気管チューブの位置の異常，**O**bstruction：気管チューブの閉塞，**P**neumothorax：緊張性気胸，**E**quipment failure：人工呼吸器の異常）を考える．

3 次にどうするか？

　ウィニングの開始にあたっては，①呼吸不全の原因となった病態の改善，②人工呼吸を中止しても呼吸循環が維持できるかを評価する．ウィニングの方法として，IMV（intermittent mandatory ventilation：間欠的強制換気），PSV（pressure support ventilation：圧支持換気），On-off法などが用いられてきた．ウィニング成功のコツは，呼吸筋の疲労を防ぎ，精神的な苦痛を与えず，徐々に自発呼吸に移行することである．

　最近，1つの評価方法としてSBTs（spontaneous breathing trials：自発呼吸試験）が用いられている．SBTsは全身状態から人工呼吸を離脱可能と判断された症例に対して，例えば圧支持換気 10 cmH$_2$O下の患者を突然T-tube，または5 cmH$_2$O以下のPEEP下に置き5分の自然呼吸に耐えられるか否かで離脱できるかを判断する方法である（表1）．本法により人工呼吸器からの離脱が早まることが示されている[9]．

One More Experience

呼吸評価の重要性

　Girardら[10]はSBTsに加えてSATsを行った場合ICU滞在が3.8日短縮し（$p<0.01$）人工呼吸管理期間が3.1日短縮傾向を示し（$p<0.02$），さらに1年後死亡率を改善させた（44 % vs 58 % $p<0.01$）と報告している．このことは人工呼吸管理を過鎮静にせず呼吸評価を適切に行うことの重要性を示している．

重要

人工呼吸管理中は過鎮静にせず人工呼吸器を離脱できるかを常に評価する必要がある．

表1　SBTsの方法

人工呼吸中と同じ酸素濃度において以下を5分間行う
a）T-tube回路による換気
b）CPAPモードにおいて5 cmH$_2$Oによる換気
c）PSVモードにおいて7 cmH$_2$O以下による換気を行う
上記の換気により以下に当てはまれば抜管を考慮する
ⅰ）呼吸数が35回/分以下，もしくは8回/分以上
ⅱ）SpO$_2$が88 %以上保てる
ⅲ）精神状態の突然の変化をきたさない
ⅳ）急激な不整脈変化をきたさない
ⅴ）呼吸困難と思われる以下の2つ以上の変化を示さない 　①130回/分以上の頻脈，もしくは60回/分以下の徐脈 　②胸鎖乳突筋や前斜角筋などの呼吸補助筋の使用 　③奇異性呼吸や発汗顕著，著明な呼吸困難感

文献10より引用

4 どうトレーニングするか？

　各学会が行っているセミナーなどに積極的に参加し，人工呼吸の基礎を身につける．人工呼吸管理症例に積極的に関与し，その症例にとって最も良い人工呼吸法を常に考える．知識や技術の習得にあたっては，上級医師，RST（呼吸サポートチーム）などとの協力体制は不可欠である．

5 NPPV（non-invasive positive pressure ventilation）とは？

　人工呼吸の必要悪である気管挿管をせずに陽圧換気を行うものである．非侵襲的であることからNIV（noninvasive ventilation）ともいわれる．適応は従来気管挿管管理を必要としていた呼吸不全のなかで，マスクによる陽圧換気で十分安全，かつ有効な呼吸管理が行えると判断される病態である．**急性呼吸不全におけるNPPVの導入基準**を表2に示す．①COPDの急性増悪，②心原性肺水腫は良い適応であり，積極的な使用が推奨[12]されている．一方で，重症例ではNPPVが適応であっても病態の悪化の可能性を考え，初めから気管挿管による管理を選択するときもある．除外基準は表3に示す．

表2　急性呼吸不全におけるNPPVの導入基準

A．急性呼吸不全の症状と徴候として
①平常時を上回る中等度から高度の呼吸困難 　　　かつ   ②呼吸数＞24回/分，呼吸補助筋の使用，奇異呼吸を認める場合
B．ガス交換障害として
① $PaCO_2$ ＞ 45 Torr, pH ＜ 7.35 　　　または   ② PaO_2/F_IO_2 ＜ 200

文献11より引用

表3　急性呼吸不全におけるNPPV除外基準

- 呼吸停止
- 不安定な循環動態
- 誤嚥のリスク（咳反射や嚥下機能の障害，自身では喀痰排出困難）
- 過剰な気道分泌物
- 興奮状態や治療に非協力的
- デバイスの装着が困難（顔面外傷，解剖学的異常）

文献11より引用

One More Experience

NPPV成功の鍵

NPPVを成功させる鍵は「いかに不快なくマスクをつけてもらうか」である．
そのためには
①不安軽減のためによく説明し理解を得る
②適切なマスクを選びフィッティングを調整する
③気道分泌が多いときには短期間のマスク離脱による喀痰吸引や，回路内にMDIスペーサを用いて吸入療法を行う
④不穏軽減のためにデクスメデトミジンの使用[13]などがあげられる

重要

NPPVは症例を選択すれば，有用な方法である．しかし，NPPVによる利益を不利益が上回った場合には，固執せずにすぐに気管挿管下の人工呼吸器管理へ移行することが重要である．

文献・参考図書

1) 日本呼吸療法医学会 人工呼吸中の鎮静ガイドライン作成委員会：人工呼吸中の鎮静のためのガイドライン，人工呼吸，24：146-167, 2007 http://square.umin.ac.jp/jrcm/contents/guide/page03.html

2) Brook, A. D., et al. : Effect of a nursing-implemented sedation protocol on the duration of mechanical ventilation. Crit Care Med, 27 : 2609-2615, 1999

3) Kress, J. P., et al. : Daily interruption of sedative infusions in critically ill patients undergoing mechanical ventilation. N Engl J Med, 342 : 1471-1477, 2000

4) 日本呼吸療法医学会 気管吸引ガイドライン作成ワーキンググループ：気管吸引のガイドライン．http://square.umin.ac.jp/jrcm/contents/guide/page04.html

5) 人工呼吸中の合併症．コヴィディエングループジャパン http://www.covidien.co.jp/products_services/respiratory/gakujutu/gakujutu06.html

6) Porzecansli, I. & Bowton, D. L. : Diagnosis and treatment of ventilator-associated pneumonia. Chest, 130 : 597-604, 2006

7) Chastre, J., et al. : Comparison of 8 vs 15days of antibiotic therapy for ventilator-associated pneumonia in adults. JAMA, 290 : 2588-2598, 2003

8) Cook, D. J., et al. : Risk factors for gastrointestinal bleeding in critically ill patients. N Engl J Med, 330 : 377-381, 1994

9) Esteban, A., et al. : A comparison of four methods of weaning patients from mechanical ventilation. N Engl J Med, 332 : 345-350, 1995

10) Girard, T. D., et al. : Efficacy and safety of a paired sedation and ventilator weaning protocol for mechanically ventilated patients in intensive care (Awakening and Breathing Controlled trial) :a randomised controlled trial. Lancet, 371 : 126-134, 2008

11) Mehta, S. 6 Hill, N. S. : Noninvasive ventilation. Am J Respir Crit Care Med, 163 : 540-577, 2001

12) 日本呼吸器学会NPPVガイドライン作成委員会：Noninvasive Positive Pressure Ventilation（NPPV）ガイドライン．日呼吸会誌，44：479-484, 2006 http://www.jrs.or.jp/quicklink/glsm/guideline/nopass_pdf/nppv_summary.pdf

13) Takahashi, Y., et al. : Dexmedetomidine facilitates induction of noninvasive positive pressure ventilation for acute respiratory failure in patients with severe asthma. J Anesth, 23 : 314, 2009

4 【C】急いで！救急室開胸術

奥村恵子，河井健太郎，太田祥一

Point

- 救急室開胸術（EDT）の適応を知り，必要時に迅速に判断，実施できるようになる
- EDTではいち早く心タンポナーデを解除し，止血コントロールを図ることが重要である

■はじめに

救急室開胸室（emergency department thoracotomy：EDT）とは，外傷性心停止もしくは手術室まで搬送する余裕がない重症外傷例に対して行う緊急開胸術のことをいう．開胸心マッサージは，生命の危機に瀕する重症外傷例に対して行われる蘇生術の一環であり，EDTで開胸後に引き続き行われる．この他，心膜切開，胸腔内出血のコントロール，胸部下行大動脈遮断等が行われる．

■適応と禁忌

適　応：本邦では統一された明確な基準はない．JATEC™では，①穿通性胸部外傷による病院前，あるいは病院搬入後のバイタルサインの急激な悪化による心停止や治療抵抗性ショック，②鈍的胸部外傷による治療抵抗性ショック，または手術室への移動が危険と判断される大量血胸によるショック，などをあげている[1]．米国での適応基準を表1，2に示す．いずれの基準でも病院前CPR継続時間を考慮しており，また胸部外傷以外でのショックに対しても適応としている．

禁　忌：表1に示す．

1 手技の実際

①準　備

- 救急室開胸セットに，以下のものがあるか確認する：メス，開胸器，有鈎摂子，剪刃，Satinsky血管鉗子，持針器（長いもの），吸引器，骨切剪刃，体内式除細動パドルなど．損傷部位縫合・修復に使用する材料として，スキンステイプラー，非吸収糸，絹糸，プレジェットを準備しておく

表1　EDTの適応と禁忌（Cothren, Mooreによる）

適応
・病着までのCPRが15分未満の鋭的胸部外傷
・病着までのCPRが5分未満の鋭的非胸部外傷
・病着までのCPRが5分未満の鈍的外傷
・以下の原因による外傷後のショック継続（収縮期血圧60 mmHg以下） 　心タンポナーデ，胸腔・腹腔・四肢・頸部からの出血，空気塞栓

禁忌
・病着までのCPRが15分以上，かつ生命徴候*のない鋭的外傷
・病着までのCPRが5分以上，かつ生命徴候*のないもしくは心静止である鈍的外傷

＊対光反射，自発呼吸，自発運動をさす　　　文献2より引用

表2　EDTの適応案（AHAによる）

外傷の種類	適応症例
鈍的外傷	・病着時に脈，血圧，自発呼吸があり，心停止となった症例
鋭的心外傷	・病着時に心停止となった症例 ・病着までのCPRが5分以内で搬送され，病着時に二次的な生命徴候*を認めたもの
鋭的胸部（非心臓）外傷	・病着時に心停止となった症例 ・病着までのCPRが15分以内で搬送され，病着時に二次的な生命徴候*を認めたもの
重症腹部血管損傷	・病着時に心停止となった症例 ・病着時に二次的な生命徴候*を認め，かつ腹部血管損傷の根本的修復が可能であること

＊対光反射，自発運動，心電図活動をさす　　　文献3より引用

- 仰臥位で上肢は拳上位が望ましい．胸部は広範囲に消毒する．緊急性が高いために術者は手洗いしなくてもよいが，標準予防策を行う

> **MEMO ❶　体内式除細動**
> 　心室細動に対して行う．体内式除細動パドルの電極面を両心耳にあて，心臓を挟むようにして保持し放電する．体外式除細動の約1/10のエネルギー（0.5 J/kg）を使用する．

②**左前側方開胸**
- 皮膚切開は左乳頭下レベルで胸骨外側から中腋窩線に向かってカーブを描くように行う（図1，2）．女性では乳房を頭側に上げて，乳腺を傷つけないように切開する
- 皮膚，皮下組織，胸壁筋層まで一気にメスで切開し，第4または第5肋間で開胸する．次

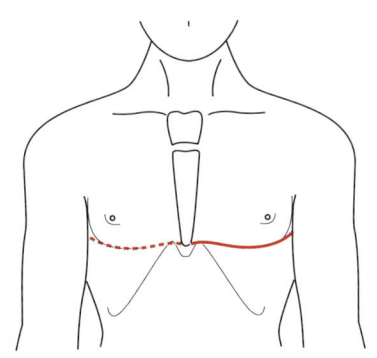

図1 左前側方開胸（太線），胸骨横断両側開胸（太線＋破線）

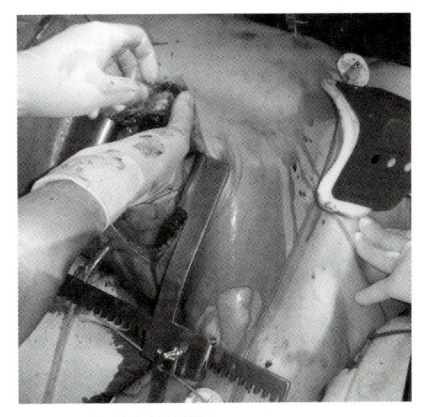

図2 左前側方開胸

にMayo剪刃を用いて肋骨上縁にて肋間筋，壁側胸膜を切開し，胸腔内に到達し開胸器をかける．この際壁側胸膜と肺の癒着に留意する．少なくとも皮膚切開から1，2分前後で開胸器をかけるようにする

・引き続き胸腔内の損傷程度や出血源を検索・評価し，次に行うべき手技を判断する．**右胸腔内に損傷を疑う場合は，心嚢と胸骨の間に指を挿入して右側胸腔を開放する**．この操作で血胸等を認める場合は，右側に皮膚切開を延長して胸骨横断両側開胸（clamshell thoracotomy）を施行する

One More Experience

胸骨横断両側開胸（clamshell thoracotomy）

　EDTにて右心室の右側や右房の損傷，大静脈系の損傷を疑う場合に引き続いて行う手技である．胸骨をギグリ線鋸や剪刃で切開し，左前側方切開と同様の手順で右側胸部に切開創を延長する．胸骨辺縁の両側には内胸動脈が走行している．心停止状態で胸骨を切開しても，内胸動脈からの出血はほとんどない．ただしいったん心拍が再開すると，切離された内胸動脈から出血するため，結紮止血する．

③心膜切開

・開胸後，肺を上方によけ心臓を露出し，心嚢を評価する．**心嚢の外見が一見正常に見えても心タンポナーデを生じていることがあるので，全例心膜切開を行うことを基本とする**．横隔神経の前方にて心膜を摂子で持ち上げ，剪刃を用いて横隔神経に平行に心膜を切開する（図3）．可視範囲内で大きく心膜を切開する．次いで心嚢内の血液・凝血塊を除去し，心損傷がないか検索する

④心損傷からの出血コントロール

・出血があればまずは指で圧迫止血する．壁の薄い右室の損傷は，非吸収糸やプレジェット付を用いて水平マットレス縫合で修復する．壁が厚い左室の損傷は，スキンステイプラーで一時的に縫合してもよい．心房損傷に対してはSatinsky血管鉗子で止血し，非吸収糸を用いて結節縫合や巾着縫合（purse-string suture）で修復する．損傷部が大きければ，

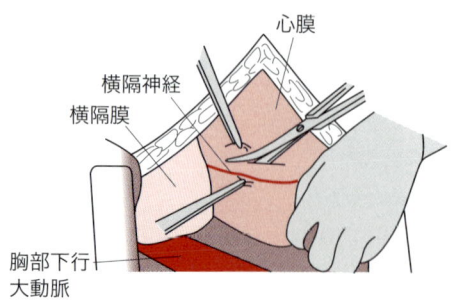

図3　心膜切開
文献4より引用

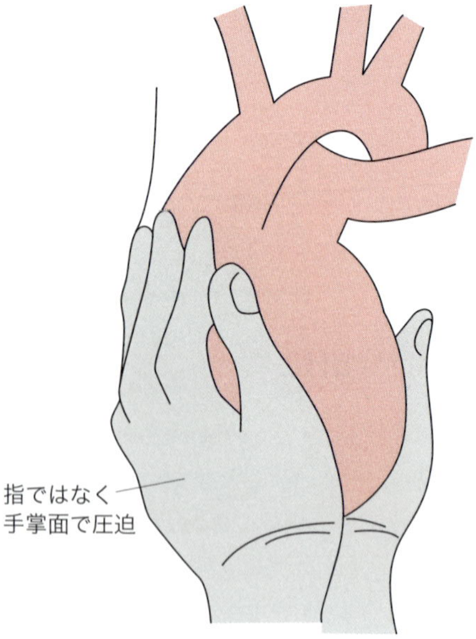

図4　開胸心マッサージ
文献2より引用

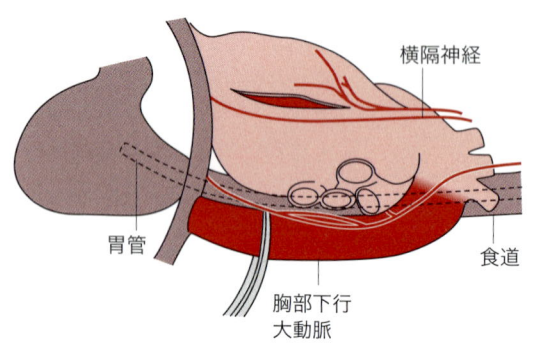

図5　胸部下行大動脈遮断
文献4より引用

　　Foleyカテーテルを損傷部に挿入しバルーンを拡張して止血する方法もあるが，牽引が強すぎると損傷部が拡大する可能性があるため注意する

⑤**開胸心マッサージ**
- 左手を右室前方に置き，右手を左室後方に置いて両手で心マッサージを行う（図4）．指先に力を入れずに手掌面で圧迫する．左室後方に右手を入れて心臓を胸骨に押し付けるように行う片手法があるが，特に親指に力が入りやすく心筋損傷の危険性が高いため注意する

⑥**肺出血のコントロール**
- 肺出血に対して，縫合止血，肺部分切除術が可能な症例であれば行う
- 肺門遮断は，①肺門部損傷や肺損傷からの大量出血，②気管支肺静脈瘻による空気塞栓が疑われた場合に必要となる．肺間膜を切断して肺を授動した後，換気を一時的に止めて肺を保持し肺門全体をSatinsky血管鉗子で遮断する．肺門遮断が困難な場合は，肺門部肺回転術（pulmonary hilum twist）と呼ばれる出血コントロールの方法がある．上記と同様に肺を授動後，肺門部を中心として下葉を上葉へ時計回りに180°回転させる

⑦**胸部下行大動脈遮断**
- **腹部以下の臓器・大血管損傷によると考えられる出血のコントロール，ならびに心臓・脳への血流再分布を目的に行う**．肺を上方によけ，胸部下行大動脈を食道，胸椎前面から鈍的に剥離した後，Satinsky血管鉗子で横隔膜直上にて遮断する（図5）．大動脈の同定が容易でない場合は，大動脈を椎体に押し付けて用手圧迫する

⑧閉　胸
- 確実に止血し，心嚢ドレーンを挿入し，心膜は粗く縫合する．汚染が強く感染の可能性が考えられる損傷では，心膜の縫合はしない．28Fr以上の胸腔ドレーンを数本挿入する．全身状態が安定していない，再手術が必要な場合には，皮膚のみ縫合閉鎖する．そうでない場合は，通常の閉胸と同様に肋骨を合わせ，筋層，筋膜，皮膚の順に縫合する

2 合併症とトラブルシューティング

- 心室損傷を修復する際，冠動脈に縫合糸をかけないようにする
- 肺門遮断や肺門部肺回転術では，急性右心不全を引き起こす可能性があるため，部分的もしくは一時的に遮断するように工夫する
- 胸部下行大動脈遮断は，脊髄虚血や解除後の再灌流症候群を防ぐため，30分以内に行うのが理想的である

3 次にどうするか？

損傷を修復し，ショックから離脱しつつある状態となれば，蘇生に成功したといえる．腹部以下の臓器・大血管損傷による出血が制御された場合は，根治的治療のため手術室へ移動する．

4 どうトレーニングするか？

欧米では動物や解剖用人献体を用いた外傷手術の教育研究コースが開催されている．本邦でも近年，解剖用人献体を用いた外傷手術手技研究会[5]や豚を用いたATOM（Advanced Trauma Operative Management：外傷外科トレーニングコース）が開催されている．今後国内で外傷手術のトレーニングコースがさらに普及することが望まれる．

文献・参考図書

1) 「改訂第3版　外傷初期診療ガイドラインJATEC」（日本外傷学会・日本救急学会 監，外傷初期診療ガイドライン第3版編集委員会 編），へるす出版，2008

2) Cothren, C. C., Moore, E. E. : Chapter 15 Emergency Department Thoracotomy. In: Trauma, 6th edition (Feliciano, D., et al., ed.), pp.245-260, McGraw-Hill Professional, 2008
↑外傷スタンダードの教科書．EDTについて詳細に書かれており必読．

3) 2005 American Heart Association Guidelines for Cardiopulmonary Resuscitation and Emergency Cardiovascular Care: Part10.7: Cardiac Arrest Associated With Trauma. Circulation, 112 : IV-146-IV-149, 2005
↑アメリカ心臓協会（AHA）が発表したCPRのガイドライン．

4) Trauma.org: Emergency Department Thoracotomy, Indications and technique of resuscitative thoracotomy. http://www.trauma.org/index.php/maim/article/361/
↑Trauma.orgによるウェブサイト．EDTの手順が記載されている．

5) 田口博一，本間宙 ほか：解剖用人献体を用いた外傷手術臨床解剖学的研究会開催の試み．日外傷会誌，26(3)：355-361，2012

6) 重光 修：開胸式心マッサージ．「救急診療指針 改訂第4版」，pp.219-221，へるす出版，2011

5 【C】除細動だけではない，マニュアル除細動器の使い方

武田 聡

Point

- マニュアル除細動器の経皮ペーシング機能を理解し活用する
- 皮膚電極（パッド）を使用したマニュアル除細動と同期下カルディオバージョンの有効性を理解する

■はじめに

ERにおいてマニュアルの除細動器を上手に使うことは非常に大切である．経皮**ペーシング**とは，パッドを使用して心臓に電気的（ペーシング）刺激を送り，電気的脱分極により心収縮および心拍を得るものであり，臨床現場における重症**徐脈**への対応において非常に重要である．

■適応と禁忌

適 応：経皮ペーシングの適応は以下のようなものである．
① 血行動態が不安定な症候性徐脈（低血圧，徐脈による意識障害，ショック徴候，虚血性胸部症状，心不全等を伴う徐脈）
② 急性冠症候群におけるMobitz II型2度房室ブロック，3度房室ブロック等の徐脈や，新規の左脚ブロック，心室補充調律を認める場合（症状がなくても突然の悪化に備えて準備を行っておく：スタンバイペーシング）

徐脈のときには，アトロピンやドパミン，アドレナリンの薬剤投与をまず行うが，これらの薬剤に反応しない徐脈にはただちに経皮ペーシングを考慮すべきである（薬剤に頼って経皮ペーシングの準備を遅らせてはならない）．参考：JRC（日本蘇生協議会）徐脈（拍）のアルゴリズム（図1）．

禁 忌：経皮ペーシングは重度の低体温症例には禁忌である．またすでに心静止である心停止状態の症例にも推奨されない．

1 手技の実際

① 除細動器の電源を入れる
② 接続をパドルからパッドに変更して，パッドを指定の位置に貼る（図2，3）．パッドの貼

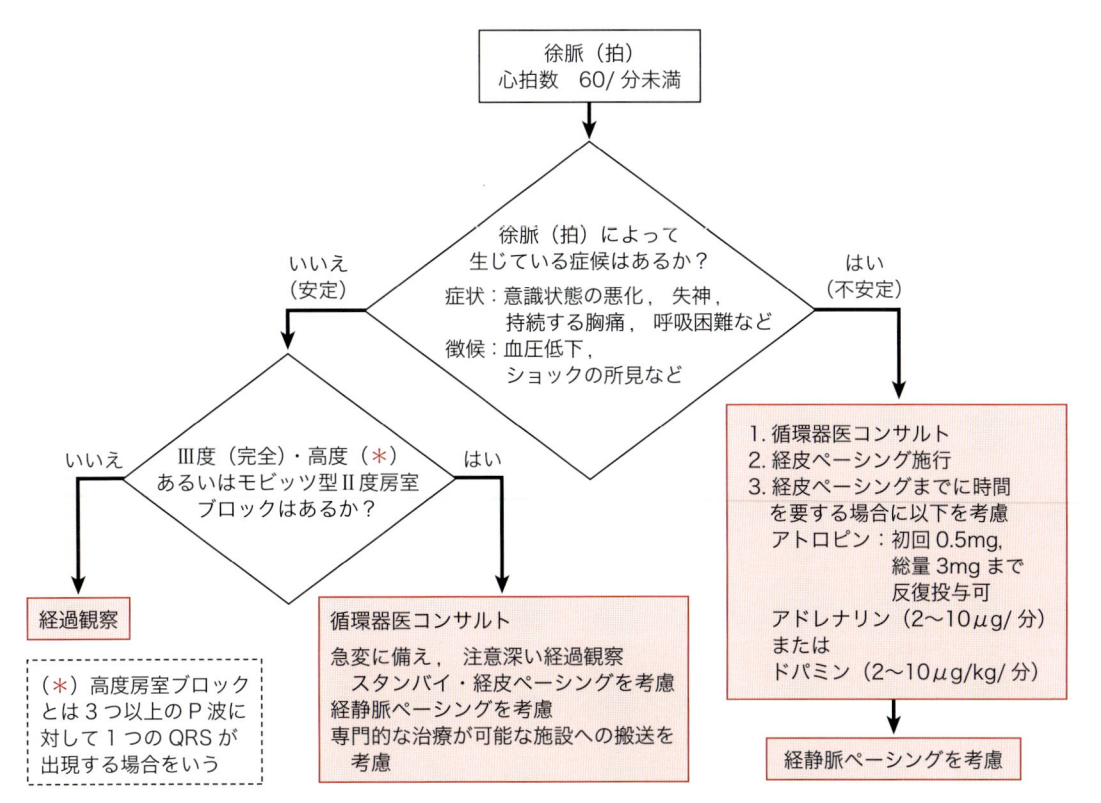

```
                    ┌─────────────────┐
                    │  徐脈（拍）      │
                    │ 心拍数 60/分未満 │
                    └────────┬────────┘
                             ↓
                    ┌─────────────────┐
                    │ 徐脈（拍）によって│
                    │ 生じている症候はあるか？│
           いいえ    │ 症状：意識状態の悪化，失神，│   はい
          （安定）   │   持続する胸痛，呼吸困難など│ （不安定）
         ←─────────│ 徴候：血圧低下，           │─────────→
                    │   ショックの所見など       │
                    └─────────────────┘
```

図1 JRC（日本蘇生協議会）蘇生ガイドライン2010徐脈（拍）のアルゴリズム
文献1より転載．

不安定側：
1. 循環器医コンサルト
2. 経皮ペーシング施行
3. 経皮ペーシングまでに時間を要する場合に以下を考慮
アトロピン：初回0.5mg，総量3mgまで反復投与可
アドレナリン（2～10μg/分）
または
ドパミン（2～10μg/kg/分）
→ 経静脈ペーシングを考慮

安定側：III度（完全）・高度（＊）あるいはモビッツ型II度房室ブロックはあるか？
- いいえ → 経過観察
- はい → 循環器医コンサルト 急変に備え，注意深い経過観察 スタンバイ・経皮ペーシングを考慮 経静脈ペーシングを考慮 専門的な治療が可能な施設への搬送を考慮

（＊）高度房室ブロックとは3つ以上のP波に対して1つのQRSが出現する場合をいう

付位置は機種により異なる．パッドの記載や添付書類を確認して指定された貼付位置にパッドを貼る（図3）

③ 経皮ペーシング機能の電源を入れる（図4）

④ 経皮ペーシングのモードを設定する（図4）．経皮ペーシングのモードには，デマンドモード（同期モード）と固定モード（非同期モード）がある．通常，自己心拍が保たれている場合はデマンドモードを選択する．デマンドモードでは，自己心拍があるときはペーシング機能は休止しており，自己心拍がないときのみペーシング機能が働く

⑤ ペーシングレートを設定する（図4）．通常は約60回/毎分からペーシングを開始する．必要に応じてペーシングレートを増減させる（通常は60～80回/毎分程度）

⑥ ペーシング出力を設定する（図4, 5）．通常は低い出力から開始していく

⑦ 経皮ペーシングを開始する（図4, 5）．モニター波形でペーシングのスパイクが観察される．最初は出力が不足しているため，スパイク直後に心室捕捉を意味するQRS波形は認められない

⑧ ペーシング出力を徐々に上げ，ペーシング閾値を見つける．ペーシング閾値に達するとコンスタントにペーシングのスパイク直後に心室捕捉を意味するQRS波形が認められるようになる（図5）

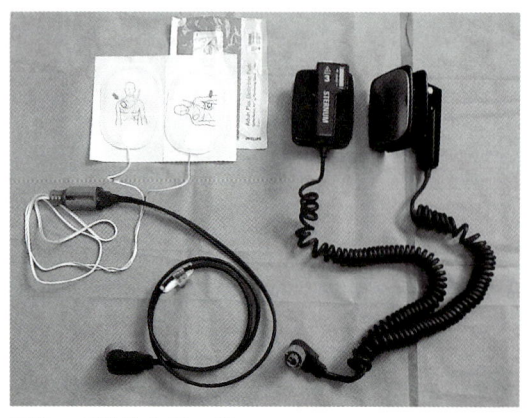

図2 パドルとパッド
右）パドルと左）パッド．通常は右のパドルがマニュアル除細動器本体に付いているが，経皮ペーシングのときには左のパッドが必要となる．本体との接続をパドルからパッドに変更する必要がある

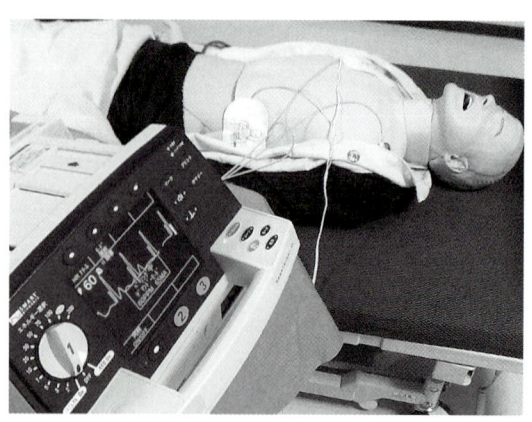

図3 パッドを指定位置に貼付ける
写真の様なシミュレーターにより経皮ペーシングを含む徐脈への対応のトレーニングが可能

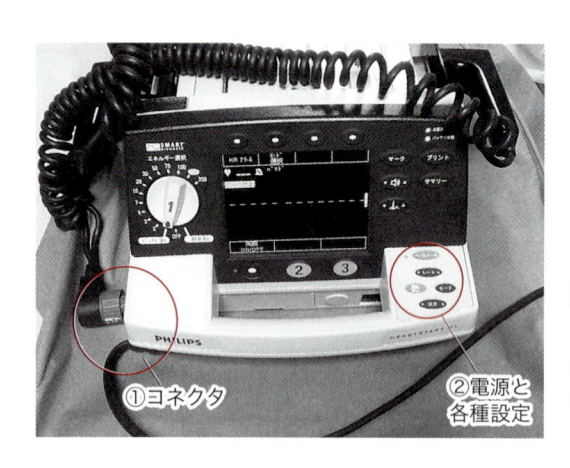

図4 ペーシング機能が付いたマニュアル除細動器の前面
①パドルのコネクタを外し，パッドを接続する．②ペーシング機能の電源（ペースメーカー），モード，心拍数（レート），出力を操作して，開始ボタンでペーシングを開始する

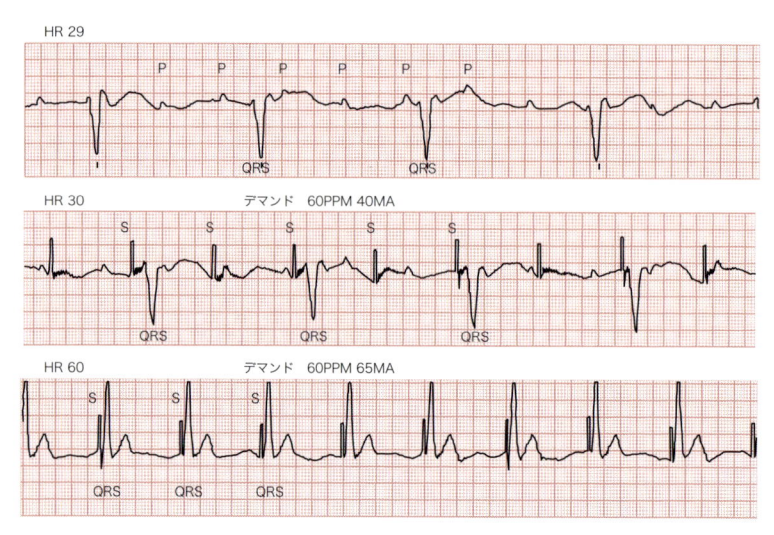

①コネクタ
②電源と各種設定

図5 経皮ペーシング中のモニター心電図
上）3度房室ブロックを認めている
中）ペーシングが開始されているがペーシングスパイクにQRS波形が乗っていなく，まだ出力が足りない
下）ペーシングスパイクの直後にQRS波形が認められおり，ペーシングが有効である．大腿動脈で実際の脈拍を確認するのも重要である

⑨ ペーシング閾値から2〜5 mVのマージン（余裕）をみて，出力を設定する．機種によりペーシング出力の調整幅が異なる．ペーシング閾値より2〜5 mV高く設定できる最小出力で設定する（もしくは閾値の10％程度の高い出力に設定する）
⑩ 経皮ペーシングが有効にされているか，脈拍（大腿動脈）を確認する．頸動脈は胸壁の筋収縮が頸動脈の脈拍触知と誤って判断される場合があるので，脈拍の確認には使用しない．経皮ペーシングの有効性は大腿動脈を触知して確認する．脈拍の確認と同時に，徐脈に伴う症状や徴候が改善しているかを確認する

2 合併症とトラブルシューティング

　経皮ペーシングができない場合は，出力が十分ではない可能性がある．出力を十分に上げても経皮ペーシングができない場合，パッドの貼付位置による問題の可能性もある．機種によりパッド貼付位置は異なるが，パッドの貼付位置を変えることにより経皮ペーシングが有効になることもあり，規定のパッド貼付位置でペーシングができない場合，胸の前後で心臓を挟み込むようなパッド貼付位置等に変更して，対応することもある．筋収縮（トゥイッチング）は経皮ペーシングが体表筋に及ぼす筋収縮により起こる．意識のある患者に経皮ペーシングを行う場合，この筋収縮による疼痛や不安を伴うこともあり，必要があれば鎮静薬を使用する．

3 次にどうするか？

　経皮ペーシングは，経静脈ペーシングが入るまでの一時的なペーシング機能である．経皮ペーシングで徐脈に対する救急対応をした後は，循環器科等にコンサルテーションして，カテーテル検査室等でX線透視下での経静脈ペーシングカテーテル挿入を行い，経静脈ペーシングを行うべきである（MEMO①）．

MEMO① 実例（実際の心電図）（図6）

　意識消失を主訴に来院された患者のモニター波形である．高度房室ブロックを認めている．ただちに経皮ペーシングを行い，その後経静脈ペーシングを挿入，さらに永久ペースメーカー植え込み術を受けて救命された．

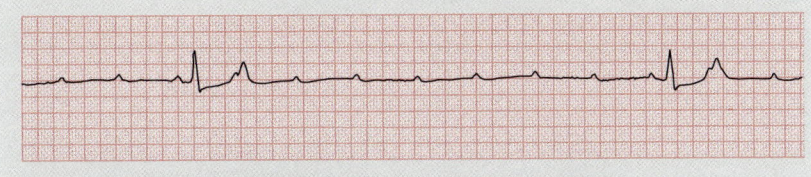

図6　当院で経験した高度房室ブロックのモニター心電図

4 どうトレーニングするか？

SimMan® やALSトレーナー等のシミュレーターを使用して，経皮ペーシングの手技を含む徐脈対応の**シミュレーショントレーニング**が広く行われている．AHAのACLS（Advanced Cardiovascular Life Support）プロバイダーコースでも，徐脈のセッションで経皮ペーシングについての指導が行われている．いざというときにすぐに経皮ペーシングが行えるように，普段からトレーニングを行っておくことが必要である（図3）．

One More Experience

パッドの有効活用

経皮ペーシングのためにパッドがすでに胸壁に貼付されている場合，もし心室細動や心室頻拍が突然起こった場合にも，パッドを使用した除細動や同期下カルディオバージョンが非常に有効である．1987年に報告された心停止患者におけるパッドとパドルの対照比較研究[2]では，パッドの使用はパドルと比較して，自己心拍再開率および入院率を有意に改善した．さらに経皮ペーシングのためにパッドが胸壁に装着されている場合，必要に応じてただちに除細動や同期下カルディオバージョンが可能である．AHAは，胸骨圧迫の中断時間を最小限にする意味でも除細動に対してもパドルではなくパッドのルーチン使用を推奨しており，特に急性冠症候群等の今後心室細動が起こる可能性がある症例に徐脈を認める場合，経皮ペーシングでも除細動でも同期下カルディオバージョンでも行えるパッドの装着をためらう理由は（パッドの経費以外）何もない．

MEMO ❷ 同期下カルディオバージョン

マニュアル除細動器は，不安定な頻拍（脈）に対しての治療にも有効である．不安定な頻脈に対する同期下カルディオバージョンを，心肺停止になる前に電気治療を行うことは非常に重要である．JRC蘇生ガイドライン2010（図7）のアルゴリズムに従いすみやかに対処する．

Pros & Cons 賛成論 反対論

❖ 心停止である心静止（Asystole）症例に，経皮ペーシングは推奨されない

心停止におけるペーシング効果を検討した研究[3, 4]では，心停止患者に対してペーシングを行う有益性は認められていない．院外または院内の心停止に対して，経皮または経静脈ペーシングを行っても，自己心拍再開率あるいは生存率は改善されなかった．さらにペーシングを開始した時期（心静止となってすぐか，すでに時間が経過しているか等），心停止の場所（院内か院外か），さらに初期調律（心静止か無脈性電気活動か）にかかわらず，明らかな有

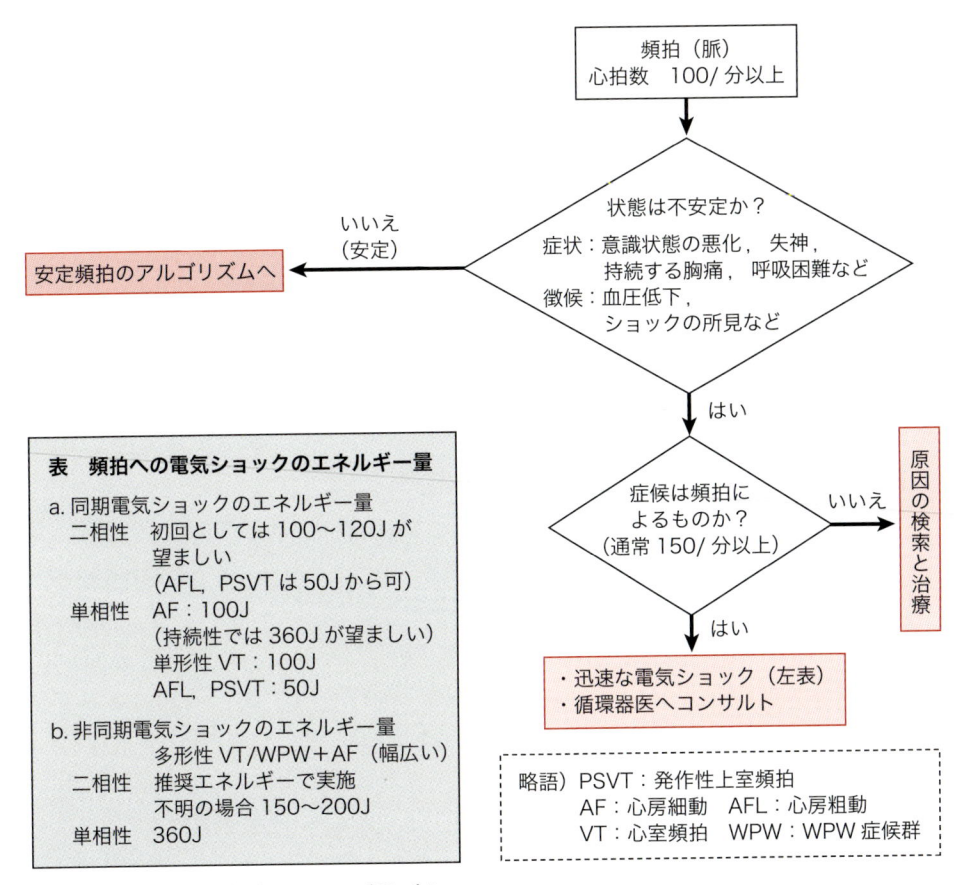

図7 不安定頻拍（脈）のアルゴリズム

```
          頻拍（脈）
          心拍数 100/分以上
                ↓
          状態は不安定か？
  いいえ   症状：意識状態の悪化，失神，
  （安定）      持続する胸痛，呼吸困難など
←―――――  徴候：血圧低下，
安定頻拍の        ショックの所見など
アルゴリズムへ
                ↓ はい
          症候は頻拍に        いいえ    原因の
          よるものか？    ―――――→   検索と
          （通常150/分以上）          治療
                ↓ はい
          ・迅速な電気ショック（左表）
          ・循環器医へコンサルト

          略語）PSVT：発作性上室頻拍
               AF：心房細動  AFL：心房粗動
               VT：心室頻拍  WPW：WPW症候群
```

表　頻拍への電気ショックのエネルギー量

a. 同期電気ショックのエネルギー量
　二相性　初回としては100～120Jが
　　　　　望ましい
　　　　　（AFL，PSVTは50Jから可）
　単相性　AF：100J
　　　　　（持続性では360Jが望ましい）
　　　　　単形性VT：100J
　　　　　AFL，PSVT：50J

b. 非同期電気ショックのエネルギー量
　　　　　多形性VT/WPW+AF（幅広い）
　二相性　推奨エネルギーで実施
　　　　　不明の場合150～200J
　単相性　360J

文献1より転載

益性は証明されていない．このような根拠により現在では，心静止の患者に対して経皮ペーシングをルーチンに行うべきではない（Class III）．この場合，ただちに胸骨圧迫から始める心肺蘇生を行うべきであり，同時に原因疾患の検索と治療を行うべきである．

文献・参考図書

1) 「JRC蘇生ガイドライン2010」（日本蘇生協議会・日本救急医療財団 監），へるす出版，2011

2) Stults, K. R., et al.: Self-adhesive monitor/defibrillation pads improve prehospital defibrillation success. Ann Emerg Med, 16: 872-877, 1987

3) Hedges, J. R., et al.: Prehospital trial of emergency transcutaneous cardiac pacing. Circulation, 76: 1337-1343, 1987

4) Cummins, R. O., et al.: Out-of-hospital transcutaneous pacing by emergency medical technicians in patients with asystolic cardiac arrest. N Engl J Med, 328: 1377-1382, 1993

5) 循環器病の診断と治療に関するガイドライン（2007-2008年度合同研究班報告）　循環器医のための心肺蘇生・心血管救急に関するガイドライン．Circ J, 73 Suppl. III: 1361-1456, 2009

6) 「ACLS（二次救命処置）プロバイダーマニュアル」（アメリカ心臓協会 編），シナジー，2012

Mini Lecture ❶

経静脈ペーシング

山田京志

■はじめに

ERや救命センターなど救急医療の現場では，病態の評価と初期治療を迅速かつ適切に実施する必要がある．特に，血行動態が破綻した薬剤抵抗性の徐脈（拍）性不整脈に対する迅速な緊急ペーシング実施の必要性は，ガイドラインに準拠した救命処置講習会の普及により広く知られるようになった．本項では，「経静脈ペーシング」の適応，実施手順ならびに合併症について概説する．

1 適 応

心拍数が60/分未満のものを徐脈（拍）といい，血行動態の破綻した症状（意識状態の悪化，失神，持続する胸痛，呼吸困難など）および徴候（血圧低下，ショックの所見：冷や汗，末梢冷感，尿量減少など）を呈する状態を"症候のある徐脈（拍）"と認識し，緊急治療の対象となる．第一選択はアトロピン（初回0.5 mgを静脈内投与，3〜5分毎に総投与量3mg）であり，効果がない場合は経皮ペーシングやドパミン（2〜10 μg/分）あるいはアドレナリン（2〜10 μg/分）の使用を考慮し，上記の処置による効果がみられない場合に「経静脈ペーシング」を考慮するとなっている．

また，発作性上室性頻拍症，発作性心房細動，心室頻拍などの薬剤抵抗性頻脈性不整脈の停止を目的とするoverdrive pacingや，QT延長を伴うtorsades de pointesの心拍数コントロール目的に一時ペーシングが行われることもある．

2 準 備

- X線透視装置※
- バルーン付きペーシングカテーテル
- 体外式ジェネレーター
- 滅菌布／滅菌手袋／滅菌ガーゼ
- 局所麻酔薬／シリンジ
- 心電図モニター／除細動器
- イントロデューサー
- リード線
- 消毒セット
- 縫合セット

※X線透視装置：不整脈発生や心室穿孔などの合併症を最小限とするためX線透視下でのリード操作が望ましい

3 穿刺部位

① **右内頸静脈**：気胸や感染のリスクが低く，ペーシングリードの安定性も高く，高頻度で使用される．
② **右鎖骨下静脈**：感染のリスクが低く，ペーシングリードの安定性も高いが，気胸のリスクがある．
③ **大腿静脈**：他部位に比べ穿刺は容易であるが，感染のリスクが高く，ペーシングリードの安定性も低いため，緊急かつ短時間の一時ペーシング時に限られる．

4 イントロデューサー／ペーシングリード挿入手順

①**イントロデューサー挿入**：皮膚消毒後に滅菌布をかけ，局所麻酔を行ったうえでイントロデューサーを挿入する．

②**ペーシングリード挿入**：

1) イントロデューサーよりペーシングリードを押し進め，上／下大静脈でバルーンを拡張させる
2) 血流に乗せて上／下大静脈→右房→右室を進ませ，先端が右室に入ったらバルーンを収縮させ，電極の先端を心尖部付近に留置する※
3) 電極先端が心内膜と接触した際，心室性期外収縮が出ることで確認し，さらに1～2cm押し進めて固定する

※肺動脈内でバルーンを収縮させ，リードを徐々に引き抜くと先端が心尖部に向きやすい（図）

③**体外式ジェネレーター接続／刺激閾値**：体外式ジェネレーター（遠位電極を陰極，近位電極を陽極）に接続し，ペーシングを開始する．

5 ジェネレーター設定

①**センシング**：最初に，ペーシング心拍数を自己心拍数より低い値に，ペーシング出力は最小値に，感度を最大値に設定する．ジェネレーター電源を入れた後，感度を徐々に小さくしセンシング閾値（自己心拍を感知しランプが点滅）を設定する．5mV以上であることが望ましく，ジェネレーター設定はセンシング閾値の1/4～1/2（2.5～5mV）とする．

②**ペーシング**：ペーシング心拍数を50～60/分または自己心拍＋10回/分に設定し，出力を最小値から徐々に大きくする．ジェネレーター設定は，ペーシング閾値（ペーシングが開始された最小値）の2倍の出力に設定する．

6 確　認

X線透視やX線写真において，正面像でリード先端が左方かつ下方に，側面像で前方に向かわせ，適度なたわみをもたせる．また，咳や深呼吸をさせてもセンシング不全やペーシング不全が発生しないことを確認した後，皮膚への縫合をしっかりと行う．

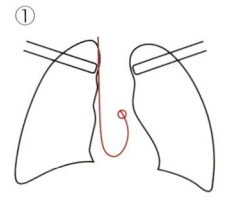

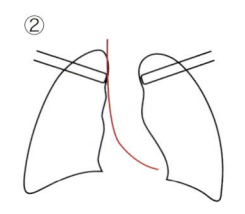

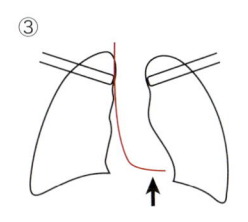

図　経静脈ペーシング

静脈内に入ったカテーテルの先端バルーンを拡張し，カテーテルを進める．血流に乗り肺動脈に入ったところで（①）バルーンを収縮．カテーテルをゆっくりと引き抜き右室に落ちたところで心尖部に向ける（②）．さらに2～3cm進め，適度なたわみをもたせ固定する（③）．文献1より引用

Mini Lecture ❶

7 合併症

❶ 心室性不整脈
ペーシングリード挿入に際し，心内膜への機械的刺激やセンシング不全などにより，心室頻拍や心室細動などの不整脈を生じることがある．そのため，挿入時には，術中はモニター監視を怠らず，迅速な除細動を実施できる準備をしておく．

❷ dislodge（リード離脱）
体位変換や大きな咳などでリード先端が心尖部心内膜より離脱し，ペーシング不全や心室性不整脈の発生等をきたすことがある．そのため胸部X線撮影による位置の確認は連日行う必要がある．

❸ カテーテル感染
丁寧な消毒にはじまり，イントロデューサー／ペーシングリード挿入の清潔操作や挿入後清潔保持に細心の注意を払う．カテーテル感染が疑われた場合は，ただちにイントロデューサー／ペーシングリードを抜去する．

❹ 心室穿孔／心タンポナーデ
ペーシングリードの過剰な押しこみにより穿孔を生じる可能性がある．頻度は低いものの重篤な状態となるため，胸部症状の出現や急激な血行動態の悪化，閾値やペーシング波形の変化を生じた場合は，本疾患を疑いただちに心臓超音波検査を実施する．

❺ 気　胸
鎖骨下静脈から穿刺をする場合は，特に本疾患の発生に注意する．穿刺直後だけでなく，常に胸部X線撮影で確認を行う．

❻ センシング不全
- undersensing：自己心拍を感知できずに短い連結期でペーシングをすると心室性不整脈を発生する可能性がある
- oversensing：骨格筋の筋電図を誤って認識するとペーシングせずに心拍数を維持できない

❼ ペーシング不全
ペーシング閾値が異常高値を示すことで，リード断線や位置異常を疑う．

❽ 血栓形成
大腿静脈アプローチで，リード留置が長期間に及ぶと血栓形成のリスクが高くなる．リード留置はあくまで一時的（短時間）とし，FDP-D値や下肢浮腫，胸部症状の有無に留意する．

文献・参考図書
1) 菊島公夫 ほか：緊急ペーシング．「特集：正しい救急処置：その根拠と合理性を考える」．救急医学，30：1233，2006

6 【C】手軽に役立つ救急超音波
経食道心エコー，FASTを中心に

渡橋和政

Point

- 救急では，超音波検査が唯一の診断法という場合が多い
- 超音波評価では，自分自身で行い診断する力が必要
- 体表エコーは非侵襲的で，誰もが習得しておくべき手技である
- ポケットサイズのエコーも登場し，身体所見の一部となりつつある
- 救急の超音波評価は全身が対象である

■はじめに

救急の現場では，診断と治療を同時進行で進める．病態は刻々変化するため，常にリアルタイム情報を得て認識を更新し，治療が適切か即座に評価しながら治療を進める．本項では，ベッドサイドで可能な限り情報を得るために用いられる超音波評価について解説する．

■適応と禁忌

『情報を得る必要性』が適応で体表超音波に禁忌はないが，治療の妨げとなる検査はマイナスである．状況を見極めつつ診断を進める．一方，経食道心エコー（TEE）は治療と同時に評価可能という利点があるが，禁忌（食道疾患など）に関する情報がないことも多く，食道粘膜損傷・穿破など合併症に注意が必要である．

1 実際の手技，何がわかるか，次にどうするか？

救急では血行動態が不安定で，それを引き起こしているのが治療を必要としている原因疾患であることも多い．発症様式や受傷機転から診断を確定するのは困難で，超音波で原因を確認し，確定診断を下し治療方針を決定する．考えるべきは，①**入れるべきか**（hypovolemia），②**叩くべきか**（収縮力低下），③**締めるべきか**（血管拡張），④**抜くべき，開けるべきか**（心タンポナーデ），⑤**回すべきか**（肺塞栓，大動脈解離など）である．

体表エコーでは心尖部，心窩部，胸骨旁から観察する．「心エコーは左側臥位」という固定観

念は捨て，見える場所から情報を得る．エコーの対象は全身である．気管挿管状態で心臓を見る際は体表から見えづらく，TEEが有利である．血圧低下の鑑別を図1にまとめた．

❶入れるべきか（hypovolemia）

心血管内の充填量が不足している場合，心腔は狭小化する．左室の乳頭筋が収縮期に接触する（80年代に"kissing papillary muscle"と名付けた）．心窩部，左肋間から下大静脈を観察し，虚脱状態であればその裏付けとなる．

> **MEMO ❶**
> 下大静脈もhypovolemiaの評価に用いる．右季肋下〜右肋間から走査し，右房に流入する1〜2 cm尾側の肝部下大静脈を摘出する．
> 最大前後経が17 mm以下なら水を入れる余地あり．17 mm以上で呼吸性の変動がみられない場合はoverhydrationを考える．

輸液，輸血を開始しつつ原因を探る．体内で血液が逃げる場所は胸腔，腹腔，腸管内である．両側の肋間で胸腔内をチェックし，腹部膨満が見られれば（見られなくても外傷の場合は）腹腔をチェックする．外傷では腹腔内出血で足下をすくわれやすく，迅速な評価法が必要である：**FAST**（focused assessment with sonography for trauma）（**MEMO ②**）．

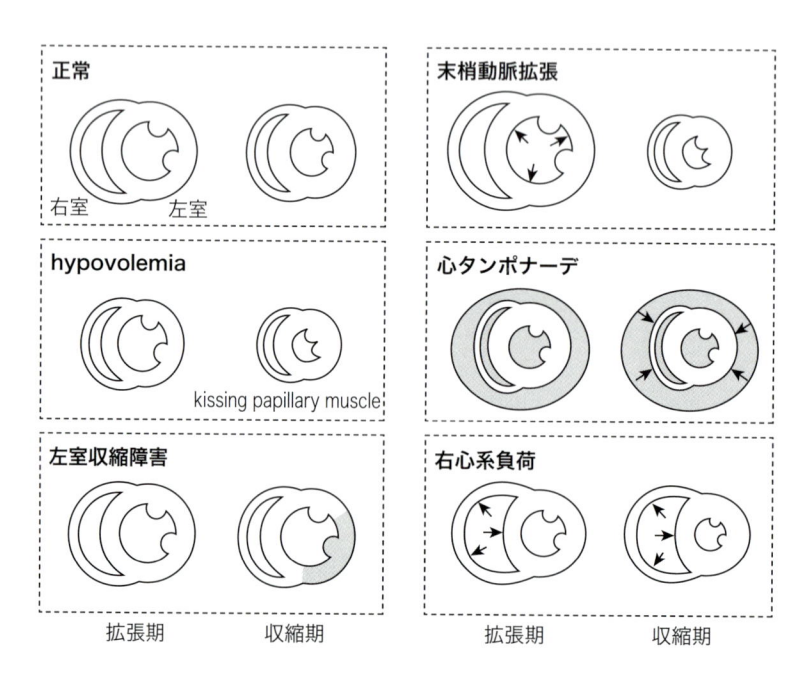

図1 血圧低下の原因とTEE所見
文献1より転載

MEMO ❷ FAST

外傷では原因が一元性でないことが多く，注意深い評価が必要である．FASTが用いられる．腹部で①〜④の4カ所にプローブを当てA〜Fの6カ所をチェックする（図2）．

①心窩部から見上げA）心嚢を評価：心タンポナーデ，心収縮確認

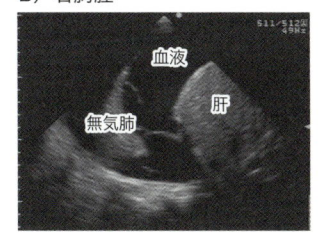

②右肋間からB）右胸腔とC）Morison窩を評価：右胸腔内出血，腹腔内出血を見る．Morison窩は腹腔内出血で最も早いタイミングで診断を付けることができる

③左肋間からD）左胸腔とE）脾周囲を評価：左胸腔は大動脈外傷も疑う．脾周囲に見られる場合には，脾損傷の可能性も考える

④恥骨上からF）Douglas窩を見る：膀胱後面（女性では子宮・膣後方）のDouglas窩は腹腔内で最も低く，腹部膨満がなくともここに出血が見つかることもある

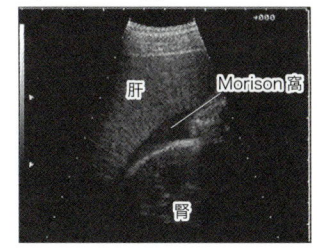

図2　FASTでの評価部位

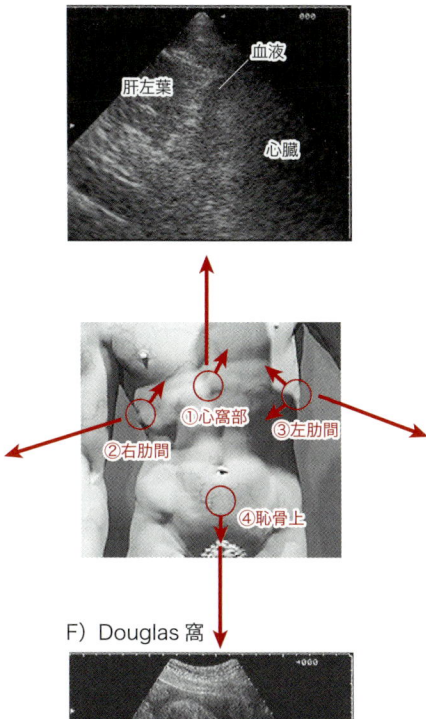

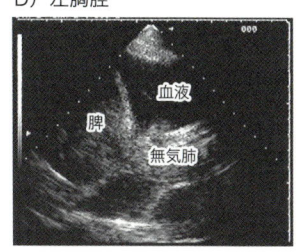

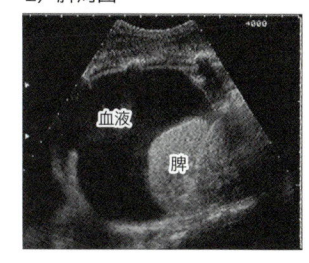

❷ 叩くべきか（収縮力低下）

左室収縮が低下し，下大静脈はしばしば拡張する．ただし右心系が正常なら必ずしも拡張しない．外傷では心打撲，内因性では大動脈解離や急性心筋梗塞による心筋虚血でも起こりうる．全般的な収縮低下か局所壁運動異常かを見定め，後者の場合には解離をまずチェックし，ほぼ除外されたらカテーテル室に搬送し，冠動脈造影を行う．

❸ 締めるべきか（血管拡張）

心収縮は良好で拡張期にはしっかり拡張するが，収縮期に kissing papillary muscle が見られる．後負荷低下が疑われる．相対的な容量不足で下大静脈も虚脱している．ボリュームを入れつつ血管収縮薬を開始するのが望ましい．

❹ 抜くべきか，開けるべきか（心タンポナーデなど）

心臓周囲に低エコー領域があり心腔が狭小化している場合，心タンポナーデを考える．右心系が先に狭小化することが多く，下大静脈は拡張する．心タンポナーデの解除が必要だが，心嚢液の性状を確認する（図3）．出血では無エコーでなく低エコーで点状エコーのことも多い．流動性があれば穿刺ドレナージも可能だが，流動性に乏しい血餅状の場合には穿刺ドレナージは困難で開けた方がよい場合もある．

❺ 回すべきか（肺塞栓，大動脈解離など）

体外循環を用いた治療を必要とするものがある．

肺塞栓は突然心停止をきたしうるため，常に外科治療を念頭におく．右室が拡張し，心室中隔の平坦化，左室側突出が見られる場合には，負荷が大きいため急いで血栓摘出が必要である．TEE で肺門部に血栓が見られれば，確定診断がつく．

A型大動脈解離は，発症時に2割が破裂で突然死し，その後灌流障害などで時間あたり1％ずつ死亡する．診断の遅れは予後に影響する．体表からの大動脈評価は容易ではないが，上行大動脈，左房後面の下行大動脈，肝左葉後方の胸腹部大動脈にフラップがあれば，あるいは総

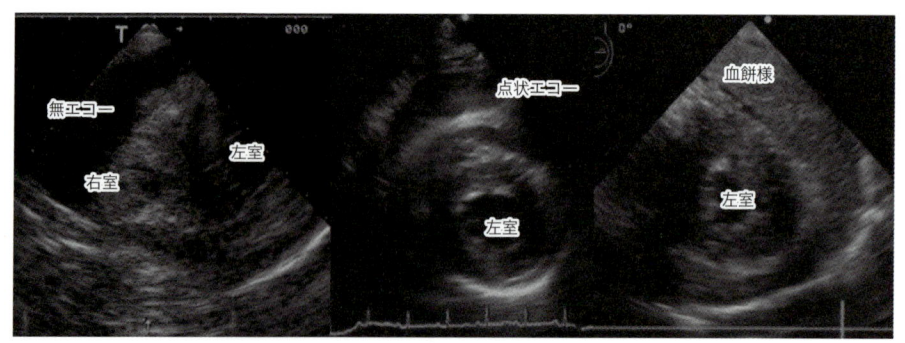

無エコー→吸引可能　　　点状エコー→吸引可能　　　血餅様→吸引困難

図3　心嚢液の性状の TEE 図
文献1より転載

頸，腋窩，大腿動脈にフラップや血流の欠損があれば，解離の確定診断がつく（図4）．TEEでは胸部大動脈のほぼ全領域を観察でき，診断が確定する．

> **One More Experience**
>
> **エコーによる気胸の診断**
>
> 　外傷では気胸が合併していることがある．胸部Ｘ線撮影前にエコーで気胸を疑う方法を紹介する．正常例で肋間にプローブを縦に当てると，肋間筋越しに高輝度の肺表面が呼吸性に上下に移動する．高輝度だけ見え呼吸性変動が全く失われている場合，気胸の可能性がある．

> **重要**
>
> 　超音波は，術者によって診断が異なる可能性のある診断法である．しかし，その判断に基づいて治療方針を決定することもまた多いため，治療を開始しながらもその診断が正しいかどうかの裏付けをとることが望ましい．治療により病態が改善するのもその１つの確認法である．

2 どうトレーニングするか？

　救急の現場は待ったなしである．あらかじめ以下の３つをトレーニングしておく．

①パターンの理解

　可能性のある病態を頭のなかで整理しておく．

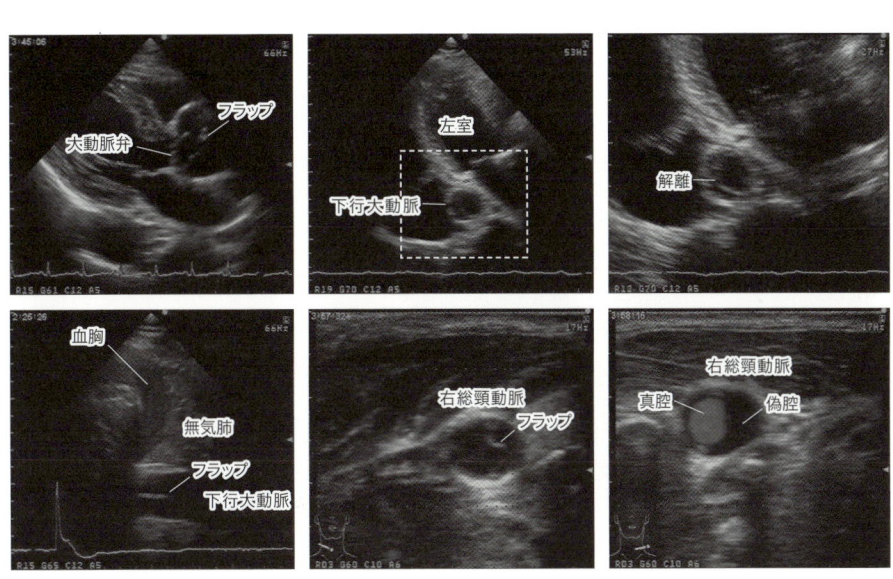

図4　大動脈解離の体表エコー所見
文献２より転載

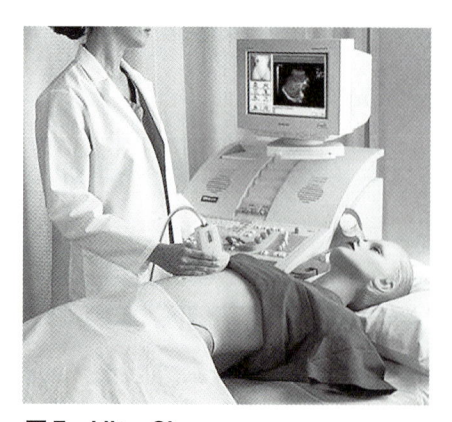

図5　UltraSim
写真提供：日本ライトサービス株式会社

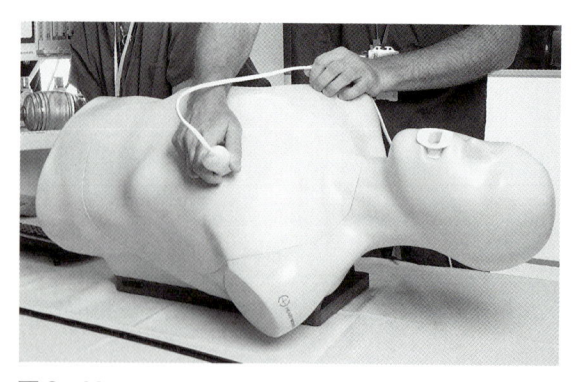

図6　HeartWorks2
写真提供：日本ライトサービス株式会社

②描出する技術

　救急現場ですべてを修得するのは困難である．少なくとも正常例での描出をマスターしておく．正常例，病態例を含めたシミュレーターを利用できれば，あらかじめ練習しておく．

③治療への紐づけ

　救急診療は診断のみならず治療にも直結する．治療方針の判断が誤っている場合もあるため，治療開始後に病態改善を評価する．改善がなければ，評価の誤りか治療のエラーの可能性もある．

> **MEMO ❸ シミュレーターによるトレーニング**
>
> 臨床でなかなか超音波評価の練習ができないため（特に病態），最近超音波検査手技のシミュレーターが開発されている．「UltraSim」，「HeartWorks」，「CardioHRS TTE, TEE」などである．図5，6はその一例である．

文献・参考図書

1）「Vscan活用法」（渡橋和政 編著），へるす出版，2012
　↑ポケットサイズのエコーで全身をすばやくチェックする方法を解説

2）「経食道心エコー法マニュアル　第4版」（渡橋和政 著），pp.281-282，南江堂，2012
　↑外科医・麻酔科医の目線で経食道心エコーのメリットを最大限に活用する（動画DVD付）

3）「全科の救急エコー"虎の巻"」（杉山髙 著），井上書林，2000
　↑全臓器にわたりエコーの使い方をわかりやすく解説している

4）「ER・ICUエコー活用術」（渡橋和政 著），へるす出版，2002
　↑ERやICUにおける体表エコー，経食道心エコーの徹底活用をめざした指南書（動画CD付）

第1部 第1章 ABCDEアプローチに必須の手技

7 【C】モニターによる循環管理
カテーテル挿入の手技と評価法

小林道生，小林正和，石橋　悟，久志本成樹

Point

- カテーテル挿入の秘訣は，十分な準備と血管の解剖を正確にイメージしつつ手技を行うことである
- エコーガイド下でのカテーテル挿入手技の習得が，成功率を高め合併症を減少させる
- エコーガイド下穿刺では，穿刺する血管に対しエコープローブを前後に動かして走行を十分に確認する
- モニタリングする循環動態パラメーターを正確に評価し，循環管理に生かすことが大切である

■はじめに

　救急・集中治療を要する病態の循環管理において，中心静脈カテーテルや動脈カテーテル挿入は必須の手技である．最近では，カテーテル挿入の安全性と確実性を高めるため，エコーガイド下での挿入が主流となった．また，循環管理には中心静脈カテーテルと動脈カテーテルのみでなく，肺動脈カテーテルに比べてより低侵襲なモニタリング（PiCCO$_2$，FloTrac™/Vigileo™など）が広く使用されている．本項では，カテーテル挿入手技と，カテーテルを用いて得られる指標に基づく循環動態の評価法について解説する．

■適応と禁忌
中心静脈カテーテル，動脈カテーテルそれぞれにつき，一般的な適応と禁忌について表1に示す．これらを用いた循環動態パラメーター測定は，敗血症，心停止後症候群，重症外傷，重症熱傷などの血行動態が不安定な病態において有用である．

1 手技の実際

❶中心静脈カテーテル

　主な穿刺経路として内頸静脈，鎖骨下静脈，大腿静脈がある．CDCのガイドライン[1]では，

表1　中心静脈・動脈カテーテルの適応と禁忌

	適 応	禁 忌
中心静脈カテーテル	・血行動態モニタリング ・薬剤投与ルートの確保（昇圧薬，中心静脈栄養など） ・確実な輸液ルートの確保（大量出血時，外傷など） ・末梢静脈確保困難（静脈虚脱，熱傷など）	絶対的禁忌は存在しないが以下の病態が存在する場合には，必要性と安全性に関して最大限検討する．
動脈カテーテル	・厳密な血圧モニタリングが必要な場合 ・頻回の血液ガス分析が必要な場合 ・連続して心拍出量，1回拍出量などを測定したい場合* （*特定のモニターが必要）	・出血傾向，凝固障害が著しい場合 ・線溶療法の実施 ・穿刺部位に感染創が存在 ・重症呼吸不全（鎖骨下静脈穿刺のみ）

表2　中心静脈カテーテル穿刺部位の利点と欠点

	利 点	欠 点
内頸静脈	・初心者でも失敗が少ない ・動脈穿刺時に直接圧迫が可能 ・エコー下穿刺に適している ・カテーテル位置異常が少なく，緊急時に早く使用開始できる	・感染のリスクが鎖骨下静脈に比して高い ・動脈穿刺，胸管損傷（左のみ）の危険性 ・肥満や浮腫の患者ではランドマークがわかりにくい ・違和感，固定性が悪い ・気管切開例では汚染しやすい
鎖骨下静脈	・違和感が少ない，固定性が良い ・感染の合併症が少なく，CDCガイドライン[1]で推奨	・気胸・血胸の危険性 ・動脈穿刺時には直接圧迫が困難 ・カテーテル位置異常が起こりやすい ・初心者では成功率が低い
大腿静脈	・高い成功率，早期に穿刺可能 ・気胸の危険性がない ・動脈穿刺時に直接圧迫が可能 ・エコー下穿刺に適している ・Trendelenburg体位が必要ない	・感染・血栓形成の危険性が高く，CDCガイドライン[1]では避けるよう勧告 ・腹部骨盤外傷では効果がない場合がある ・循環動態パラメーター接続の際に不利

感染や血栓形成の面から鎖骨下静脈を推奨しており，大腿静脈は避けるよう勧告しているが，機械的合併症の可能性，施行者の技術，患者の状況などを考慮して穿刺部位を決定する．それぞれの利点，欠点について表2に示す．

ERでの緊急時において，心肺停止を除いた呼吸循環に問題のある患者に対し，最も確実ですみやかに使用可能となる中心静脈カテーテル挿入ルートは，内頸静脈であると筆者らは考えている．ここでは主に内頸静脈穿刺について述べる．

1）準　備

緊急時において素早く成功する秘訣は十分な準備である．急ぎ焦って不十分な準備のまま施行しても不成功となる可能性が高くなる．

- **体位**：可能であればTrendelenburg体位（頭側低位15°）とし肩枕を挿入する．頸部の対側への回旋は動静脈の重なりを考慮し筆者は極力行わないが，行う場合には30〜45°までとする（表3，図1）[2]
- **超音波**：体位をとった後，必ず動静脈の位置を確認しておく
- **モニタリング**：合併症（不整脈，気胸など）の早期察知のため必須である

表3 頸部ローテート角度による，総頸動脈に対する内頸静脈の重なり

	頸部のローテートの角度による総頸動脈に対する内頸静脈の重なり（%）		
	0°	40°	80°
右※	1.5±0.8 (0〜17.4)	6.5±2.8 (0〜48)	27.5±7.4[*1, 2] (0〜100)
左※	5.2±2.9 (0〜54)	11.5±4.9 (0〜76.5)	44.7±7.2[*1〜3] (0〜100)

※上段：平均±標準誤差．下段：実測値の範囲
*1　$P<0.05$　同側の0°との比較
*2　$P<0.05$　同側の40°との比較
*3　$P<0.05$　右側の80°との比較
文献2より引用

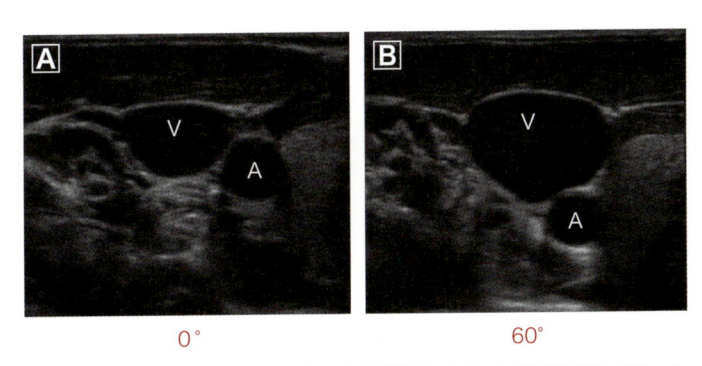

図1 頸部ローテートした際の内頸静脈（V）と総頸動脈（A）の位置関係

- **感染予防**：十分な範囲の消毒とドレープ，マキシマル・バリアプリコーションにより感染リスクを下げる
- **穿刺器具**：試験穿刺からガイドワイヤー挿入まで，「穿刺部位・エコー画面から目を離すことなく」手技が可能なように，試験穿刺針，本穿刺針，ガイドワイヤーを手元に準備する

2) 穿　刺

1．盲目的穿刺法（landmark法）

　胸鎖乳突筋の胸骨頭と鎖骨頭で形成される三角形の頂点を穿刺部とする．穿刺針を45°の角度で刺入し，同側の乳頭に向けてシリンジに陰圧をかけながら針を進める．動脈穿刺予防のため，左手で総頸動脈を触れ位置を確認しながら穿刺する．通常，2〜3 cm程度針を進めれば，静脈に達するはずである．

2．エコーガイド下穿刺法[3]

　針の刺入位置は盲目的穿刺法とほぼ同じであるが，エコーを用いて内頸静脈をリアルタイムに見ながら穿刺を行うため成功率は高く合併症は低下する．

① **血管走行の確認**(図2):刺入点から鎖骨下静脈の合流部付近までエコープローブを前後させ,走行を十分に確認する.その際,プローブが内頸静脈に対して直交していることを必ず確認する
② **穿刺の軸**(図3):エコープローブと穿刺針の軸を一致させ,内頸静脈の中央から穿刺する.針が左右にずれていると失敗の原因となる
③ **穿刺角度**(図4):エコーによる穿刺針の確実な描出のため,60°以上の角度で穿刺する.血液が引けたら,ガイドワイヤー挿入のためすみやかに穿刺針を20〜30°に倒す.また,穿刺の際,小刻みに針を揺らすことで,針の先端の位置をエコーで確認しやすくなる

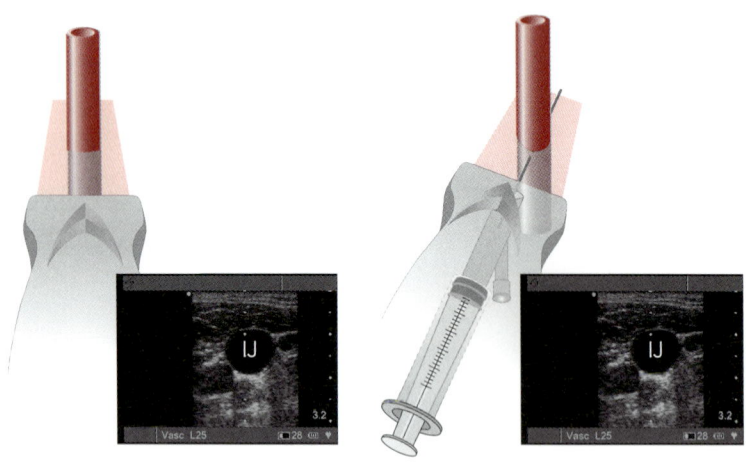

図2 内頸静脈の短軸像とプローブの関係
文献3より転載

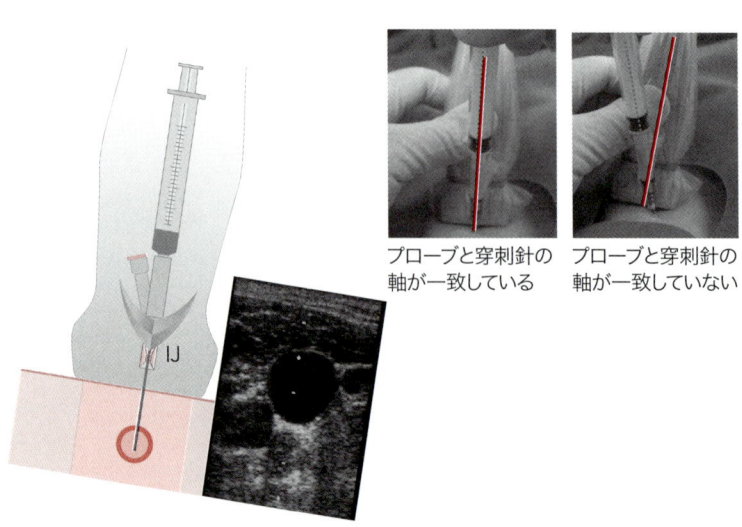

図3 エコープローブと穿刺針の軸
文献3より転載

④ **ガイドワイヤー挿入**：血液の逆流が確認できれば，ガイドワイヤーを挿入する．ここで再度エコーを使用すると，ガイドワイヤーが静脈内にあるかを確認することもできる

> **One More Experience**
> **三次元的に血管走行をイメージする**
> 穿刺の前にエコーを前後させて血管走行を十分にイメージする．エコー画像は二次元であるため，三次元的な血管走行をイメージするためには，エコープローブを何度も前後させて走行を把握する必要がある．穿刺する前に，エコープローブが血管走行と直交していることを十分に確認する．

❷動脈カテーテル

主な穿刺経路として橈骨動脈，足背動脈，上腕動脈，大腿動脈がある．穿刺の方法には，動脈を貫いてからカテーテルを留置する貫通法と，動脈の前壁のみ穿刺する非貫通法がある．使用するカテーテルによっては，ガイドワイヤーを用い挿入する．CDCガイドラインでは末梢動脈カテーテル挿入の際にも，滅菌手袋，ドレープの使用を推奨している[1]．

> **One More Experience**
> **動脈穿刺のコツ**
> 動脈穿刺のコツは，指を前後に動かし動脈を拍動する索状物として触知し，索状物の頂点に向かって穿刺することである．索状物が触知できれば，心肺停止患者でも穿刺しカテーテルを挿入することができる．また，静脈留置用カテーテルを使用する場合には，内筒と外筒の長さの差（約2mm）を認識し，留置する外筒が血管内に到達することをイメージするとよい．

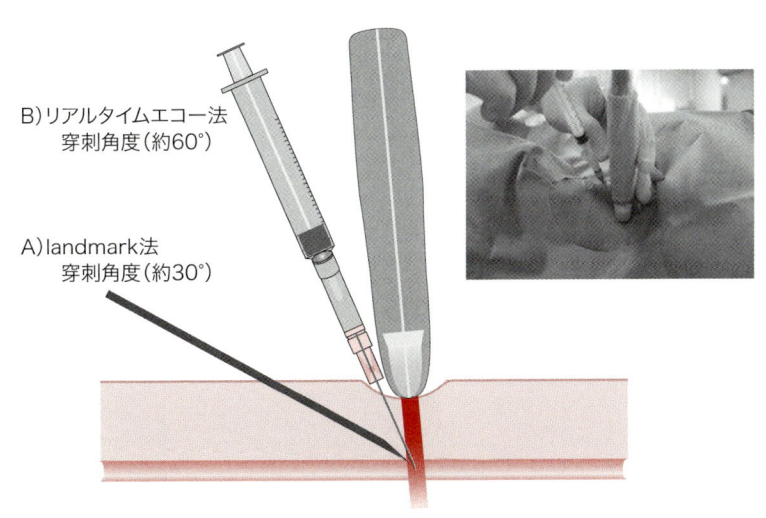

図4 エコーガイド下穿刺における穿刺針の角度
文献3より転載

B)リアルタイムエコー法 穿刺角度（約60°）
A)landmark法 穿刺角度（約30°）

2 合併症とトラブルシューティング

中心静脈穿刺に伴う主な合併症とその頻度を表4に示す[4]．穿刺・挿入が困難な場合には，無理することなく上級医への交代を依頼することが重要である．

❶ 動脈穿刺（血腫，血胸）

動脈穿刺をした場合には，皮膚刺入部ではなく動脈壁刺入部を直接用手的に圧迫する．頸部・縦隔血腫が増大する場合には気管挿管が必要となる場合や，外科的処置が必要となる場合があるのでモニタリング下で注意深く観察を行う．

❷ 気　胸

内頸静脈穿刺でも起こしうる．X線で必ず確認する．陽圧換気患者では，少量でも進行する場合があり，ドレナージが必要となる．

❸ 空気塞栓

Trendelenburg位をとること，外筒を開放しないようにすることで予防する．空気塞栓が起こった場合にはさらに，左側臥位にして右心室から先に空気がいかないようにする．

❹ 不整脈

ガイドワイヤーを深く挿入しすぎて，右心室を刺激しないようにする．

3 何がわかるか？

中心静脈圧（central venous pressure：CVP），動脈圧の測定が持続的に可能となるだけでなく，さらに，専用のカテーテルやモニタリングシステム（$PiCCO_2$，FloTrac™/Vigileo™・FloTrac™/EV1000™：図5）を用い，経肺熱希釈法，動脈圧波形解析を原理として，さまざまな循環動態パラメーター測定が可能となる（表5）．主なパラメーターについて解説する．

表4　中心静脈穿刺部位別合併症の頻度（%）

	内頸静脈	鎖骨下静脈	大腿静脈
動脈穿刺	6.3～9.4	3.1～4.9	9.0～15.0
血腫	＜0.1～2.2	1.2～2.1	3.8～4.4
血胸	—	0.4～0.6	—
気胸	＜0.1～0.2	1.5～3.1	—
全体	6.3～11.8	6.2～10.7	12.8～19.4

※引用文献の年代を考慮すると，盲目的穿刺法がほとんどと思われる．文献3より引用

❶ 中心静脈圧 (central venous pressure：CVP)

CVPは古くから循環血液量を表す指標として広く使用されており, Surviving Sepsis Campaign Guidelines 2008 (SSCG 2008) においてCVP＝8〜12 mmHg (非陽圧呼吸下) が初期蘇生のゴールの1つとされている[5]. しかし, CVP単独では循環血液量や, 輸液反応性指標の信頼度が低く[6], CVPのみでの容量評価には限界があり, 他のパラメーターを含め総合的に考える必要がある.

❷ 平均動脈圧 (mean arterial pressure：MAP), 動脈圧波形

観血的動脈圧測定は, 循環動態が不安定な患者での連続したモニタリングに適しており, SSCG 2008では, MAP≧65 mmHgが初期蘇生のゴールの1つとされている[5]. また, 血管内脱水では, 呼吸による胸腔内圧の変化により1回拍出量に変化を与えるため, 動脈圧波形の変動 (pulse pressure variation：PPV) は大きくなる.

❸ 心拍出量 (cardiac output：CO), 心係数 (cardiac index：CI)

心機能を表しており, 動脈圧波形解析から連続表示が可能である.

❹ 体血管抵抗係数 (systemic vascular resistance index：SVRI)

交感神経の緊張度が亢進すると増大し, 低下すると減少する. 敗血症性ショックではSVRIが大きく減少する.

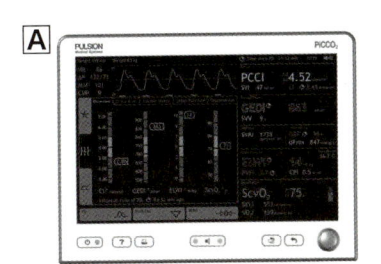

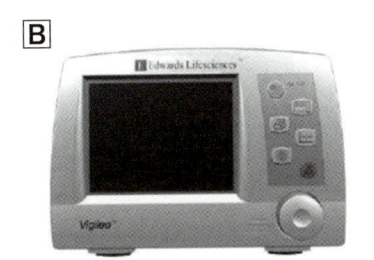

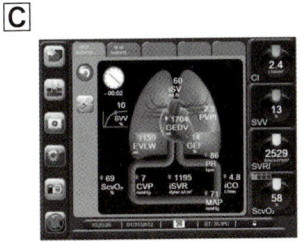

図5　各種低侵襲循環動態モニター
A) PiCCO₂, B) Vigileo™, C) EV1000™. 写真提供：株式会社東機貿 (A), エドワーズライフサイエンス社 (B, C)

表5　低侵襲循環動態モニタリングシステムと測定パラメーターの比較

	専用動脈カテーテル	CO/CI	SVR/SVRI	SVV	GEDV	EVLW	PVPI	$S_{CV}O_2$
PiCCO₂	PiCCO₂カテーテル	○	○	○	○	○	○	○[*1]
FloTrac™/Vigileo™	不要	○	○	○				○[*2]
FloTrac™/EV1000™	ボリュームビューカテーテル	○	○	○	○	○	○	○[*2]

＊1　専用CeVOXプローベを中心静脈カテーテルに挿入し測定
＊2　専用カテーテル (PreSep Oximetry Catheter) が必要

❺ **一回拍出量変動（stroke volume variation：SVV），脈圧変動（pulse pressure variation：PPV）**

　　人工呼吸器に同調した患者において，輸液反応性の評価に有用であると報告されている[7]．前述の動脈圧波形と同様に，変動が大きいと血管内容量が少なく，輸液反応性が良いことが予測され，そのカットオフ値は10〜13％である．自発呼吸下や不整脈存在下では信頼性が低下する．

❻ **心臓拡張末期容量（global end-diastolic volume：GEDV）**

　　肺動脈楔入圧に比べ，心臓前負荷指標との相関性が高いといわれている．

❼ **肺血管外水分量（extravascular lung water：EVLW）**

　　肺水腫の程度を定量的に評価することができ，EVLW＞10 mL/kgを肺水腫と定義している．EVLWが14 mL/kgを超えると予後が悪化するといわれている[8]．

❽ **肺血管透過性係数（pulmonary vascular permeability index：PVPI）**

　　心原性および非心原性肺水腫の鑑別に有効で，カットオフ値は2.0〜2.2と予測されている[9]．

❾ **中心静脈血酸素飽和度（central venous oxygen saturation：$S_{CV}O_2$）**

　　$S_{CV}O_2$は混合静脈血酸素飽和度に比べ正確性はやや落ちるものの，中心静脈カテーテルのみで低侵襲で測定でき，専用のカテーテルを使用すれば連続モニターが可能である．$S_{CV}O_2$の低下は，①ヘモグロビン低下，②動脈血酸素飽和度低下，③心拍出量低下，④酸素消費量増加に起因し，酸素需要と供給のバランスを反映する指標である．敗血症性ショックに対しての標準的治療に加え$S_{CV}O_2 \geq 70\%$を維持すると予後が改善するとの報告があり[10]，$S_{CV}O_2 \geq 70\%$はSSCG 2008の初期蘇生目標の1つとなっている[5]．

4 次にどうするか？

　　中心静脈カテーテル挿入後は，X線にてカテーテルの先端位置の確認，気胸の有無を確認する．上記，循環動態パラメーター測定にはさまざまな機械の接続や設定が必要であり，患者の治療を行いつつすみやかに行うことが必要である．長期管理となる場合には，カテーテル感染に注意する[1]．

5 どうトレーニングするか？

　　さまざまな論文やガイドラインにおいて，エコーガイド下中心静脈カテーテル挿入の有用性が報告されている[1]．実際に患者に対して行う前に，シミュレーター（図6）を用いて練習をしておくことが必要である．穿刺する血管に対してエコーを前後に動かして，走行をしっかりとイメージすることができれば，成功率は上がり合併症を減らすことができる．

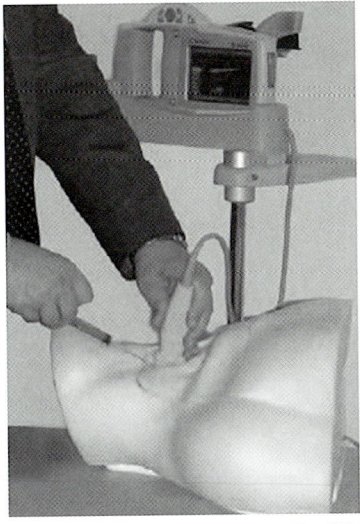

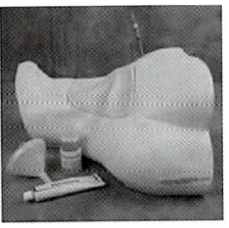

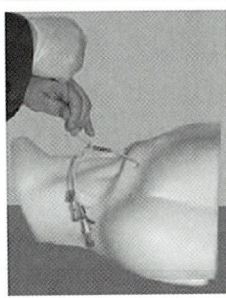

図6 エコーガイド 中心静脈挿管シミュレーター
写真提供：日本ライトサービス株式会社

文献・参考図書

1) O'Grady, N. P., et al. : Guidelines for the Prevention of Intravascular Catheter-Related Infections, 2011. http://www.cdc.gov/hicpac/pdf/guidelines/bsi-guidelines-2011.pdf
    ↑血管内留置カテーテル関連感染予防のためのCDCガイドライン，感染の観点からカテーテル挿入に対してコメントあり．

2) Sulek, C. A., et al. : Head rotation during internal jugular vein cannulation and the risk of carotid artery puncture. Anesth Analg, 82 : 125-128, 1996
    ↑頸部ローテートの角度による，内頸静脈と総頸動脈の重なりを評価．

3) 「必ずうまくなる！中心静脈穿刺 部位別穿刺法のコツと合併症回避のポイント」（森脇龍太郎，中田一之 編），羊土社，2007
    ↑中心静脈カテーテル挿入をわかりやすく図解．

4) McGee, D. C. & Gould, M. K. : Preventing Complications of Central Venous Catheterization. N Engl J Med, 348 : 1123-1133, 2003
    ↑中心静脈カテーテル挿入における合併症について解説．

5) Dellinger, R. P., et al. : Surviving Sepsis Campaign: international guidelines for management of severe sepsis and septic shock: 2008. Crit Care Med, 36 : 296-327, 2008
    ↑敗血症治療の世界的なガイドライン，初期蘇生のゴールについて記載．

6) Marik, P. E., et al. : Does central venous pressure predict fluid responsiveness ? A systematic review of the literature and the tale of seven mares. Chest, 134 : 172-178, 2008
    ↑CVPと循環血液量，CVPの輸液反応性を検討したシステマティックレビュー．

7) Marik, P. E., et al. : Dynamic changes in arterial waveform derived variables and fluid responsiveness in mechanically ventilated patients: A systematic review of literature. Crit Care Med, 37 : 2642-2647, 2009
    ↑動脈圧波形と輸液反応性を検討したシステマティックレビュー．

8) Sakka, S. G., et al. : Prognostic value of extravascular lung water in critically ill patients. Chest, 122 : 2080-2086, 2002
    ↑EVLWと患者予後を検討した論文．

9) 久志本成樹 ほか：急性肺水腫の定量的評価による病態解析に関する多施設共同前向き試験：中間解析結果．日集中医誌，18：253-257，2011
    ↑PiCCO$_2$を用いて肺水腫の病態鑑別を検討した，日本発の多施設共同研究．

10) Rivers, E., et al. : Early goal-directed therapy in the treatment of severe sepsis and septic shock. N Engl J Med, 345 : 1368-1377, 2001
    ↑敗血症治療にS$_{cv}$O$_2$の有用性を示した論文，SSCGのEarly goal-directed therapyの基となっている．

Mini Lecture ❷

骨髄路

六車　崇

■はじめに

　小児患者では体格にも起因して，末梢静脈路・中心静脈路とも確保が困難である．骨髄路は，迅速に確保できる確実な輸液路である．輸液製剤・血管作動薬・血液製剤など，投与可能な薬剤は中心静脈路と同様である．

　短期間留置であれば，骨折・骨髄炎・コンパートメント症候群などの合併症発生は1％未満[1]であり，有用な輸液路確保手技である．

　成人領域へも適応が拡がっており，救急診療に携わる者は体得すべき手技である．

1 適　応[2]

低血圧性ショックや心停止では第一選択とする．

　気道緊急・代償性ショックなど，薬剤投与の迅速性が転帰にかかわる場合も，末梢静脈路確保が容易でなければ，すみやかに骨髄路に切り替える．

2 デバイス（図）

　専用の骨髄輸液針のほか骨髄採取針も使用できる[3]．注射針・脊椎穿刺針などでも代用できるが，グリップがなく手技が困難であり，屈曲や内腔閉塞にも留意する．

　成人症例は骨皮質が固く，動力で穿刺するデバイスが望ましい（図C, D）．

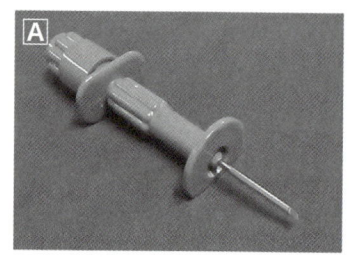

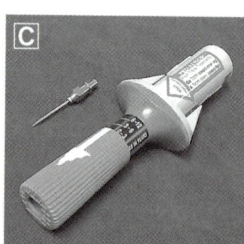

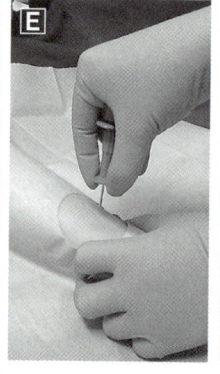

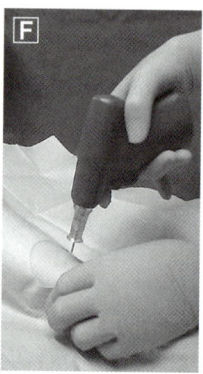

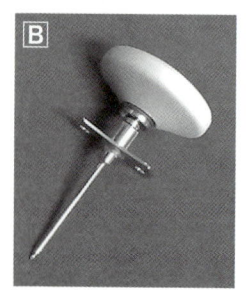

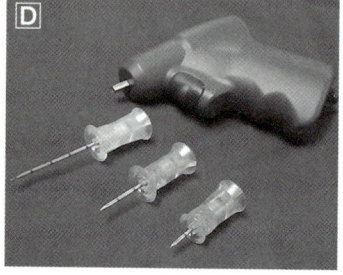

図　骨髄路に使用するデバイス
A）骨髄採取/輸液兼用のもの，B）骨髄輸液専用のもの，C）スプリングの力で穿刺するもの，D）電動で穿刺するもの，E, F）シミュレーターを用いた穿刺トレーニング

3 部 位

近傍に動脈などがなく，蘇生処置の妨げにならない部位とする．
脛骨近位端が第一選択，**大腿骨遠位端・上前腸骨稜・脛骨遠位端**なども選択される．
骨折した骨や，いったん骨皮質を貫いた骨は，輸液や薬剤が漏出するため避ける．

4 確保手技（脛骨近位端への確保）

① 脛骨結節の約1横指遠位に穿刺部位（脛骨粗面）を同定
② 下肢を把持する

> **重要**
> 負傷を避けるため，刺入部位の裏側には手や指をまわさないこと．

③ 輸液針を刺入，先端で骨皮質を触れる
④ 針にねじりを加え，抵抗が急に減ずるまで骨皮質を貫く．骨の長軸に直角〜軽く尾側向きに，骨端線を避け刺入する
⑥ 確保の確認
　1）**針が支持なく刺さったまま自立する**
　2）**骨髄液が採取される**（できなくてもよい）

> **重要**
> 血糖・電解質・静脈血ガス・血液型などを骨髄液で検査できる．

　3）10 mL程度の生理食塩水を注入，皮下組織に腫脹・漏出がない

5 トレーニング

各種シミュレーターが入手できるが，反復使用への耐久性を考慮すると，骨付き鶏モモ肉の使い捨てが有用である．シートやボードを敷いて台などを保護し，安全に留意して行う．

■おわりに

末梢静脈路にこだわらず，迅速に骨髄路確保することが患児を救う．準備と訓練が不可欠である．

文献・参考図書

1) Heinild, S., et al. : Bone marrow infusions in childhood: experiences from 1000 infusions. J Pediatr, 30 : 400-412, 1947
2) American Heart Association : Vascular Access. In : PALS Provider Manual. Channing Bate, pp155-172, 2002
3) Halm, B. & Yamamoto, L. G. : Comparing ease of intraosseous needle placement: Jamishidi versus Cook. Am J Emerg Med, 16 : 420-421, 1998

第1部
第1章 ABCDEアプローチに必須の手技

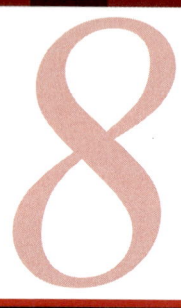

8 【D】腰椎穿刺と神経・脳波モニター

弦切純也，太田祥一

Point

- 頭蓋内圧亢進や出血性素因，近傍に感染巣がある場合は禁忌
- 体位は背中を丸めた側臥位で行う
- 穿刺時の内筒，外筒の扱い方を確認する
- 合併症に注意して安全に行う

■ はじめに

腰椎穿刺は脳脊髄液を採取するための手技であり，髄膜炎，くも膜下出血の診断などに有用である．内科・外科問わず多くの臨床医に必須の手技であり，本項ではその方法について解説する．

■ 適応と禁忌

適　応：① 髄膜炎，脳炎　② くも膜下出血を疑う症例　③ Guillain-Barré症候群，多発性硬化症などの炎症性疾患　④ 脊髄麻酔　⑤ 薬剤投与　⑥ 死体検案時の髄液採取
禁　忌：① 頭蓋内圧亢進を認める場合　② 出血性素因あるいは抗凝固・血小板療法中の場合　③ 穿刺部位あるいは近傍に局所感染巣がある場合

1 手技の実際

① **準備**：腰椎穿刺針の太さは成人では21〜22G，小児では23G以下，脊椎麻酔用には25Gが一般的である．針は細いほど頭痛合併症の頻度は減る．その他，三方活栓，圧測定用ガラス管，髄液採取用スピッツ，消毒，局所麻酔，麻酔用シリンジ，麻酔用23G針，ガーゼ，覆布などを用意する

② **体位をとる**：穿刺部位は腰椎3/4あるいは4/5から穿刺するとよい．左右の腸骨稜を結ぶ線（Jacoby線）が第4腰椎棘突起の高さに相当するため，これをメルクマールとする．刺入部となる棘間の中央を確認し，マーキングする．穿刺は側臥位で行うため，背中はできるだけ丸め，処置台に対し鉛直とする（図1）．刺入困難な場合は，刺入部を変更したり，坐位で刺

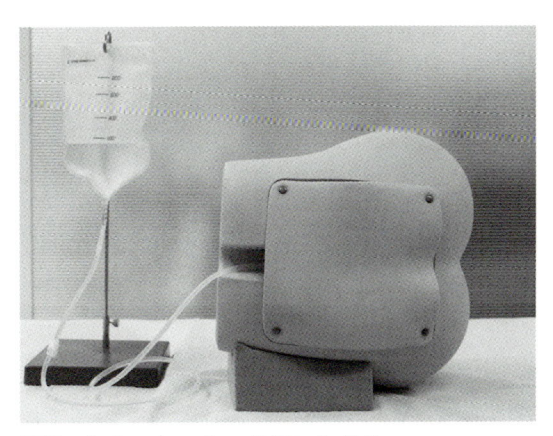

図1 シミュレーターを用いた体位
処置台に対し鉛直となる側臥位にする

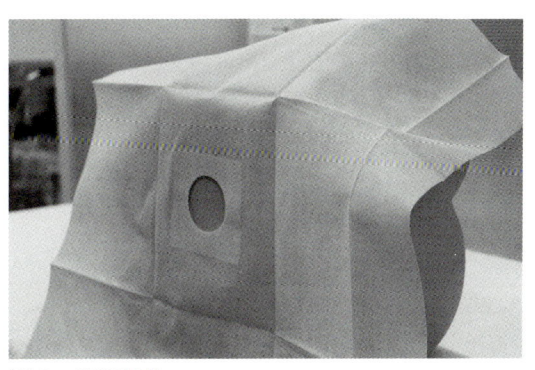

図2 清潔操作

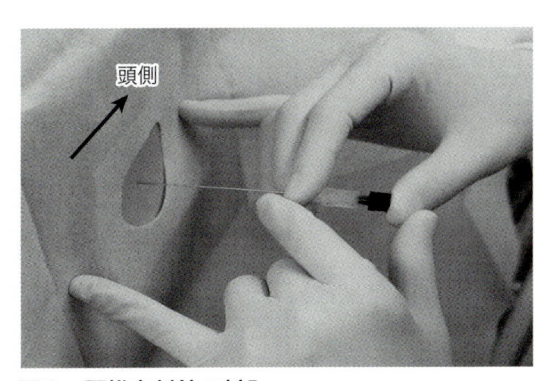

図3 腰椎穿刺針の刺入
穿刺針を患者の背中に鉛直にあて，やや頭側に傾けて穿刺する

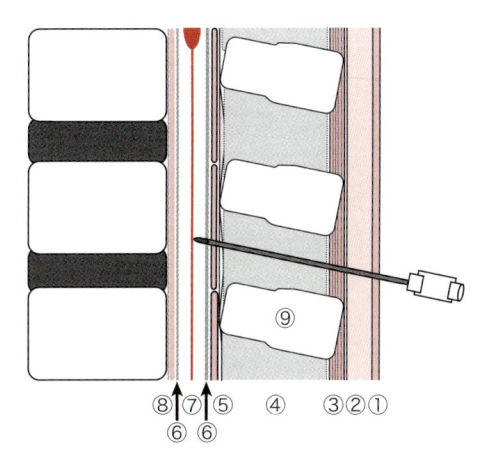

図4 穿刺針刺部の解剖
硬膜下腔までの靱帯や組織の解剖は理解しておく必要がある．
①皮膚，②皮下組織，③棘上靱帯，④棘間靱帯，⑤黄色靱帯，⑥硬膜，⑦くも膜下腔，⑧後縦靱帯，⑨棘突起

入してから側臥位に移るなどの対応が必要となる

③**消毒・局所麻酔**：穿刺部位を消毒した後に，滅菌覆布をかけ清潔に局所麻酔を行う（図2）．消毒液はクロルヘキシジンが最も良い．麻酔は23Gなどの細い針で行い，皮内，皮下，棘間靱帯内に十分に浸潤麻酔を行う

④**穿刺**：穿刺針を棘間中央から患者の背中に鉛直にあて，やや頭側に傾けて穿刺する（図3）．このとき，針のベベル（切り口）は頭側を向き，内筒は完全に納まった状態である．棘上靱帯，棘間靱帯，黄色靱帯を貫通するときの抵抗を感じながら，約4〜5cm進め硬膜外腔に達し，内筒を抜いて髄液の逆流がないことを確認する（図4）．その後，内筒を完納し，穿刺針を少しずつ進めて硬膜を貫通したら，同様の手法で髄液の逆流を確認する（図5）．髄液逆流が確認できれば針を回転させてどの方向でも流出があることを確認する

⑤**初圧測定**：髄液の逆流を確認したら，穿刺針に三方活栓と圧測定用ガラス管を付け，垂直に

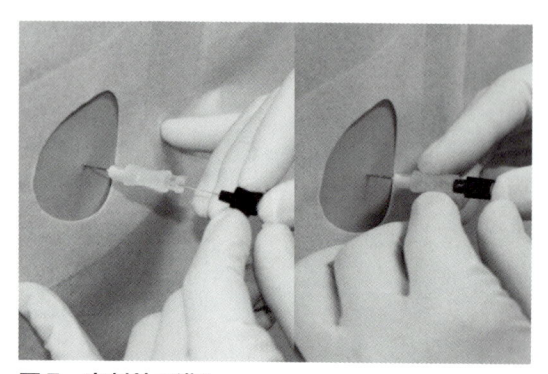

図5 穿刺針の進入
穿刺針を進める，あるいは抜去するときは，必ず内筒を完全に戻してから行う

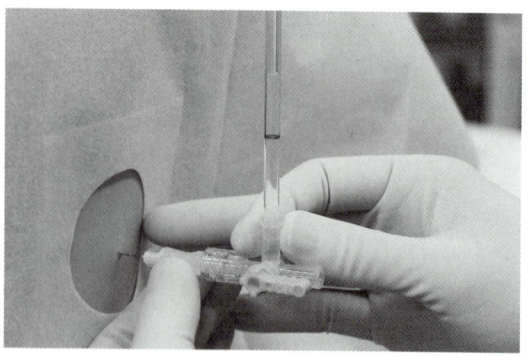

図6 初圧測定
三方活栓と圧測定ガラス管を取り付けて初圧を測定する．あらかじめ三方活栓の操作を確認し，レバーの切り替えは迅速に行う

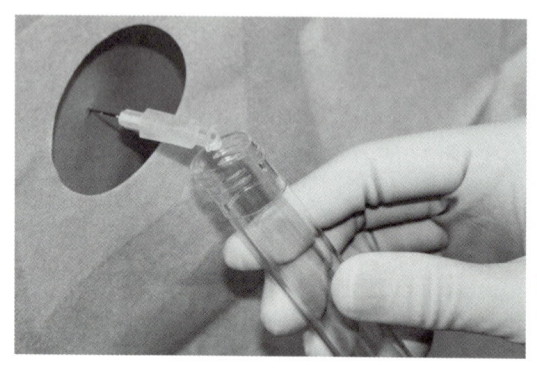

図7 髄液採取
圧測定後にガラス管内の髄液も回収する．その後，三方活栓をはずして自然滴下で髄液を回収する

立て圧を測定する（図6）．管内で呼吸性に圧が上下したり，腹部に力を入れると圧が上昇することが確認できれば，穿刺針は髄腔内に確実に挿入されている．圧が200 mmH$_2$O以下に下がらない場合は，頭蓋内圧亢進があると判断し，40 mmH$_2$O未満は病的低髄圧と判断する．Queckenstedt試験は最近では有用性が低いが，脊髄疾患で脊髄管腔のブロックの疑いがあるとき，脳静脈洞塞栓症が疑われるときは行ってみてもよい

⑥**髄液採取**：初圧測定後は髄液を採取する（図7）．圧測定用ガラス管内の髄液を回収し，その後，穿刺針から必要な量だけ採取する．頭蓋内圧が亢進している場合，髄液採取は慎重に行い，検査可能な最小必要量に留める

⑦**抜去**：内筒を戻した状態で抜去し，しばらくは刺入部を圧迫して髄液漏を予防する．その後，消毒し滅菌ガーゼで固定する

⑧**安静**：穿刺後は枕をせずに頭を低くし，仰臥位で数時間安静をとる．最初の30分程度は腹臥位でもよい．安静中は頭痛や意識障害の出現に注意する．安静後は局所を確認し，出血や髄液漏がないことを確認する．外来で行う場合は，明らかな症状がなければ帰宅も可能であるが，同日中の運動や長時間の立位・坐位は避けるよう促す

2 合併症とトラブルシューティング

❶ 脳ヘルニア
臨床症状，神経学的所見，眼底所見あるいは頭部画像所見で頭蓋内圧亢進を疑う場合，腰椎穿刺は行わない．

❷ 頭　痛
多くは低髄圧が原因で，検査後安静や非アスピリン性鎮痛薬などで対処する．

❸ 神経損傷
穿刺針が神経叢に接触し，損傷をきたすことがある．電撃痛をはじめとし，知覚障害，両下肢対麻痺，膀胱直腸障害をきたす可能性がある．穿刺針の慎重な操作が求められる．

❹ 硬膜外膿瘍，髄膜炎
清潔操作や正しい手技が求められる．

❺ 出　血
検査後に硬膜外血腫や硬膜下血腫，皮下血腫などが生じる．抗凝固薬や抗血小板薬治療中の患者に多くみられ，出血部位に応じた激痛と数時間〜数日かけて進行する対麻痺，膀胱直腸障害などに注意する．

❻ 組織の迷入
きわめて稀な合併症である．穿刺針の内筒を戻さずに外筒を進めると，髄腔内に組織が巻込まれ，奇形腫や類上皮腫などが生じる可能性がある．

❼ 髄液漏
穿刺針による硬膜損傷により，髄液漏が生じることがある．持続する場合は硬膜閉鎖などの手術が必要になる．

3 どうトレーニングするか？

1例1例の経験を積み重ねることは言うまでもなく，常に穿刺針が解剖学的にどの部位を進んでいるのか考えながら行うことが大切である．最近では腰椎・硬膜外穿刺シミュレーターがあり，背中のパッドを交換することで，成人，老人，肥満型のトレーニングが可能である（図8）．こうしたシミュレーターを利用できるようなら自主練習を行うとよい（図9）．

> **重要**
> 手技に伴う緊張を和らげるため，患者への声かけを怠らない．痛みや同じ姿勢は患者にとって苦痛であり，圧測定に影響を及ぼす．針刺入時に随時説明したり，髄液確認後は体位をリラックスさせるなどの配慮ができる余裕をもつ．

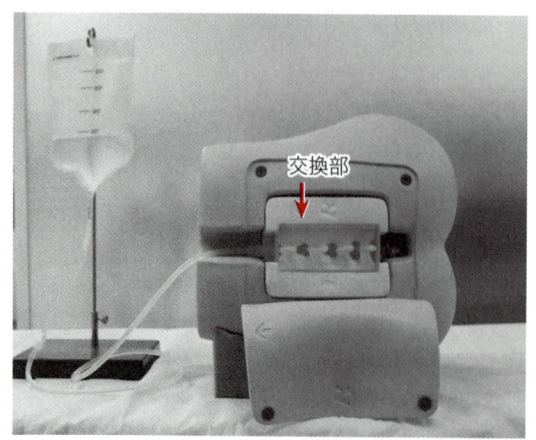

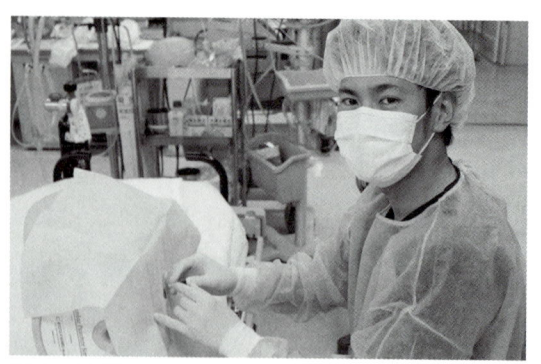

図8 シミュレーター
パッドの交換でバリエーションが選択できる

図9 練習風景

MEMO ❶ 神経・脳波モニター

　集中治療領域における電気生理学的検査には，脳波（electroencephalography：EEG），聴性脳幹反応（auditory brainstem response：ABR），体性感覚誘発電位（somato-sensory evoked potential：SEP），運動誘発電位（motor evoked potential：MEP）などがあげられる．いずれの検査もおおむね意識障害患者に用いられ，ベッドサイドで施行することが可能な間欠的モニターである．持続モニターとして，bispectral index（BIS）を用いたBISモニターやmiddle latency auditory evoked potential（MLAEP）indexを用いたAEPモニター（図10）などが本邦では使用可能である．主に麻酔深度の数値的指標としての有用性が報告されているが，集中治療領域の意識覚醒レベル指標としても用いられる．なかでも，AEPモニターは救急初療時から継続的なモニタリングが可能で，客観的意識レベル

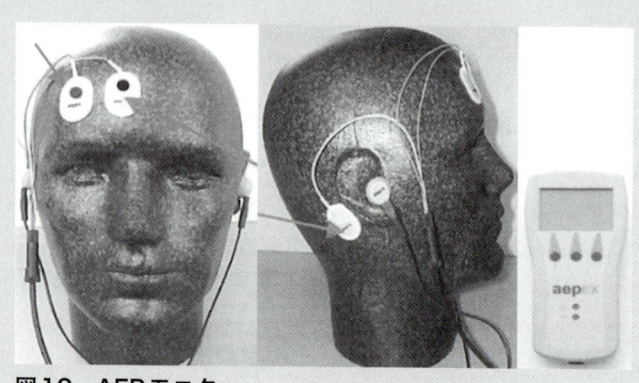

図10 AEPモニター
ポータブルでベッド移動などにも耐え得る

指標としても有用である．

その他，内頸静脈球部酸素飽和度，近赤外線分光法（near infrared spectroscopy：NIRS）などによる脳内酸素飽和度が，脳循環・代謝モニタリングとしてベッドサイドで使用可能である．

文献・参考図書

1）「救急診療指針　改訂第4版」（日本救急医学会 監，日本救急医学会専門医認定委員会 編），へるす出版，2011
　↑救急医療の教科書．

2）弦切純也 ほか：重症意識障害を呈した脳血管障害患者を対象とした，初期診療における中潜時聴覚誘発電位指数モニタリング．日救急医会誌，23：278-281，2012
　↑著者らが本邦で初めて行ったAEPモニターの臨床研究です．

3）鈴木昭広：腰椎穿刺〜必ずできるコツとポイント．レジデントノート，12：2254-2263，2011
　↑救急医が自身の経験をもとに，腰椎穿刺のコツを教えてくれます．

Mini Lecture ❸

シミュレーターでここまでできる

山田京志

■ はじめに

　シミュレーションとは，現実世界で起こっている事象を分析し，人工的に再構築して再現することであり，その手法は多くの研究分野で取り入れられている．特に，航空業界では，1980年代半ばよりパイロットクルーのフライトシミュレーターを用いたトレーニングを導入して以降，航空機事故件数ならびに死亡者数の劇的な減少を認めている（図1）．

　医学教育においては，記憶主体の一方向型講義や見学型の臨床実習や「See one, Do one, Teach one」による臨床技能の習得が一般的であったが，基本的臨床能力の向上や多種多様化する臨床技能の獲得および医療安全の推進に対応すべく，『シミュレーション基盤型医学教育（simulation-based-medical education：SBME）』が，従来の古典的教育手法を補完する有益なものとして広く取り入れられている．さらに，救急蘇生法ガイドラインにもとづいた救命処置トレーニングの普及やシミュレーション用品の高機能化，さらには医学部における臨床実習開始前の共用試験[2]〔知識の総合理解力をコンピュータを用いた客観試験で評価するComputer Based Testing（CBT）と，診療に参加する学生に必要な基本的診療技能・態度について評価する客観的臨床能力試験（Objective Structured Clinical Examination：OSCE）で構成される〕の導入により，全国的にスキルス・ラボやシミュレーションセンターの開設が進み，実臨床での効果が期待されている．

　本項では，現在用いられている主なSBMEの種類について述べるとともに，ERでの指導に有効とされる新たな教育手法やプログラムについて概説する．

1 代表的なSBMEの種類

　医療の現場で必要とされるコンピテンシー（業務遂行能力）は，血管確保や縫合などに代表される手技的要素テクニカル・スキルと，思考やコミュニケーション能力に代表されるノンテクニカル・スキルに大別される．SBMEにおいては，それら双方の能力獲得のためにさまざまな教材，プログラムが存在する．

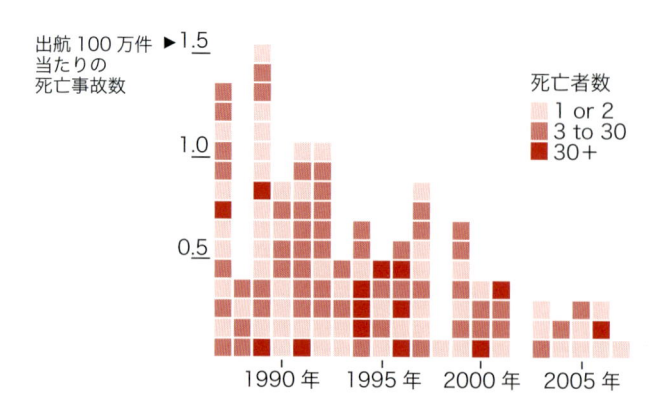

図1　航空機事故の推移
各ボックスは1死亡事故当たりの死亡者数を示している．テロのほか，犯罪行為による事故は含めていない．
文献1より引用

❶ 模擬あるいは標準模擬患者（Simulated or Standardized Patients：SP）

医療面接やコミュニケーション技能，身体診察のような臨床技能を系統的に訓練あるいは評価するための手法である．いろいろな年齢層のボランティアや俳優が，病歴を再現したり身体診察に反応できるように訓練され，模擬診療で何を訊かれ，何が行われたかを正確に記録し，感じたことや満足度を主観的に評価，報告するものである．歴史的背景や文化的相違により欧米に比べて機会の少ない教育手法であったが，近年では本邦においても積極的に導入が進められている．

❷ プラスチック製マネキンなど単純スキルトレーニング器具

一次救命処置のトレーニングには，成人／小児／乳児それぞれの体格に合わせたマネキンが頻用されているほか，羞恥心を伴う身体診察（直腸，前立腺，腟，乳房）や，比較的単純な臨床的処置（血管ライン確保，膀胱内カテーテル挿入，縫合）などをトレーニングするものである（表）．

❸ 高機能手技訓練用シミュレーター

近年，コンピュータ制御による手技訓練用シミュレーターは目覚ましい発展をとげ，腹部／心臓超音波検査，上部／下部消化管内視鏡検査，気管支鏡検査などの各種検査手技から，腹腔鏡検査やCVカテーテル挿入などの観血的検査，さらには腹腔鏡手術や心臓カテーテルインターベンションなどの手術手技に至るまで幅広くトレーニングすることが可能となっている（表）．

❹ 高機能患者シミュレーター

コンピュータを用いたリアルな患者シミュレーター（Realistic Patient Simulator：RPS）は，発語（意識），気道，呼吸，循環，神経学的所見などさまざまな身体徴候をはじめ，血圧や心拍数，酸素飽和度など設定に応じたモニタデータの提示や，静脈路確保や電気的除細動，胸腔ドレーン挿入や輪状甲状靱帯穿刺による気道確保など多くの処置をも可能となっており，心停止に対する蘇生トレーニングから心停止前の危機的状況におけるチームトレーニング等，目的に応じてさまざまな患者状態を設定，提供することができる（表）．

表　市販されているシミュレーターの一例

◆蘇生処置 ・SimMan® ・SimJunior™ ・SimBaby ・AIRSIM ◆超音波検査 ・超音波検査トレーニングシミュレーター UltraSim ・心臓超音波トレーニングシミュレーター　ハートワークス（TTE&TEE） ◆穿刺・カテーテル挿入 ・中心静脈挿管シミュレーター ・小児骨髄内輸液シミュレーター ・腰椎穿刺・硬膜外トレーナー ・エコーガイド胸腔穿刺モデル ・血管インターベンション シミュレーション　トレーナー VIST	◆産婦人科領域 ・臨床用女性骨盤部トレーナー Mk3 ・ExamSIM 女性骨盤部検査シミュレーター ・"ソフィー"産科シミュレーター ・PROMPT 分娩トレーナー ◆眼科・耳鼻咽喉科領域 ・眼底診察シミュレータ "EYE" ・耳の診察シミュレータ "EAR" ◆その他 ・気管支鏡トレーナー ・内視鏡検査トレーナー ・直腸検査トレーナー Mk2 ・包帯法シミュレーター ・肩関節注射モデル ・陥入爪モデル 　　　　　　　　　　　　　　　　　　　　　　など

2 SBMEとブリーフィングとデブリーフィング

　ブリーフィング／デブリーフィングとは，本来航空業界で用いられていた言葉で，フライト前にコックピットクルーとスタッフが行う打ち合わせをブリーフィング，フライト後に問題点の抽出と改善事項の検討を行う振り返り作業をデブリーフィングと称している．
　医学教育において，指導者主体で一方的に知識や情報の伝達を行うだけの幼児教育（pedagogy）から成人教育（andragogy）への積極的な移行が図られるなか，SBMEの現場においては，学習目標を明確にし，学習者主体に教育のシナリオを進め，自らの気付きを促すことで業務遂行能力を向上させるものとしてブリーフィング／デブリーフィング手法が注目されている．

❶ ブリーフィング
　SBMEにおけるブリーフィングでは，指導者－指導者間や指導者－学習者間において，学習目標をはじめ学習者の背景や受講動機，指導内容や指導方法等についての確認を行う．

❷ デブリーフィング
　実習終了時に指導者から学習者に実技内容や評価を一方的に伝える従来のフィードバックに対して，実習の録画映像を供覧しながらG.A.S. method（Gather：収集，Analyze：分析，Summarize：要約）やG.R.E.A.T. method（Gather：収集，Reflect：振り返る，Evaluate：評価，Assess：分析，Transition：提案）等の手法を用いて，学習者自身によって目標達成の可否や問題点の抽出，思考や行動の妥当性や解決策までをも議論し理解を深める振り返り作業のことである（図2）．こうした手法は従来の一方的なフィードバックと比較して，学習者のモチベーションを促進し，内容の長期記憶に優れているとの研究報告[3]もあり，近年のSBMEで広く用いられている．

3 SBMEと医療安全

　1999年「TO ERR IS HUMAN」[4]（人は誰でも間違える）により，医療過誤による死亡者数は年間44,000～98,000名にのぼり，その経済的損失は年間376億円に達する事実と医療事故防止に対する取り組みが広く知られて以降，各施設において「起こった事故を糾弾・反省」するのではなく，事故が起こった原因（システムエラー）を明らかとし，再発させないさまざまなシステムの構築や導入が組織的，かつ積極的に実施されている．
　Joint Commission on Accreditation of Healthcare Organizationの報告[5]により，医療過誤の原因の多くは，外科的手技を始めとするテクニカル・スキルのミスではなく，コミュニケーション不足やリーダーシップ能力の欠如などノン・テクニカルであることが明らかになっていることから，従来の限定された手技的トレーニング（タスクトレーニング）に加えて，心停止症例のみならず心停止前の危機的状況におけるチーム医療能力の向上を目的とするトレーニングが積極的に実施されている．
　米国ハワイ州オアフ島にあるTripler Army Medical Centerでは，実際の病院内の空床ベッドに高機能患者シミュレーターを持ちこみ，抜き打ちで院内緊急コールを発令し，スタッフ集合までの時間にはじまり，集合すべきスタッフの有無，現場での病態評価と治療内容，チームコミュニケーションならびにリーダーシップの評価，薬剤や資器材の過不足などの詳細を評価

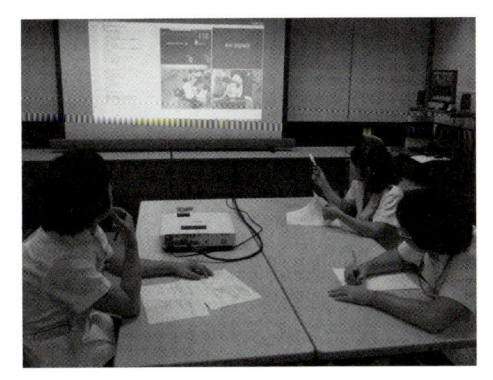

図2　録画映像を観ながらのデブリーフィング

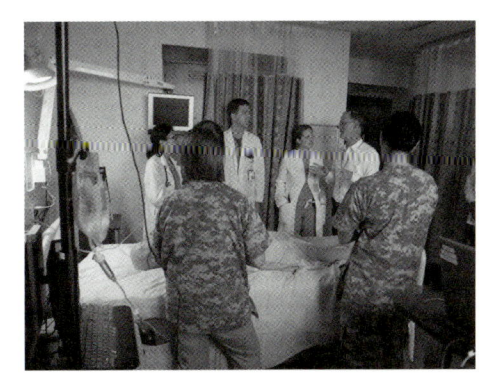

図3　病棟でのシミュレーション実習とデブリーフィング

し，これを現場スタッフのみならず病院管理部にフィードバックするシミュレーショントレーニングを実施している（図3）．こうしたWorkplace learningの試みは，従来のOff the job trainingとOn the job trainingの隙間を埋めるだけでなく，日常業務で疎かになりがちである医療安全への恒常的な意識付けを可能とし，実臨床でのパフォーマンス向上につながる非常に合理的なシミュレーショントレーニングといえる．

4 SBME 現状と今後の展望

　医療の安全と質が大きく問われている現在において，従来の「See one, Do one, Teach one」だけに頼った臨床技能獲得は困難であり，目的に応じたシミュレーショントレーニングを，効果的かつできるだけ多くの医療スタッフが実践し続ける必要がある．そのためには，シミュレーション資器材や実習スペースの確保のみならず，「教育内容の充実」と「恒常的な学習機会の提供」が不可欠である．

　多くの医学教育機関において，一次救命処置トレーニングに代表されるプラスチック製マネキンをはじめ，採血や静脈路確保のためのトレーニング器具や二次救命処置トレーニングで使用する患者シミュレーター等々さまざまなシミュレーション教材を有しているが，学生ならびに医療スタッフに必要十分な内容と機会が提供されているか否かは依然として検討を要する事案である．さらに，限局した手技や心停止症例に対する一次／二次救命処置のトレーニングにおいては，目的（到達目標）も明確であり，実習の効果判定は比較的容易とされるため本邦においても急速にそれらの講習は広く浸透しているが，一方で医療過誤の主たる原因である「チームコミュニケーション」や「リーダーシップ」の向上のための講習はいまだ十分とはいえないのも事実である．効果的なシミュレーションプログラム構築には，十分な臨床能力に加え，目的／学習者の背景／基本的な教育理論や手法を理解し，教材やスペース等，学習環境をも考慮しつつコースをデザインする能力が必要とされている．こうした能力は一朝一夕で獲得することは困難であり，近年ではハワイ大学，ピッツバーグ大学，ハーバード大学など欧米の教育機関へ留学／研修に行かれる教育者も年々増加している．こうしたSBMEに特化した指導者の育成と教育現場での活躍が強く望まれている．

Mini Lecture ❸

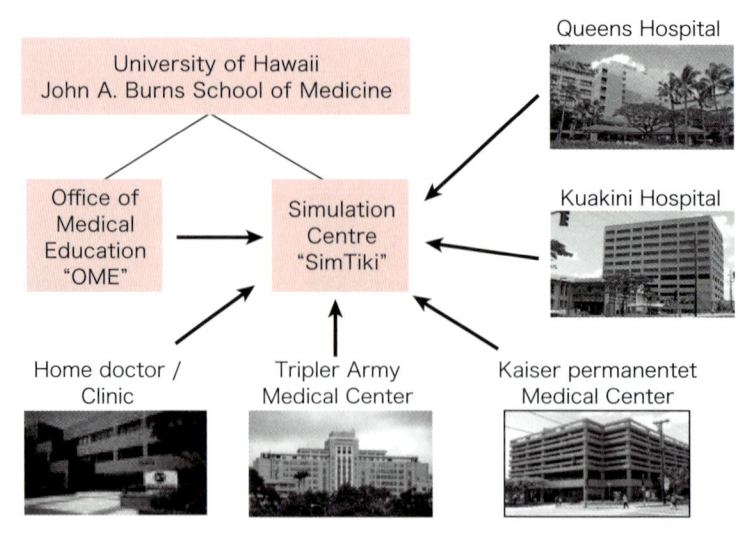

図4　ハワイ大学医学部シミュレーションセンターSimTikiと関連施設

　さらに，多くの大学医学部や看護学部でのシミュレーション教育に関連する教材，資器材，スペースの充実は近年目覚ましいものがあるが，一方で学生や医療スタッフ，あるいは大学以外の小・中規模医療機関スタッフの研修機会は必ずしも十分であるとはいえず，地域や近隣社会に広く貢献できる余地は多く残されている．ハワイ大学医学部シミュレーションセンターSimTikiは，その規模は小さいながらも効果的に質の高いSBMEを提供する機関として世界的に知られている．その特徴として，卒前（医学部）－卒後（研修医）教育においてすべての年代で，それぞれの年代に必要とされる臨床技能をシミュレーションを通して習得できる優れたプログラムを提供していること，そして点在する市中病院や開業医スタッフにもそれぞれの目的に合ったシミュレーション実習の場を提供していることがあげられる（図4）．こうしたシステムはわれわれの将来像として大いに参考にすべきものである．

　McGaghieらは，過去40年のSBMEに関する報告より今後の発展に必要とされる12の要素（①フィードバック②計画的訓練③カリキュラム統合④効果判定⑤忠実性⑥技能獲得と維持⑦完全修学学習⑧臨床への効果⑨チームトレーニング⑩資格認定⑪指導者要請⑫教育／専門性のコンテキスト）をあげており[6]，こうした論点が多くの研究者によって継続的に検討され，臨床上の成果として報告されることが期待される．

文献・参考図書

1) Twenty Years of Fatal Airline Accidents. The New York Times, Sep 28, 2007　http://www.nytimes.com/interactive/2007/09/28/business/20070930_SAFETY_GRAPHIC.html
2) 社団法人医療系大学間共用試験実施評価機構：共用試験の概要．『臨床実習前の「共用試験」第7版』，社団法人医療系大学間共用試験実施評価機構，2009
3) Fanning, R. M. & Gaba, D. M.: The role of debriefing in simulation-based learning. Simul Healthc, 2: 115-125, 2007
4) To Err Is Human: Building a Safer Health System（Kohn, L. T., et al. In: Committee on Quality of Health Care in America），NATIONAL ACADEMY PRESS, 2000
5) http://www.jointcommision.org/
6) McGaghie, W. C., et al.: A critical review of simulation-based medical education research: 2003-2009. Med Educ, 44: 50-63, 2010

第1部 第2章 生命危機回避のための，一歩先行く手技と知識

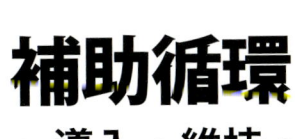

1 補助循環
～導入・維持・離脱に必要な知識と手技

今井 寛

Point

- 代表的な補助循環装置として大動脈内バルーンパンピング（IABP）と経皮的心肺補助法（PCPS）がある
- IABPは圧補助装置，PCPSは流量補助装置でありその特徴・限界を知り使用する
- PCPSにIABPが併用されることも多い
- 治療できる原因疾患の治療について常に考える
- 適応を見極め，早期に導入することが大切である

■はじめに

　補助循環とは一時的に低下した心臓のポンプ機能の補助・代行を機械的に行うことであり，日常的に補助循環で使用されるものはIABP（intra-aortic balloon pumping）とPCPS（percutaneous cardiopulmonary support）がある．正常心拍出量をもつ強力な補助人工心臓とは区別される（表）．

1. IABP

■適応と禁忌

適　応：●心原性ショック　●薬物でコントロールできない不安定狭心症　●急性心筋梗塞の機械的合併症である心室中隔穿孔，乳頭筋断裂による僧帽弁閉鎖不全　●心機能低下のあるハイリスクな一般手術　●冠動脈血管造影/血管形成術における心補助　●人工心肺からの離脱の補助

血行動態的指標：●収縮期圧＜80 mmHg　●PCWP＞20 mmHg　●心係数＜2.0/分/m²

臨床的指標：●尿量＜0.5 mL/kg/時間　●末梢循環不全（四肢冷感，チアノーゼ，乳酸の上昇，混合静脈血酸素飽和度の低下）

禁　忌：●重篤な大動脈弁閉鎖不全　●腹部大動脈瘤または大動脈瘤　●大動脈から腸骨動脈にかけて重篤な石灰化を伴う症例または末梢血管疾患

表　各種補助循環法

	IABP	PCPS	補助人工心臓
補助方法	圧力補助	流量補助	流量（圧）補助
効果	・冠血流量増加 ・心拍出量増加	・両心室の前負荷軽減 ・呼吸補助も可能	・心室の前負荷軽減 ・冠血流量増加
補助能力 （心拍出量比）	15％	50〜70％	100％
装着	経皮的に迅速に開始できる		開胸手術が必要

1 IABPの原理

IABPは簡便に使用できる圧補助による循環補助装置である．

大動脈内にバルーン付きカテーテルを挿入し，先端を大動脈弓の遠位で左鎖骨下動脈に位置させることで補助を開始する．

心周期の収縮期に弛緩させ収縮期圧を低下させ，後負荷を減らし，心拍出量を増加させる．また，心周期の拡張期に膨張させ，拡張期圧を上げることで冠動脈血流を増加させ，心筋への酸素供給を増加させる．さらに，心筋の酸素需要を減らすことで相対的に心筋虚血を低下して心機能の補助を行う（図1）．

2 導　入

あくまでも循環補助装置であり，循環悪化させている病態を診断し，治療を行うことが重要である．

①バルーンサイズを決定する．**IABカテーテルを取り出す前に陰圧作業を行う**

②大腿動脈からセルジンガー法で挿入する．かつては外科的に大腿動脈への人工血管を介しての挿入がされていた

③基本的には透視下で挿入するのが基本である．透視できる環境への移動などできない緊急導入にはガイドワイヤー走行を単純X線で確認してからの対応なども必要になる

④先端位置が重要で左鎖骨下動脈起始部遠位までバルーンが損傷しないように愛護的に挿入する

3 合併症とトラブルシューティング

❶ バルーンの穿孔

動脈内の石灰化病変部とバルーンが頻繁に接触して，磨耗やバルーンが折れ曲がった状態でポンピングが行われていたり，挿入時に損傷することがある．

ガス漏れ検出アラームが発生したときにヘリウムガスラインに血液が混在している場合は，バルーンの破損等が疑われるため，早期に抜去する．必要があれば再度新しいIABカテーテルを挿入する．

A 点線はバルーンパンピングない状態，実線はバルーンパンピングある状態

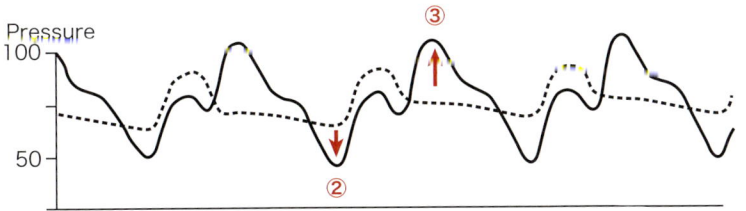

B 収縮期

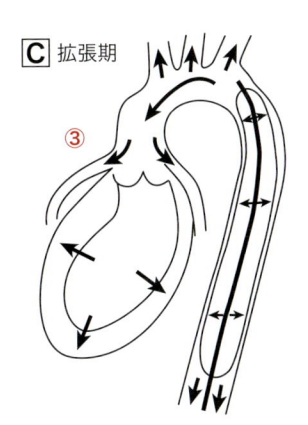

C 拡張期

図1　バルーンパンピングの血行動態

① IABPは左心室収縮直前にバルーンを収縮させることによってバルーンの容積の血液が大動脈内に引き込まれることで左心室から血液が駆出されるのを助ける
② 収縮期直前のバルーン収縮に伴い，大動脈圧の低下がある
③ IABPには左心室拡張期のバルーンを膨らませることによって拡張期圧を上昇させ，拡張期に流れる冠動脈血流量を増加する効果がある

❷下肢虚血

患者の血管状態により，血栓形成や動脈硬化によって生じる．カテーテル挿入後であれば，対応としては反対側を使用する，人工血管を使用して挿入する．また抜去後であれば，外科的な血管形成や血栓除去なども必要になる．

❸挿入部からの出血

圧迫止血，抗凝固薬の中断で対応する．

❹感染症

カテーテル感染であり，原則は抜去もしくは入れ替えを行う．

❺血小板減少症

ポンピングによって機械的な血小板の減少や血栓形成で見受けられる．出血などの合併症があれば血小板輸血を行う．

❻大動脈解離

挿入時に内膜を傷つけ大動脈解離を引き起こすことがある．挿入の抵抗，症状に気を付け，疑われるときには挿入を中止し，造影やCTスキャンで診断を行う．

❼ **血栓症**
　　抗凝固薬の適性使用：活性化凝固時間（ACT）を参考に行う．

4　IABP挿入中の管理

❶ 心疾患の管理
　　血行動態の把握，原疾患への治療介入ができないかを考える（心筋虚血の解除；冠動脈血管形成，冠動脈バイパス手術，弁膜症の手術）

❷ IABPの管理
1) **ポンプの管理（波形やアラーム情報）**
   - ヘパリンを使用しACTが150〜200秒になるように12,000単位から20,000単位/日で使用する
   - バルーンの位置確認（胸部X線撮影を毎日行う）
2) **合併症の予防と早期発見**
   - 下肢虚血：足背動脈拍動の有無，下肢皮膚の色調，温感と左右差，患者の訴え
   - カテ挿入部位の管理：発赤，浸出液の性状

5　IABPからの離脱

血行動態的指標：・収縮期圧＞90 mmHg　・PCWP＜20 mmHg
　　　　　　　　　・CI（心係数）＞2.2 l/分/m^2
臨床的指標：・不整脈の消失　・心不全の解消：乳酸値，混合静脈血酸素飽和度
　　　　　　　・尿量30 mL/時間以上

　　上記離脱目標が決定したら補助を1：2に下げ，血行動態に注意し，変化なければさらに1：4に下げ，離脱を行う．基本的には圧迫止血によって抜去する．

2. PCPS

■ **適応と禁忌**

適　応：●薬剤やIABPに反応しない心原性ショック　●難治性不安定狭心症　●急性心筋梗塞の機械的合併症である心室中隔穿孔，乳頭筋断裂による僧帽弁閉鎖不全　●電気ショックや薬剤に反応しない致死性不整脈　●ハイリスクな一般手術および冠動脈血管造影/血管形成術における心補助　●人工心肺からの離脱補助　●低体温による心停止　●重症肺血栓塞栓症　●心停止に対する体外循環を用いた心肺蘇生として（ECPR）

血行動態的指標：●収縮期圧＜80 mmHg　●PCWP＞20 mmHg

　　　　　　●心係数＜2.0/分/m² ●混合静脈血酸素飽和度の悪化
臨床的指標：●尿量＜0.5 mL/kg/時間 ●循環不全
禁　　忌：●重篤な大動脈弁閉鎖不全 ●腹部大動脈瘤または大動脈瘤 ●大動脈から腸骨動
　　　　　脈にかけて重篤な石灰化を伴う症例または末梢血管疾患
ただし急変時など生命維持のためにPCPS以外方法のない場合は使用を考える．

1 PCPSの原理

　重篤な心不全または呼吸不全症例に対して，遠心ポンプと膜型人工肺を用いた閉鎖回路の人工心肺装置を用い，経皮的に大腿動静脈を介して，循環呼吸の補助を行う（図2）．一般に，外科的切開を行ってカニューレ挿入する場合を含む．

2 導　入

・心肺停止やショックのときには迅速な導入が必要である．カテコラミン，IABPをもってしても心不全が進行する場合には前もって大腿動静脈にシースイントロデューサーなどを確保しておくことも考慮する．カニューレ挿入がPCPS開始時間を決定するので，カニューレーションに関しては最低2人が必要になる．その他，呼吸循環管理が1人，さらに心肺停止症例では胸骨圧迫を行う人員に加えPCPSを組み立てる人員も必要となる．いつでも導入できる装置，人数をそろえておき，セットアップしておくことが重要である．年齢，目撃あり，バイスタンダーによるCPR症例では院内院外問わず，PCPSを考慮し，スタッフ，物品を集め，迅速な対応を心がける

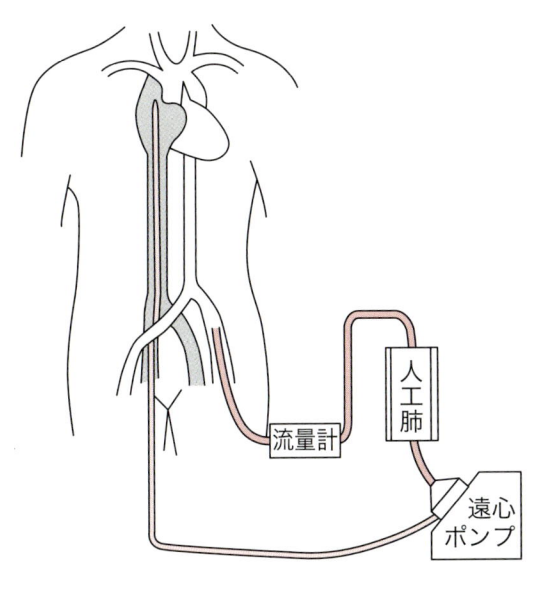

図2　PCPS　模式図
大腿動静脈からカニューレーションによるPCPS

- 動脈触知する場合には穿刺によるカニュレーションを行い，できれば透視下にガイドワイヤーを挿入，ダイレーターで挿入部位を拡張する．拡張に関してはカニューレの内筒まで使用することや皮下までの切開を十分にする必要がある．施行中は出血の可能性があるので，カニューレ固定時に皮膚切開部を縫合することで刺入部からの出血量を制御する．その際，カニューレを傷つけないように細心の注意が必要である
- 心肺停止などで穿刺によるカニュレーションが困難な場合には超音波によって血管の確認や皮膚切開を行う．皮膚からの穿刺よりも切開を行った方が血管を確認しやすくなり，血管を外膜まで露出する必要がないため，皮膚からの穿刺に時間を費やす場合には考慮してもよい．どの手技に慣れているか，施設内でも検討を行う
- 静脈，動脈の確認が肺血栓塞栓症による心肺停止や蘇生中には困難なときがある．X線によるガイドワイヤーの確認，超音波による血管内のガイドワイヤーの確認を行う

3 PCPSの維持

- 遠心ポンプを使用しており前負荷・後負荷の変化で流量が変動し，適切な補助流量の維持が重要である．必要以上の流量では左室後負荷が増加する
- 出血・血栓塞栓症を予防するため適切な抗凝固療法が必要である
- ヘパリンの初期投与量は100 IU/kgその後はACT180〜300秒以内を維持
- 出血が懸念される際にはナファモスタットメシル酸塩（フサン®）の使用も考慮する
- 常に心機能を評価し，心不全の悪化がないこと（乳酸値の正常化，混合静脈血酸素飽和度の正常化）を，自己心拍の回復［超音波検査・スワンガンツカテーテルによる心拍出量の変化，呼気終末二酸化炭素濃度〔$ETCO_2$ (End Tidal CO_2)〕］によって評価し常に離脱を考える
- 脱血回路では回路内圧が陰圧になり，解放すれば大量の空気を回路内に引き込むことになるので十分な注意が必要である
- 脱血回路が震えたり，流量が低下する場合にはボリューム不足になっているので，輸液を行う

4 離　脱

- 心機能の回復があれば離脱に向けて流量，1 L/分まで落としていき，ここで循環不全がないことを確認し離脱を行う
- 圧迫止血でカニューレ抜去も行えるが，動脈側は外科的縫合が65.6 %，静脈側は用手圧迫することが68.8 %という報告がある[2]

5 合併症とトラブルシューティング

❶ 下肢虚血

血管の状態により，血栓形成や動脈硬化によって生じる．IABPよりも頻度が多い．常に虚血の症状がないかを確認し，あれば，時間をおかずに末梢への側枝よりの還流をすることがある．

❷ 挿入部からの出血

圧迫止血，抗凝固薬をフサン®に変更するなどで対応．カニューレ周囲の縫合によってコントロールできることもある．

❸ 感染症

カテーテル感染であり，原則は抜去もしくは入れ替えを行うが困難な場合も多く，抗菌薬で対応することも考える．

❹ 血小板減少症

遠心ポンプ，人工肺によって機械的な血小板の減少や血栓形成で見受けられる．出血などの合併症があれば血小板輸血を行う．

❺ 大動脈解離

挿入時に内膜を傷つけ大動脈解離を引き起こすことがある．挿入の抵抗，症状に気を付け，疑われるときには挿入を中止し，造影やCTスキャンで診断を行う．

❻ 血栓症

ACTをコントロールし，人工肺などの血栓を目視することも必要である．

6 どうトレーニングするか？

迅速に対応しなければならないECPRのときなどは人員の確保（医師，看護師，放射線技師，臨床工学技士など）とともにさまざまな職種のチームワークがなければできない．常にシミュレーションを行い，準備する機材，薬剤，物品をそろえ，共通認識のもと行う努力をする．施行時には職種が集まりミーティングを行い，専門的な見地から意見を出し合う．

> **MEMO ❶ ECPRについて**
>
> PCPSを用いた体外循環式心肺蘇生法（extracorporeal cardiopulmonary resuscitation：ECPR）は，従来の心肺蘇生法に比べ院内心停止を対象にしたものであるが，良好な神経学的予後の改善が報告され[1]，2010年のAHAのガイドラインではPCPSを用いたECPRはclass2bとされた．
>
> 日本においても院外心肺停止患者を対象にしたECPRの前向き多施設共同研究（心肺停止患者に対する心肺補助装置などを用いた高度救命処置の効果と費用に対する多施設共同研究）が行われ，現在も進行中であり，中間報告では心停止の脳虚血時間を少しでも短くし脳機能を保護するためにPCPSは有効な手段である可能性が示唆された．

さらに低体温療法の導入が容易であることや冠動脈形成術を心停止状態でも行うことが可能であるために有用とされている．

MEMO ❷ 用語の混乱：体外循環を用いた呼吸循環補助

体外循環を用いた循環補助法は日本ではPCPSと呼ばれているが，諸外国ではV-Aバイパス（veno-arterial bypass）やpercutaneous cardiopulmonary bypassやcardiac ECMOと呼ばれている．呼吸補助の意味合いもあり，その他の表現も多種多様であり，用語の混乱があり，日本蘇生協議会心肺蘇生ガイドラインではECMO/PCPSと並列表記となっている．以下に関連用語を示す．

- **percutaneous cardiopulmonary support (PCPS)**
  遠心ポンプと膜型人工肺を用いた閉鎖回路の人工心肺装置を用い，経皮的に大腿動静脈を介して，循環呼吸の補助を行う
- **extra-corporeal membrane oxygenation (ECMO)**
  体外循環による呼吸補助，機能障害に陥った肺の回復を待つ治療法
  veno-venous bypass としてのECMO，pulmonary ECMO，また，veno-arterial bypassとしてのECMOの2つの意味で使われており注意する
- **extracorporeal life/lung support (ECLS)**
  体外循環を用いた呼吸循環補助全体
- **extra-corporeal lung assist (ECLA)**
  ECMOがoxygenationということで，換気補助も含めての呼吸補助表現
- **extra-corporeal lung and heart assist (ECLHA)**
  体外循環を用いた呼吸循環補助全体

文献・参考図書

1) Chen, Y. S., et al. : Cardiopulmonary resuscitation with assisted extracorporeal life-support versus conventional cardiopulmonary resuscitation in adults with in-hospital cardiac arrest: an observational study and propensity analysis. Lancet, 372 : 554-561, 2008

2) 浅井康文 ほか：心停止患者に対する心肺補助装置等を用いた高度救命処置の効果と費用に関するエビデンスを構築するための多施設共同研究，厚生労働科学研究書補助金研究報告書 心肺蘇生時のPCPカニュレーションに関するアンケート調査 pp.19-21.

第1部 第2章 生命危機回避のための，一歩先行く手技と知識

2 急性血液浄化法に必要な知識と手技

松田兼一，針井則一，柳沢政彦，後藤順子

Point

- 急性血液浄化法は今や単なる人工補助療法としてのみならず，病因物質・有害物質の血中からの除去や有用物質の補充を目的にさまざまな病態や疾患に施行されるようになってきた
- 急性血液浄化法は体外循環を伴う侵襲的な治療法であり，事故がひとたび発生すると致命的になるとの認識のもと，急性血液浄化法における安全対策を常に行うことが重要である

■ はじめに

　急性血液浄化法はこれまで，機能不全に陥った腎や肝に対する人工補助療法として主に施行されてきた．しかし，さまざまな血液浄化法が開発され，今や単なる人工補助療法としてのみならず，病因物質・有害物質の血中からの除去や有用物質の補充を目的にさまざまな病態や疾患に施行されるようになってきた[1]．今回，救急医に必要な知識と手技として急性血液浄化法の適応と問題点，施行方法について簡単に解説する．

■ 適応と禁忌

適　応

　まず，急性血液浄化法施行理由を表1にまとめた．
　急性血液浄化法施行理由は大きく3つに分類することができる．まず人工補助療法として機能不全に陥った腎の補助や肝の補助を目的に施行される．次に病因物質や有害物質としてのメディエーターや異常代謝産物，自己抗体/免疫複合体，中毒物質などの血中からの除去を目的に施行される．最後に腎障害を有する重症患者への糖・アミノ酸，薬剤などの投与のためのwater spaceの確保や，肝不全を有する重症患者への凝固因子や種々の欠乏蛋白補充のためのprotein spaceの確保に急性血液浄化法が用いられている[1]．
　次に，急性血液浄化法施行理由にもとづいて，急性血液浄化法の適応病態および疾患を表2にまとめた．急性血液浄化法の適応病態として急性腎不全，急性肝不全のみならず，多臓器不全（multiple organ failure：MOF），敗血症・エンドトキシン血症，急性呼吸窮迫症候群（acute respiratory distress syndrome：ARDS），重症急性膵炎，うっ血性心不全，急性薬物中毒等のさまざまな病態・疾患があげられ，急性血液浄化法の適応は日々拡大している[2]．

禁　忌

　ここで急性血液浄化法の禁忌について検討する．まず急性血液浄化法の問題点を表3に示した．急性血液浄化法には種々の問題点があるが患者救命のために克服すべきものであり，**これら問題点は急性血液浄化法の禁忌とはならない**と筆者らは考えている．例えば急性血液浄化法の禁忌として出血傾向を主張する医師がいるが，血液浄化器や抗凝固剤の工夫で解決可能なこともあり，出血傾向は急性血液浄化法の絶対的禁忌とはならないと筆者らは考えている．

1 手技の実際

　急性血液浄化法が種々の重症救急患者に対して施行されることは先に述べた．今回，ERにおいて施行される比較的頻度の高い急性血液浄化法として，持続的血液濾過透析（continuous hemodiafiltration：CHDF），薬物中毒に対する活性炭を用いた血液吸着（direct hemoperfusion：DHP）やポリミキシンB固定化ファイバーを用いたエンドトキシン吸着（PMX-DHP）等の血液吸着療法（hemoadsorption：HA），血漿交換（plasma exchange：PE）を例にあげ，それぞれの急性血液浄化法の施行方法について以下に順を追って解説する[1]．

表1　急性血液浄化法施行理由

人工補助療法	腎補助 肝補助
病因物質や有害物質の除去	メディエーター 異常代謝産物 自己抗体/免疫複合体 中毒物質
有用物質の補充	糖・アミノ酸など 治療に必要な薬剤 凝固因子 欠乏蛋白

表2　急性血液浄化法の適応病態および疾患

1. 急性腎不全
2. 慢性維持透析患者の急性増悪，周術期管理
3. 水分・電解質・酸塩基平衡異常
4. 急性肝不全
5. 多臓器不全（MOF）
6. 敗血症・エンドトキシン血症
7. 急性呼吸窮迫症候群（ARDS）
8. 重症急性膵炎
9. うっ血性心不全
10. 急性薬物中毒
11. 急性代謝異常および先天性代謝異常の急性増悪
12. 血栓性血小板減少性紫斑病（TTP）/溶血性尿毒症症候群（HUS）
13. 自己免疫疾患の急性増悪（SLE，重症筋無力症）
14. 神経・筋疾患
15. 甲状腺クリーゼ
16. 中毒性表皮壊死症（TEN）
17. 重症潰瘍性大腸炎
18. 拡張型心筋症
19. その他

表3　急性血液浄化法の問題点

- 患者の動きを束縛する
- 抗凝固剤の投与による出血の危険を伴う
- 血液回路や血液浄化器内での血液凝固の危険を伴う
- カテーテル留置による感染の危険を伴う
- 糖，アミノ酸などの有用物質を損失する
- 血液浄化器や抗凝固剤をはじめとする薬剤の使用量が多くなり医療費が高くなる
- 医療スタッフの負担が大きい

❶CHDFの施行方法

　まずCHDFのフローダイアグラムと操作条件を図1に示した．

　バスキュラーアクセスはFDLカテーテルを用いたV-V方式とし，血液流量はローラーポンプで制御している．血液浄化器はpolymethyl methacrylate（PMMA）膜ヘモフィルター，polysulfone（PS）膜ヘモフィルター，cellulose triacetate（CTA）膜ヘモフィルター等が使用される．筆者らは**高サイトカイン血症ならPMMA膜ヘモフィルターを，腎補助目的ならPS膜ヘモフィルターまたはCTA膜ヘモフィルターを病態に応じて取捨選択し使用している**[3,4]．抗凝固剤は出血性合併症の少ないナファモスタットメシル酸塩（フサン®）を第一選択とし，動脈血activated clotting time（ACT）を150〜170秒に調節している．補充液は重炭酸リンゲル液を用い，後希釈法にて投与している．透析液はアルカリ化剤に重炭酸を用いた滅菌済み透析液が最も生理的である．しかし，そのような透析液は市販されておらず，現実的には筆者らは血液濾過用の重炭酸を用いた補充液をCHDFの透析液として転用している．血液流量は60〜120 mL/分，濾液流量は300〜600 mL/時，透析液流量は慢性維持透析の際に用いられる透析液流量の約1/60の流量である500 mL/時を基本条件とし，病態に応じて2,000 mL/時まで変化させている．

　ここで小分子量物質の代表として尿素窒素を例にあげ，種々の操作条件下における尿素窒素の除去能を測定した．図2に示すごとく，膜面積や血液流量が異なる場合でも，濾液流量＋透析液流量と尿素窒素除去能の関係はほぼ一直線となり，濾液流量＋透析液流量が上昇するほど尿素窒素除去能が上昇することが判明した．これはCHDFの小分子量物質の除去能は膜面積，

バスキュラーアクセスおよび使用機器	
バスキュラーアクセス	FDLカテーテル（V-V）
血液浄化器	PMMA膜ヘモフィルター PS膜ヘモフィルター CTA膜ヘモフィルター
ベッドサイドコンソール	CHDF専用ベッドサイドコンソール

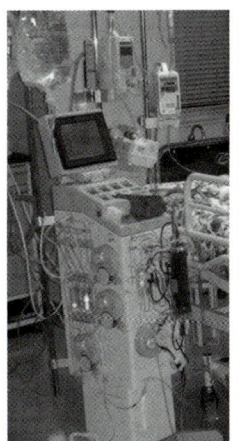

使用薬剤	
抗凝固剤	ナファモスタットメシル酸塩 低分子ヘパリン
補充液の種類および投与方法	重炭酸リンゲル液，後希釈法
透析液	重炭酸補充液（滅菌）

操作条件	
血液流量	60〜120 mL/分
濾液流量	300〜600 mL/時
透析液流量	500〜2,000 mL/時

図1　持続的血液濾過透析（CHDF）のフローダイアグラムと操作条件

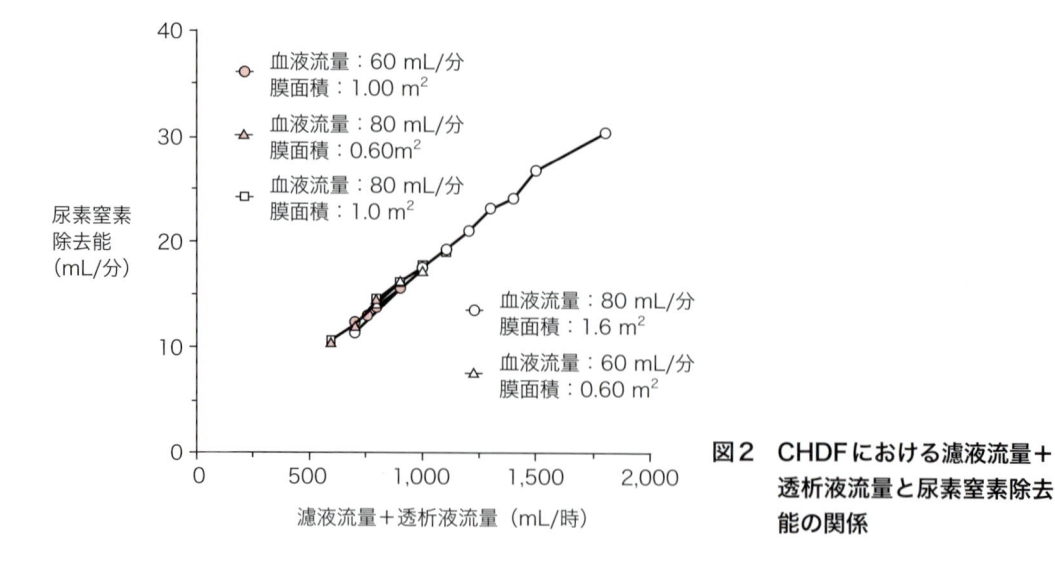

図2 CHDFにおける濾液流量＋透析液流量と尿素窒素除去能の関係

血液流量，濾液流量や透析液流量などのおのおのの値よりも濾液流量＋透析液流量に強く依存することを示唆している．つまり**小分子量物質の除去のみを目的にCHDFを施行する場合には濾液流量を増加させても透析液流量を増加させても大きな差がない**ことを表している[5]．

CHDFを開始するタイミングはいまだcontroversialであるが，筆者らは**通常の内科的治療に反応しない無尿，高カリウム血症，溢水，多臓器不全に対しては早期からCHDFを導入する**ことにしている[5]．

❷ 血液吸着の施行方法

PMX-DHPやDHPなどのHAの代表的なフローダイアグラムを図3に示す．血液流量は50〜150 mL/分とし，吸着器内で吸着剤に血液を直接灌流させた後，血液を体内に返血する．吸着剤によって，また吸着される物質の血中濃度に依存するが，数時間で吸着剤が飽和し急速に物質除去性能は劣化するため吸着剤をタイミングよく交換する必要がある．

HAは体外循環を必要とする急性血液浄化法のなかで最も単純な方法である．さらにHAは標的物質特異性のある吸着剤を開発することによって，**ターゲットを絞った急性血液浄化法を施行することが可能**となるためHAの適応は今後ますます広がると思われる[6]．

HAは使用する吸着剤の種類によって適応となる疾患が異なる．現在，活性炭を吸着剤とするHAは薬物中毒に，ポリミキシン固定化ファイバーを用いたHAはエンドトキシン血症に施行されている．

薬物中毒に対する急性血液浄化法の適応は**標準的な治療を行ったにもかかわらず，全身状態が悪化する場合や，臓器不全が存在する場合等である**[7]．薬物中毒に対してはDHPが多く使用されるが，DHPのみならず血液透析やCHDF等の急性血液浄化法も病態に応じて選択されている[7]．中止のタイミングは病態が軽快した時点と考える．

エンドトキシン血症に対するPMX-DHPは以前はエンドトキシン血症と思われる症例に対し

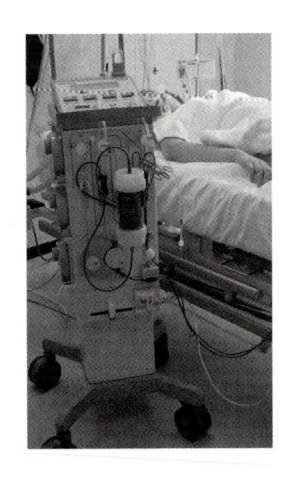

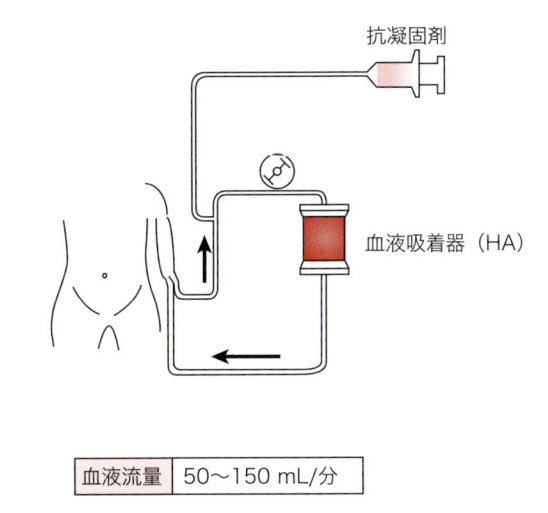

図3 血液吸着（HA）の代表的なフローダイアグラム

て可及的すみやかに施行されることが多かった．しかし，近年ではPMX-DHPの作用機序を明らかにし，適正に使用すべきとの意見も報告されている[8]．

❸ PEの施行方法

PEの適応は表2に示した病態・疾患のなかで，**肝補助としてさらには自己抗体等の大分子量物質が病因物質と考えられる場合**である．

人工肝支持療法としての血液浄化法としてわが国ではもっぱらPEが施行されている．しかし，重症救急患者にPEを施行する際にはPEに用いる新鮮凍結血漿（fresh frozen plasma：FFP）によって高ナトリウム血症，代謝性アルカローシス，膠質浸透圧（colloid osmotic pressure：COP）の急激な低下などの副作用が問題となる．そこで筆者らはPEの副作用を軽減する目的でPEはゆっくり行うslow PE（SPE）とし，CHDFを直並列で下流に連結している（SPE＋CHDF）[9]．

SPE＋CHDFのフローダイアグラムを図4に示す．**CHDFをPEの下流に接続することでSPEの副作用である高ナトリウム血症や代謝性アルカローシスを補正し得る**．さらにFFPは等量交換とせずCOPの推移を見ながらやや多めに補充し，同時にCHDFで除水を行うことでCOPの低下を防止している．2つの体外循環を同時に施行するため，血液回路の圧損失が大きくなる．そこで圧損失を軽減させる目的で，連結部に高流量用三方活栓を使用している．**高流量用三方活栓を用いることで，回路内圧の極端な上昇も防ぐことが可能となる**[9]．

どこまで施行するかに関して明解な基準はないが，我々は保険診療に定められた施行回数を施行終了の目安としている．

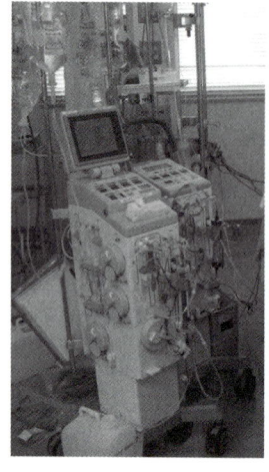

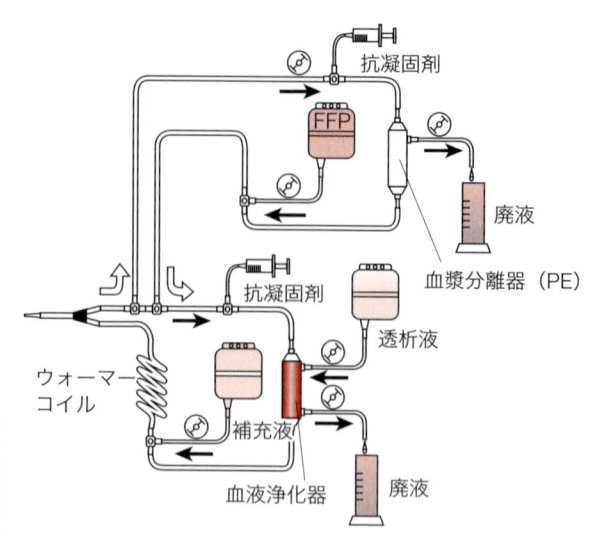

図4 SPE＋CHDFのフローダイアグラム

血流量	1〜1.5 mL/kg/分
血漿分離量	6〜15 mL/kg/時
FFP補充量	6〜20 mL/kg/時
透析液流量	6〜20 mL/kg/時
濾液流量	3〜10 mL/kg/時
補充液流量	3〜10 mL/kg/時

2 次にどうするか

　急性血液浄化法を開始する前に**特に注意して観察すべきポイントは組み立てた血液回路のダブルチェック**である．圧力モニターとベッドサイドコンソールの接続部が外れたために大量出血し，不幸な転帰となった事例がある．この事例以降接続部はスクリュー式に変更されたが，しっかりと接続されたか否かの点検は必要である．また，ヘモフィルターを血漿分離器と取り違えて不幸な転帰となった事例も存在する．使用するヘモフィルターの種類もまた開始前のダブルチェックで必ず確認すべきである．急性血液浄化法は体外循環を伴う侵襲的な治療法であり，**事故がひとたび発生すると致命的になるとの認識のもと，急性血液浄化法における安全対策を常に行う**ことが重要である[10]．

One More Experience

血液製剤を用いた回路プライミング，血液製剤調節のコツ「2の法則3の法則」について

　小児や循環動態の不安定な重症救急患者に体外循環を施行すると循環動態がさらに不安定になることがある．そのため，急性血液浄化開始時に血液製剤による回路プライミングを行う必要がある．血液製剤は使用前にpH，血清カリウム値，COP，ヘマトクリットを調節する必要がある．血

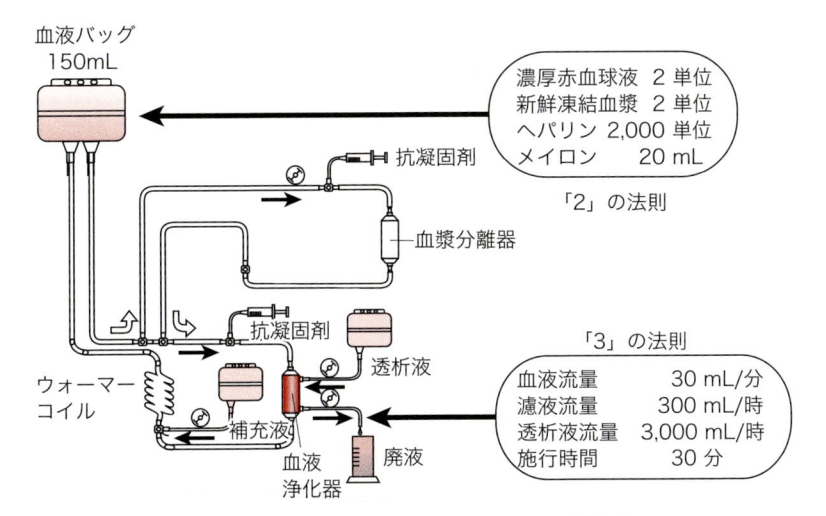

図5 血液製剤を用いた回路プライミング，血液製剤調節のコツ

液製剤調節のコツとして血液製剤を用いた回路プライミングにおける「2の法則3の法則」について解説する．図5にSPE＋CHDF施行の際の血液製剤を用いた回路プライミングを示す．

濃厚赤血球2単位，FFP 2単位，ヘパリン2,000単位，メイロン20 mL（「2」の法則）をバッグに入れ，CHDFを用いて血液流量30 mL/分，濾液流量300 mL/時，透析液流量3,000 mL/時の操作条件下で回路内血液を30分間（「3」の法則）前処置することで，プライミング血液調整が簡単に可能となる．

文献・参考図書

1) 松田兼一 ほか：アフェレシス療法，急性血液浄化法．「透析のすべて-原理・技術・臨床-」（篠田俊雄，峰島三千男 編），pp.204-209，廣済堂，2011
2) 松田兼一 ほか：救急外来で用いる血液浄化機器．救急医療ジャーナル，8：33-37，2009
3) 針井則一 ほか：急性血液浄化療法に使用する浄化器の特性と選択の重要性．ICUとCCU，34：105-111，2010
4) Hirasawa, H., et al. : Continuous hemodiafiltration with a cytokine-adsorbing hemofilter for sepsis. Blood Purif, 34 : 164-170, 2012
5) 松田兼一 ほか：AKIへの急性血液浄化療法の実際．ICUとCCU，34：309-316，2010
6) 松田兼一 ほか：血液浄化法．「図説ICU-循環管理編-」（清水禮壽，福家信夫 編），pp.286-321，真興交易，2002
7) 島田二郎：血液浄化法の臨床．血液吸着の主な適応．108．薬物中毒．「血液浄化療法2009」．腎と透析 臨時増刊号，65：517-522，2008
8) 小路久敬：海外におけるポリミキシンB固定化繊維カラムの臨床応用の現状，および研究の今後の進むべき方向．急性血液浄化会誌，3：109-116，2012
9) 松田兼一 ほか：劇症肝炎と急性肝不全．「アフェレシスマニュアル改訂第3版」（日本アフェレシス学会 編），pp.200-208，秀潤社，2010
10) 松田兼一 ほか：血液浄化法施行時の安全管理．救急医学，32：1729-1734，2008

第1部 第2章 生命危機回避のための，一歩先行く手技と知識

3 穿頭（極小開頭）血腫洗浄術とICP測定

三宅康史

Point

- 穿頭術は，緊急避難的に局所麻酔下で急性硬膜下血腫を除去することにより，急激な頭蓋内圧亢進とそれに伴う脳ヘルニア・不可逆的な脳障害の回避を目的として施行される
- 脳機能回復のチャンスがあれば，その後，改めて手術室での開頭術により，血腫の完全な除去と出血部位の止血，状況により減圧手術が追加される
- ICP測定は，重症脳障害における脳血流維持の管理目的に用いられる
- 昏睡，鎮静下，低体温療法中は，意識レベルや麻痺の変化などの確認ができず，頭蓋内環境を把握するための方法として用いられる．脳室に留置すれば，髄液ドレナージにより治療効果も期待できる
- ICP≦25 mmHg，CPP≧50〜70 mmHgを指標に，呼吸・循環，体温管理を行い，必要に応じ浸透圧利尿薬，$PaCO_2$のコントロール，頭部CT，追加手術のタイミングなどを検討する

■はじめに

　穿頭（極小開頭）血腫洗浄術（Hematoma Irrigation with Trephination Therapy：HITT）による血腫除去は，救急外来で行うダメージコントロール手術に位置づけられる．**最初の手術**であるが，血腫サイズ，年齢，ADL，全身状態などを考慮したうえで，**最後の手段**として選択される場合も多い．

　ICP（intracranial pressure）モニタリングは，頭蓋内圧を直接，**持続的に**測定することにより，治療効果，追加治療の必要性，予後評価，治療限界点の判断など，意識レベル，CT所見などとは別の情報を提供する．循環動態の管理のために血圧を測るごとく，頭蓋内環境のモニタリングにICPを測定するという具合である．

■適応と禁忌

初療室または集中治療室において緊急穿頭術ないし極小開頭術により血腫の除去（**MEMO1**）を決断する状況[1]として，

　①通常の開頭術を行う時間的余裕がないと判断される場合
　②合併損傷などで移動することが不可能と判断される場合

③年齢，元々のADL，脳自体の損傷程度により，予後の大幅な回復が見込めない場合

　④その他，全身麻酔そのものが危険，他部位外傷の推移が予断を許さない場合

などが考えられる．特に禁忌はないが，手術室での開頭術が可能な場合には，そちらを優先する．

　一方，ICP測定は，

①GCSスコア8以下

②低血圧（収縮期血圧＜90 mmHg）

③正中偏位，脳槽の消失などのCT所見

④40歳以上

⑤鎮静下，低体温療法施行中

などの場合に適応となる[1]．意識レベルの比較的急速な回復過程にある，CT所見で頭蓋内圧の亢進所見が乏しい場合などは適応外である．

MEMO ① 血腫除去

　基本的に，穿頭（極小開頭）血腫洗浄術は急性硬膜下血腫の除去手術であり，図1のアルゴリズムに沿って治療を進めていく．急性硬膜下血腫の手術適応[1]は以下のとおりである．

①血腫の厚さが1 cm以上の場合

②意識障害を呈し正中偏位が5 mm以上ある場合

③血腫による神経症状を呈する場合

④神経症状が急速に悪化する場合

ただし，脳幹反射がない状態で長時間経過したものは，通常適応外である．

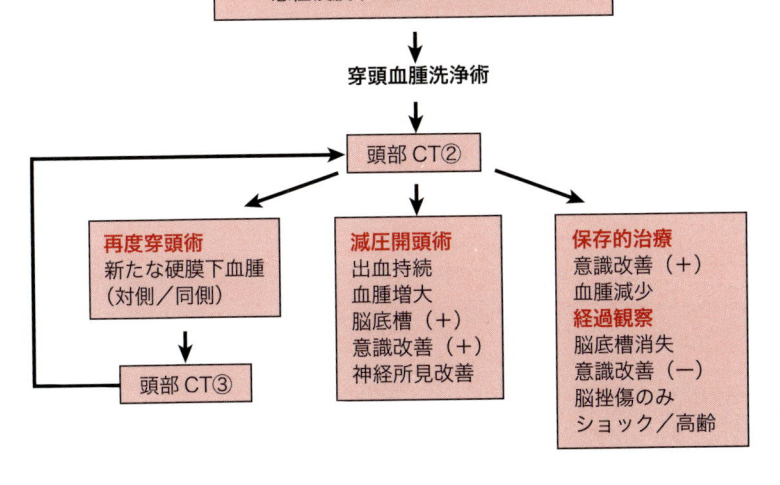

図1　重症急性硬膜下血腫の管理

来院後ABCEのクリア＋切迫するD
Secondary Surveyの最初に頭部CT①
急性硬膜下血腫＋手術適応あり

↓ 穿頭血腫洗浄術

頭部CT②

- 再度穿頭術
  新たな硬膜下血腫
  （対側／同側）
  → 頭部CT③

- 減圧開頭術
  出血持続
  血腫増大
  脳底槽（＋）
  意識改善（＋）
  神経所見改善

- 保存的治療
  意識改善（＋）
  血腫減少
  経過観察
  脳底槽消失
  意識改善（−）
  脳挫傷のみ
  ショック／高齢

1 手技の実際

❶ 穿頭（極小開頭）血腫洗浄術

時間がない場合には，穿頭予定部のみを剃毛する（後の開頭術を考えて全剃毛する場合もあるが，女性の場合には，最終的に結果が芳しくなく死亡に至った場合，頭髪のあるなしは重要になってくる）．

① 直前の頭部単純CTスキャンにより，**血腫の一番厚い場所**を同定〔OMラインから何スライス（cm）上で，前後幅の前から1/3や，2/5などと同定する〕
② 剃毛，消毒後，次回の開頭術の皮切につなげられるように（とはいっても，だいたいはその暇がないので頭側から尾側に直線で7〜8 cm一気に）骨膜まで皮切を置き，浅側頭動脈分枝からの出血を電気メスで止血しつつ開創器を置く
③ トレフィンまたは10万回転で孔を穿ち，尖刃（メス）にて硬膜に小さな切れ込みを入れる（頭蓋内圧が高い場合には，一気に血性髄液と血腫が数十cmの高さまで噴出してくるのでかからないように注意！）
④ 頭蓋骨内側と硬膜の癒着がないことを硬膜剥離子で確認のうえ，500円玉大（これよりもやや大きめになる場合が多い）までリュールで穴を広げる
⑤ 硬膜切開用のハサミで十字に切開を置き，溢れ出してくる血腫を吸い出す
⑥ 血腫が固い場合には，吸引管（金属製）を曲げて，奥から全周にわたって硬膜（頭蓋骨）の内側に沿って血腫を吸引しつつ（**吸引管を脳表側に向けてはいけない**）撤退してくる
⑦ その間も，脳表がどんどん盛り上がってくる，あるいは大量の出血が湧き上がってくるので，脳室ドレーン（太）を出血点であろう方向に留置し，硬膜，板間からの出血のないことを確認のうえ，除去した穴に止血フォームを置き，頭皮を一層に（場合によっては垂直マットレス）閉創して手術を終了する

❷ ICP測定術

1）既製品を使用しない方法

非優位半球（だいたいは右側）に留置するのが基本である．既製品が多く出回っているが，脳室ドレナージまたはくも膜下に留置した硬膜外カテーテルに観血的動脈圧センサーを付けて測定する方法は，安価で新たな機器は必要ないが，持続性，正確性に難がある．

既製品には，CODMAN®（硬膜外，脳表，脳実質内，脳室），Camino®（脳表，脳実質内，脳室）があり，専用の機器と付属品で頭蓋に小孔を開け，センサーを挿入固定する．挿入前の0補正のみでその後のキャリブレーションは必要ない．既製品を使わない基本的なくも膜下カテーテル法をまず説明する．

① 正中より2横指外側，髪の生え際より後方に正中線と平行に約3 cmの皮切予定線をマジックで書き（できれば正中線も書いておく），消毒，穴あき覆い布をかけたら，円刃にて骨膜まで一気に皮切を置く
② 浅側頭動脈の分枝からの出血をコントロールしつつ，開創器をかける
③ トレフィンにて孔を穿ち，残った内板を鋭匙で除去

④硬膜上に中厚膜動脈の分枝がある場合，十分焼却止血しておく

⑤**脳室ドレナージの場合**には，十字に硬膜を切開し4辺の硬膜を焼却除去．くも膜を焼却したら，その部位から横穴針に脳室ドレーンを通して，脳の中心部に向かってこれを進める．5～7cm進めたところで軽い抵抗の後に髄液が横穴針から逆流してくると側脳室に留置されたと考えられるので，髄液をそれ以上流出させないように指で横穴針に蓋をしたまま横穴針を回転させながらゆっくり除去し，脳室ドレーンのみを**さらに数cm進めて**，脳室ドレーン内の髄液が**拍動，または逆流**のあることを確かめる

⑥皮下トンネルを作って脳室ドレーンを通し，脳室ドレナージキットにつないでいったんクランプしておく

⑦硬膜外カテーテルによる**くも膜下カテーテル法の場合**，カテーテル内を生理食塩水（20 mL＋ゲンタシン®10 mg）で満たしたうえで，硬膜に硬膜外針を脳表を傷つけないように浅く刺し，その中にカテーテルを通し，くも膜下を5cmほど進める

⑧皮下トンネルを作ってカテーテルを通し，皮膚上に抜けないように固定．先ほどの生食（ナゲンタシン）を中に満たした観血的動脈圧測定用のトランスデューサーをつないでおく

⑨開けた孔にスポンジ型の止血材を置き，ドレーン（カテーテル）を傷つけないよう注意しつつ頭皮を一層に閉創，手術を終了する

2) **既製品を用いた方法**

最近では主流となっている既製品のうち，Camino®を用いた実際の挿入法を解説する．

①挿入部位の確認と局所麻酔（図2）
②キットを準備し，前もって0点補正を行う（図3，4）

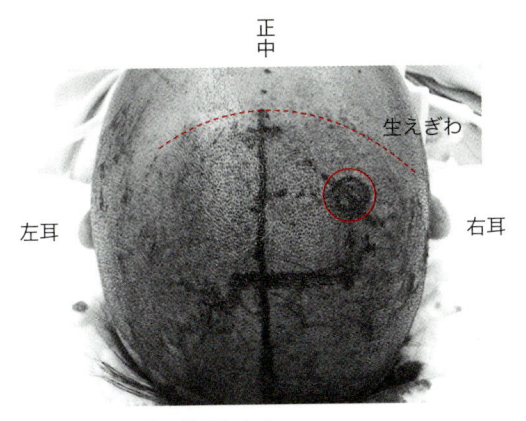

図2 ICP挿入位置（○）

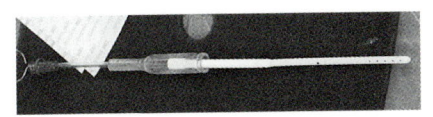

図4 留置されるICP測定用脳室チューブと金属製の内筒（ガイド）

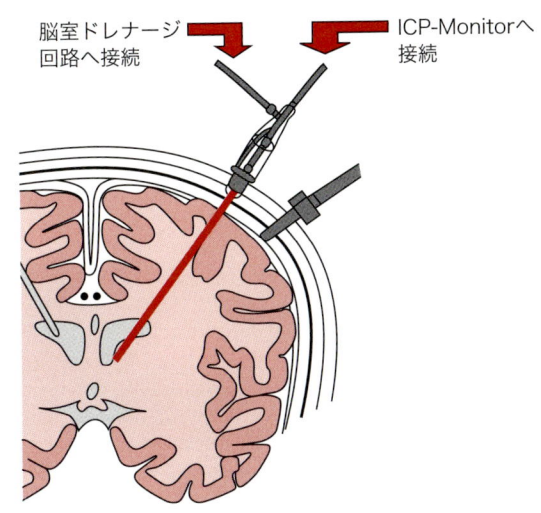

図3 Camono®式脳室留置タイプICPカテーテルキットのイメージ図

Camino®式は脳室チューブの中にICP測定用のカテーテルを挿入することで，髄液のドレナージとICP測定が同時に可能

③尖刃で皮切を置き，専用のドリルにキットに入っているドリル刃を取り付け，頭蓋内までの距離を頭蓋骨X線写真から推測して白い歯止めを付け，頭蓋骨に垂直に穿頭（図5）．頭蓋内に入ったと考えられる時点で，付属のゾンデで頭蓋内に達したことを確認．必要に応じて，尖刃で硬膜を開く．血液が持続的に逆流してこないことを確認する

④フィン付きの固定シースにはネジ溝が付いており，開けた穴にまっすぐあてて，ねじ込み固定（図6）

⑤センサー付きの脳室チューブをシースの中に挿入し5cm程度進め，抵抗のあった後に髄液の逆流が確認できたら，脳室への留置に成功したと考えられるので，スタイレットを進めずに脳室チューブのみを2～3cm進めて，スタイレットのみを抜去．改めて脳室チューブからの髄液の逆流を確認する（図7，8）

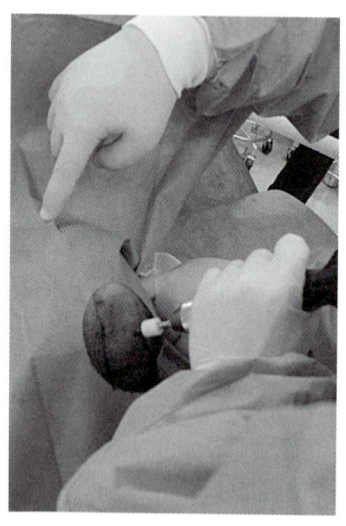

図5　皮切と滅菌した専用器具による穿頭
人差し指の指先は鼻の位置を指している

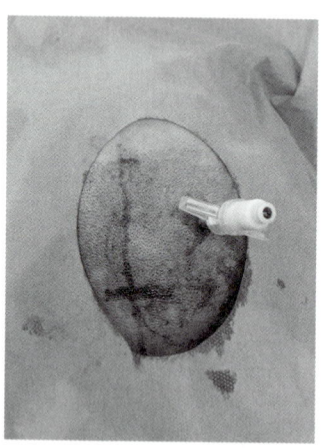

図6　穿頭した孔にフィン付き頭蓋骨固定シースをネジ込み固定

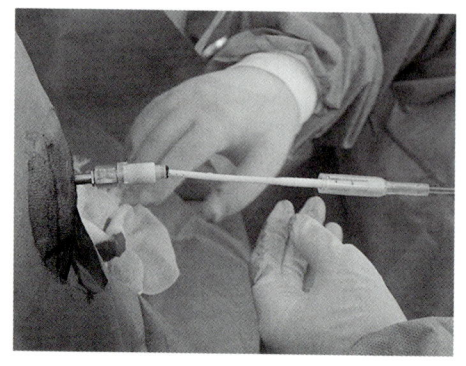

図7　固定シースに脳室チューブを挿入し内筒を抜く

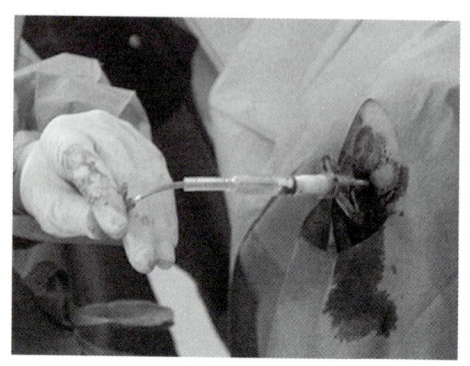

図8　髄液逆流を確認し，ICPカテーテルを挿入

⑥専用の固定器具で脳室チューブを固定（図9）．脳室ドレナージキットの中を生食で満たして接続し，手術を終了する

症例

症　例：68歳　男性

現病歴：自転車で転倒し路上で右頭頂部を強打した．しばらく意識がありしゃべっていたが，嘔吐した後，意識消失．通行人により救急車が呼ばれた

救急隊到着時，意識200/JCS，下顎挙上法にて気道確保と吸引，呼吸浅速，心拍73/分　整，収縮期血圧200 mmHg（触診），頸部固定，酸素投与にて救命救急センターへ搬送

既往歴：狭心症で内服薬あり

現　症：ABCを確認，E1V1M2/GCS，瞳孔右6 mm/左2 mm，対光反射消失のため，静脈路確保，気管挿管．来院時の頭部打撲部位の所見と頭部単純X線による骨折線を図10に示す．保温しつつ，Secondary Survey（SS）の最初に頭部CTスキャン撮影（図11）

CT撮影後：脳外科は現在手術中でしばらく手が離せない様子．手術室ももう1つ開頭手術は受

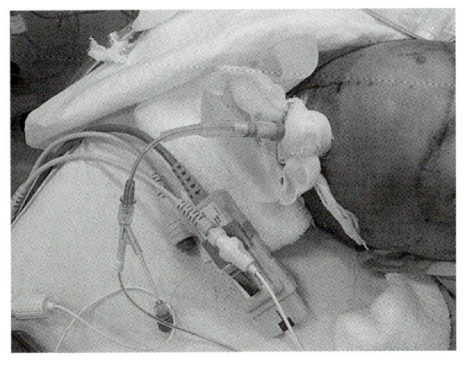

図9　脳室ドレナージキットとICPセンサーへの接続と固定

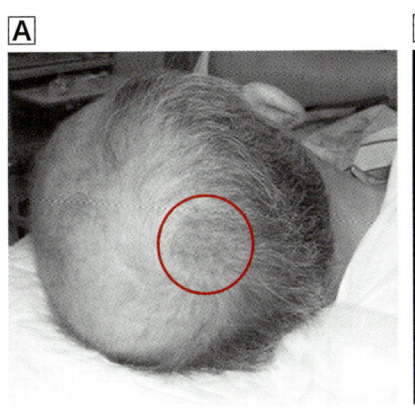

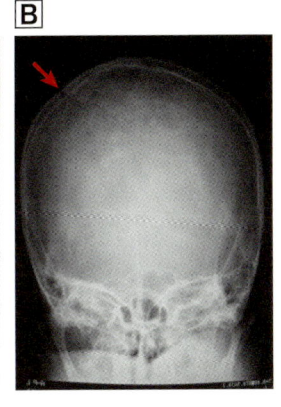

図10　来院時の右後頭部打撲部位（A）と頭部単純X線（B）
頭部単純X線（タウン撮影）では右頭頂部を中心に線状骨折（→）を認める

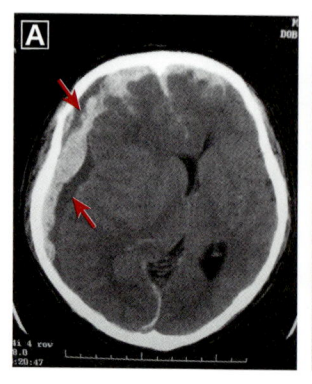

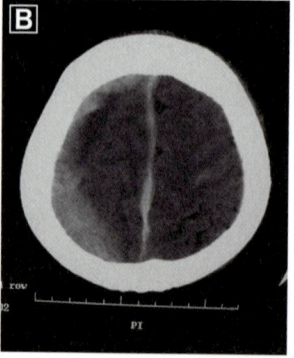

図11　SSにおける頭部単純CT
右大脳半球に2 cm厚を超える急性硬膜下血腫と外傷性くも膜下出血を認める．血腫は超急性期のため高吸収域のみならず低吸収域（→）も混ざっている．正中偏位は2 cm以上

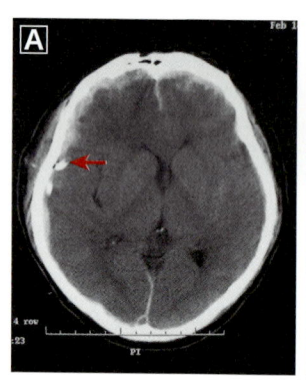

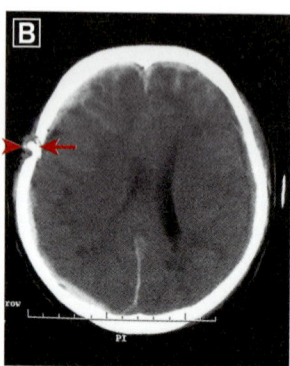

図12　HITT後のCT
血腫はきれいに除去され，正中偏位も消失．穿頭位置（➤）とそこから挿入されているドレーン（←）が確認できる

けられない状況．麻酔科も同様．そのため，ERにて局所麻酔下に極小開頭血腫洗浄術（HITT ⇒ **MEMO2**）施行

HITT後：HITTにより瞳孔不同が消失，くも膜下カテーテルを通じての計測値は，ICP＜15 mmHgで推移（図12）

ICU入室後，バイタルサインの安定と平温管理に努めることとなった．ところが，3時間後に再び瞳孔不同が出現．ICPは30 mmHgまで上昇し波動がなくなってきた．

可能性として，以下の状況が予想された．

- 対側急性硬膜下血腫
- 同側急性硬膜下血腫
- 新たな外傷性脳内血腫
- 外傷性脳血管障害
- 脳浮腫の進行

その後：頭部CTを再検し，同じ場所に急性硬膜下血腫出現を確認．今度は減圧開頭血腫除去術と止血術が脳神経外科によって行われた．術中にかかりつけ医の情報から，アスピリンを内服していることが判明した．術後は後出血なく，頭蓋内圧も安定，脳外科転床

> **MEMO 2** ERにおける穿頭術の注意点
>
> ①血腫の最も厚い位置に穿頭を穿つ…血腫の除去率が良い
> ②出血持続による血圧低下の危険性…前もって細胞外液による十分な前負荷をかける
> ③減圧時にCushing徴候が解除され急激な血圧低下の危険性…人海作戦による細胞外液,MAPやPPFのポンピング
> ④血腫除去中…開頭術を並行して準備
> ⑤術後にできればCT再検…その後の治療方針の決定に必要

2 合併症とトラブルシューティング

①穿頭に伴う硬膜外血腫や脳挫傷の危険性→術後すぐに留置したカテーテルの位置確認を兼ねて頭部CT撮影を行う.その後のICPの変動に注意する

②カテーテル感染やドレーンの閉塞→カテーテルを扱うときには,清潔操作を心がける.留置中の抗菌薬投与,不要になったら早期抜去

③正しい値が出ない,閉塞の可能性→脳室タイプなら脳室内に髄液がなくなった(頭蓋内圧亢進により脳室が圧排閉塞した)か,くも膜下腔に髄液の貯留するスペースがなくなった(これも頭蓋内圧亢進)→脳表または実質タイプに入れ替え

④血腫除去後のドレーンへの出血持続→すぐに開頭術へ移行,輸血開始

3 何がわかるか？ 次にどうするか？

❶ 穿頭血腫洗浄術(図1)

①血腫除去術により血腫による脳ヘルニアを回避し,いったん止血ができた場合,バイタルサインが許せば,頭部CTスキャンを撮影し,そのまま脳低温療法に移行するか,改めて開頭手術を行って,止血と減圧を行ったうえで脳低温療法を行う

②脳低温療法に移行するには状況が不安定な場合(バイタルサイン不安定,高齢,重篤な合併症,元々のADLが低い,脳損傷の程度が強い),CT撮影後はそのまま平温療法を維持する

③出血の持続,バイタルサイン不安定の場合,CT撮影のための移動は不可能なので,そのままICUにて輸血,バイタルサインの安定化,神経所見の推移,多部位外傷の検索を継続的に行う

❷ ICP測定術 (MEMO3)

①15〜20 mmHgが正常値で,**25 mmHg**を超えると,内科的治療(循環動態の維持,浸透圧利尿薬)〜外科的治療(脳室ドレナージ,内減圧/外減圧の追加手術)の対象となる

②**35 mmHg**以上が継続すると神経学的予後が悪化する

③小児の場合,成人より低めに維持する必要がある

MEMO ❸ 頭蓋内環境のモニタリング

体血圧との関係から，**平均動脈圧MAP－頭蓋内圧ICP＝脳還流圧CPP（mmHg）** を治療指標とする場合もある．この場合，血圧高め，ICP低め維持により，脳への十分な血流が維持され，予後の改善が期待できるとするものである．

MAPとICPの変動から脳血管反応性を計測し，頭蓋内環境の悪化を推測する方法がある．本来，脳血流は収縮期血圧80～180 mmHg（CPPとして50～150 mmHgの範囲）にかかわらず，脳血管の拡張収縮により一定に維持される〔これを**auto-regulation（自動調節能）** という〕．もし，体血圧に連動してICPが上昇すれば，それは**auto-regulation**が破たんしている，すなわち頭蓋内環境が障害されることを意味する．

この他，脳から還流してくる**内頸静脈血中の平均酸素飽和度（Sj$\bar{v}$O$_2$）** を計測し，頭蓋内の酸素供給と消費量のバランスを計測し，頭蓋内環境を推測する方法もある．脳へ入っていく動脈血酸素飽和度は通常100％であるので，内頸静脈中に留置したカテーテル先端の酸素飽和度が**60％以上**であれば，脳内の酸素需給バランスは問題ないといえるが，低すぎる場合には酸素供給量が足りないので，脳血流を増やす（MAPを上げる，ICPを下げる，前負荷をかける），輸血してHbを上げ，酸素供給量全体を増やす，などで対処する必要がある．80％を超えてくれば，安定した状態か，逆に脳内で酸素が消費されていない最悪の病態（＝脳死状態）を考慮しなければならない．

4 どうトレーニングするか？

穿頭術，ICP測定術は，脳神経外科において最初に習う基本的な手術手技である．また，ダメージコントロール手術としてERで必ず必要となる手技である．ただし，**緊急避難的な穿頭血腫洗浄術は，そのまま止血できなければ失血死に至るリスクもある**．ERスタッフ，脳神経外科，手術室のバックアップなど可能な限り安全な状況でのみ行うべきであろう[2]．

重要

ICPが上昇せずに，脳ヘルニアが進行する場合もある．特にテント下病変ではテント上で計測しているICPが反映されないことがある．

頭蓋内環境の把握は，ICPのみに頼るべきではない．脳幹反射，画像，神経所見，他のモニタリングも併用し，総合的に判断し治療を追加していく．ICPが絶対でないことから，あえてICPを測定せずに脳の集中治療を行っている施設も少なくない．

Pros & Cons 賛成論 反対論

❖ 管理目標は ICP か CPP か

脳の集中治療を ICP を指標に行うか CPP とするかについてはいまだ議論が続いている．管理目標値として ICP ≦ 25 mmHg，CPP 50〜70 mmHg は問題なさそうである．最近 CPP ≧ 70 mmHg を持続させると ARDS の発生につながるとの報告がある[1]．

文献・参考図書

1) 「重症頭部外傷治療・管理のガイドライン 第2版」．神経外傷，29 増刊号：1-115，2006
   ↑脳神経外科医による頭部外傷の学会である神経外傷学会の機関誌によるガイドラインの第2版であり，本邦における重症頭部外傷の実践的ガイドラインと言える．脳神経外科学会雑誌（Neurologia medico-chirurgica, 52：1-30, 2012）にも，世界に向け英文で掲載された．米国のガイドラインとしては Brain Trauma Foundation; American Association of Neurological Surgeons; Congress of Neurological Surgeons; AANS/CNS Joint Section on Neurotrauma and Critical Care. Guidelines for the management of severe traumatic brain injury. (3rd ed.) . J Neurotrauma, 24 (suppl 1)：S1-S106, 2007 がある．現在，日本版も第3版に向け最終段階であるが，ICP，穿頭に関しては特に大きな改訂はないと思われる．

2) 「改訂第3版 外傷初期診療ガイドライン JATEC」（日本外傷学会・日本救急学会 監．外傷初期診療ガイドライン第3版編集委員会 編），へるす出版，2008
   ↑本邦における外傷初期診療のバイブルとなった JATEC テキストである．脳神経外科医を含め，外傷患者を診る可能性のあるすべての医師は，JATEC の系統的な外傷初期診療の手順に則って，Primary Survey（PS），Secondary Survey（SS）の順に，生命にかかわる危険性のある外傷とその合併症を検索し蘇生しつつ，"回避しうる外傷死" を生じさせぬように診療を進めていく必要がある．そのなかで重症頭部外傷は，"切迫するD" を見つけだし，SS の最初に頭部 CT を安全に施行し，適切な処置を行うことが求められる．つい先日第4版が発刊された．

第1部
第2章 生命危機回避のための，一歩先行く手技と知識

4 胸腔穿刺，心嚢穿刺

許　勝栄

1. 胸腔穿刺・胸腔ドレナージ

Point
- 安全かつ有効に行うためには，推奨されている穿刺部位と操作を守ること
- 特に診断的胸腔穿刺の場合，エコーを用いて穿刺部位を同定すること

■はじめに

胸腔穿刺・胸腔ドレナージは，救急医療の現場に従事する医師にとって必ず身につけなくてはならないない手技の1つである．特に，緊張性気胸の場合は一刻の猶予も許されない状況であるため，すみやかで確実な処置を行うことが要求される．

■適応と禁忌
適　応：気胸，血胸，膿胸，胸水のドレナージ
禁　忌：① 呼吸・循環動態が不安定な患者では禁忌はない
　　　　② 相対禁忌：凝固障害，解剖学的異常（胸膜癒着など）

1 手技の実際

① 酸素投与を開始し，酸素飽和度モニターを準備する
② 緊張性気胸が疑われる場合には胸腔穿刺を行ってもよい
　1）第2肋間鎖骨中線上を太い静脈留置針（18G以上の太さ）で穿刺する
　2）空気の排出が認められても，認められなくても，以下の胸腔チューブ挿入のステップに移ること
③ 胸腔チューブを挿入する側の患者の上肢を頭側へ挙上させる
④ **胸腔チューブ挿入部位の同定**：第4肋間あるいは第5肋間の前〜中腋窩線上を胸腔チューブの挿入予定部位とする．乳頭のレベルがほぼこれに一致する

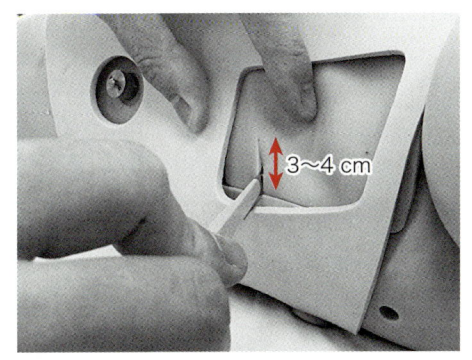

図1 メスで3〜4 cmの横切開を入れる

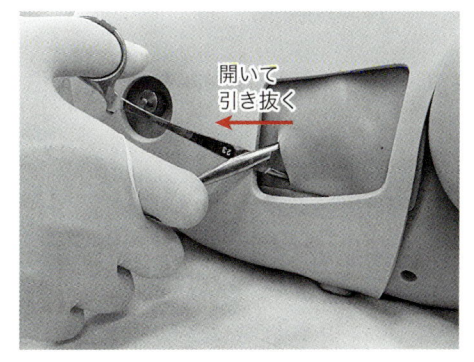

図2 ペアン鉗子で皮下組織と筋肉を押し分ける

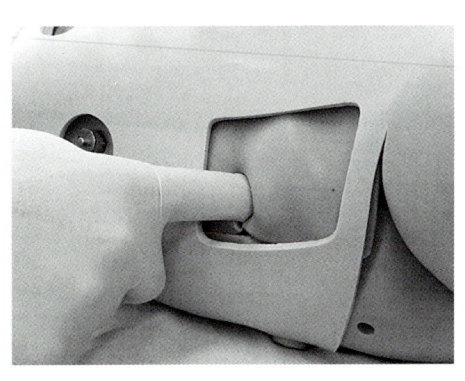

図3 指で穴が胸腔内に達していることと胸膜の癒着がないことを確認

⑤ 消毒のうえドレープをかぶせる
⑥ **局所麻酔**：1％リドカインで，皮膚，筋肉，骨膜，壁側胸膜へと浸潤麻酔を行う
⑦ **切開**：メスで皮膚に約3〜4 cmの横切開を入れる（図1）．
⑧ **鈍的剥離**：ペアン鉗子を閉じて押し，開いて引き抜くことで皮下組織と筋肉を押し分ける（図2）．ペアンの先端が肋骨に触れたら先端を上にずらし，肋骨の上縁に沿ってペアン先端を胸腔内に刺す．胸膜を貫通すると急に抵抗がなくなり，空気あるいは液体が出てくるはずである．このとき，再度ペアン先端を広げることで胸膜を貫通した穴を広げておく
⑨ **確認**：指を穴の中に挿入し，穴が胸腔内に達していること，胸膜の癒着がないことを確認する（図3）
⑩ **挿入**：胸腔チューブ先端を鉗子でクランプした状態（図4A）で，チューブを胸腔内へ挿入し，チューブを頭側へ進める（図4B）．抵抗を感じる，あるいは，患者が痛みを感じた時点で2〜3 cm引き戻すが，この際，胸腔チューブの穴がすべて胸腔内にあることを確認しておく
⑪ **固定**：切開創を0号あるいは1号の絹糸またはナイロン糸で閉創（マットレス縫合）し，長めに残した糸で胸腔チューブの周りを巻いて，結紮固定する（図5）
⑫ ガーゼをかぶせ，布テープでチューブを固定する
⑬ 事前に組み立てた胸腔ドレーンバッグにチューブを接続する
⑭ 胸部X線を撮影し，チューブの位置を確認しておく

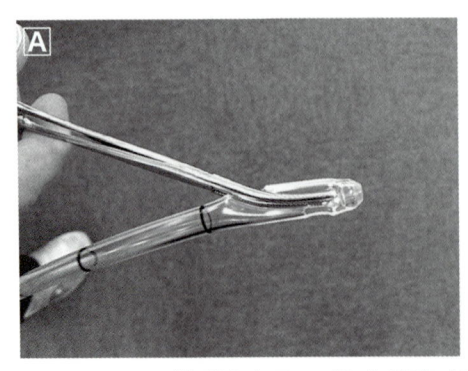

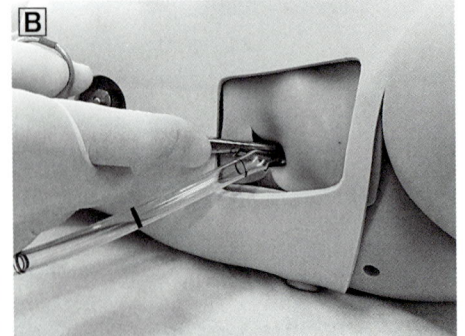

図4　チューブ先端をクランプした状態（A）で，胸腔内へ挿入する（B）

チューブの周りを糸で巻く

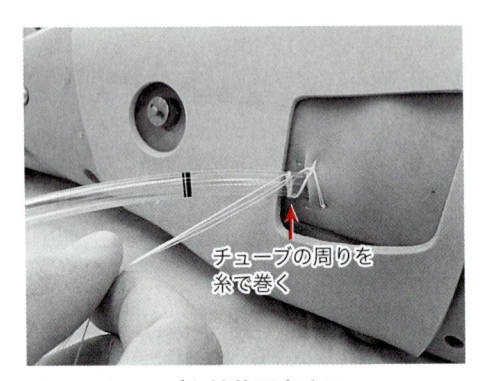

図5　チューブを結紮固定する

2 合併症とトラブルシューティング

　合併症発生率は6〜38％といわれるが，ドレナージがきかないという失敗がその多くを占めている．

❶ 再膨張性肺水腫
　危険因子として以下のようなものがある．
- 大きな気胸
- 3日以上前からの気胸
- 20 cmH$_2$O以上の吸引圧をかけること

防止のためには，高い吸引圧をかけずに，ゆっくりと肺を膨張させること．

❷肺損傷

胸膜の癒着がある場合にリスクが高くなる．ペアンで胸腔内に到達した際，必ず指を挿入し，癒着がなく，臓器を触れないことを確認すること．

❸横隔膜・腹腔内臓器損傷

上腹部と胸部下部（乳頭レベルより下）の外傷では横隔膜損傷の可能性を常に頭に入れておく．第6肋間を含め，これより下から穿刺をしないこと．

❹肋間動静脈損傷による出血

肋間動静脈は肋骨下縁を走行しているので，胸腔内へは肋骨上縁からアプローチすること．

❺感染・膿胸

清潔操作を行うこと．

3 何がわかるか

❶Lightの基準

- 胸水が滲出性か漏出性かを鑑別するために最もよく用いられる基準
    - □胸水の蛋白/血清の蛋白＞0.5
    - あるいは
    - □胸水のLDH/血清のLDH＞0.6
    - あるいは
    - □胸水のLDH＞血清LDHの正常上限の2/3
    - 上記の所見をどれか1つでも満たせば滲出性胸水と判断される
- 滲出性胸水の診断に対するLightの基準の感度は100％に近いが，実際は漏出性なのに，この基準では滲出性と診断してしまうことがある．Lightの基準では滲出性でも，臨床的に漏出性が疑われる場合，血清と胸水のアルブミン勾配の計算が役に立つ．血清アルブミン値が胸水アルブミン値よりも1.2 g/dL以上高い場合は漏出性であることを示唆する

❷膿　胸

- グラム染色陽性かつ，あるいは胸腔穿刺で膿性の胸水がみられることを特徴とするが，培養陽性所見は診断に必須ではない
- 一般的に，以下の場合にはドレナージの適応となる
    - □胸水のpH＜7.20
    - あるいは
    - □胸水の糖＜60 mg/dL

> **MEMO ❶ 診断的胸腔穿刺**
>
> - 胸水の性状を調べることが主な目的で，必ずしも積極的なドレナージを必要としない場合に行う．以下に概略を示す
>   ① 患者を坐位とする
>   ② 背部にエコーをあて，胸水の量が多く穿刺しやすい部位を同定する
>   ③ 局所麻酔後，シリンジをつけた静脈留置針を陰圧をかけながら肋骨上縁へ進める
>   ④ 胸水が戻ってきたところで外筒だけを胸腔内に留置し，シリンジを外筒につけ，胸水を抜く
> - 打診による濁音や呼吸音と声音振盪の減弱などの身体所見により，貯留した胸水の上縁を確認することができるが，エコーによる同定の方がより正確である

4 次にどうするか

- 胸腔チューブ挿入直後からの出血量が以下の程度の場合，開胸手術の適応である
  → 20 mL/kg（成人で 1,000～1,500 mL）以上
  → 200 mL/時以上の出血が4時間続く
- 胸腔チューブを留置したにもかかわらず，虚脱した肺の再膨張がみられない場合，以下の可能性を考慮する
  → チューブの穴が胸腔外にある
  → 気管・気管支から大量のエアリークがある
- 胸水の原因が明らかでない場合，以下の項目などをオーダーし採取した胸水の性状を調べる
  → 細胞数と分画
  → 蛋白，LDH
  → 糖，pH
  → グラム染色，培養

5 どうトレーニングするか？

　侵襲的な手技である以上，できればシミュレーションを使ったトレーニングをまず行うことが望ましい．米国の救急医学レジデンシーでは，シミュレーションでの経験も含め，胸腔チューブの挿入を10回は経験するよう，ガイドラインで示されている．なお，胸腔チューブ挿入のトレーニングについては動物を用いたスタディがかつては行われていたが，手技の時間短縮と技術維持に良いことが示されている．

> **One More Experience**
> **緊張性気胸に対する胸腔穿刺の有効性**
> 　緊張性気胸に対する胸腔穿刺は決定的な治療ではない．第2肋間鎖骨中線での穿刺で十分な空気の排出がなかった場合，さらに穿刺を加えることも可能ではあるが，あくまでも時間稼ぎでしかない．決定的な治療のためにも，すみやかに胸腔チューブの挿入に移ることが必要である．

2. 心嚢穿刺

Point

- 手技の際には心電図モニターに注意をはらい，除細動器を必ずベッドサイドに準備しておくこと
- 大動脈解離や心筋損傷に伴う出血による心タンポナーデに対しては，開胸手術までの一時的な処置でしかないことを覚えておく

■はじめに

　心嚢穿刺は心タンポナーデの治療に必須の手技であり，緊急を要する状況での処置である以上，救急に従事する医師は手技について習熟しておく必要がある．

■適応と禁忌
適　応：心タンポナーデ，無脈性電気活動（PEA）で心嚢液をみられる場合
禁　忌：① 呼吸・循環動態が不安定な患者では禁忌はない
　　　　② 相対禁忌：凝固障害

1 手技の実際

① 100％酸素の投与を開始し，心電図モニターと酸素飽和度モニターを装着する
② 患者を半坐位（15〜30°）にすることで，心嚢液を下方に集める
③ 穿刺部を決定する
　　1）剣状突起下アプローチ：剣状突起と左肋骨弓縁の間（Larrey point）
　　2）エコーガイド下アプローチ：心嚢液が最も多く見える肋間の胸骨左縁
④ 意識がある場合は1％リドカインで局所麻酔を行う
⑤ 穿刺部の消毒をする
⑥ 18Gの長い静脈留置針を10 mLあるいは20 mLのシリンジに装着し，穿刺する．

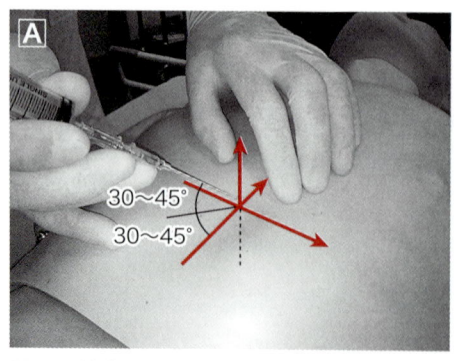

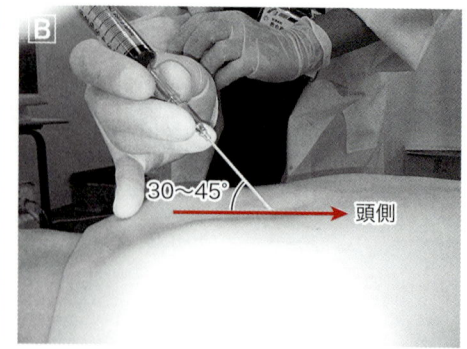

図6 針先を頭側に向けて30〜45°,左側に30〜45°傾けて穿刺する
※写真内のシミュレーターは心囊穿刺用ではないが,このように刺入時の向きと角度のトレーニングには使用できる

1) 剣状突起下アプローチ:針先を患者の頭側に向けて30〜45°,左側に向けて30〜45°傾けて穿刺する(図6A,B).
2) エコーガイド下アプローチ:画像を確認しながら穿刺する

⑦ 陰圧をかけながら針を進め,心囊液が戻ってきたところで針を止める
⑧ 外筒だけを進めて内筒を抜去する
⑨ シリンジを外筒に付け替え,できるだけ多くの心囊液を排液する
⑩ 持続的な吸引が必要と思われる場合は,中心静脈カテーテルや心囊ドレナージ用ピッグテールカテーテルを心囊内に留置する
⑪ 十分な心囊液が排液され,蘇生が成功あるいは状態が改善した段階で外筒を抜去する
⑫ 胸部X線を撮影する

2 合併症とトラブルシューティング

- dry tap(無効穿刺)
- 心筋損傷・不整脈
- 冠動脈損傷
- 気胸
- 肝損傷

これらの合併症をできるだけ避けるために,できる限りエコーガイド下で行うことが推奨される.また,手技の際には心電図モニターに注意をはらい,除細動器を必ずベッドサイドに準備しておくこと.

3 何がわかるか

心囊液検査を行うことで原因が判明することがあるが,心囊穿刺によって診断が確定するのは40%以下ともいわれている.

4 次にどうするか

- 外傷による心損傷，大動脈解離による急性心タンポナーデ，急性心筋梗塞による心破裂の場合は緊急開胸手術にすみやかに移行する準備が必要である
- 臨床所見から診断がはっきりしない場合は心嚢液を検査に提出することを考慮する
    - →培養
    - →細胞診
    - →ADA（結核性心外膜炎）
    - →PCR　など

5 どうトレーニングするか？

　施設にもよるが，緊急心嚢穿刺を要する症例に遭遇する機会は決して多くはないと思われる．手順の確認と手技に慣れるためにも，本項でも使用しているシミュレーターを使ったトレーニングが推奨される．

One More Experience
大動脈解離や心筋損傷時の心嚢穿刺

　大動脈解離や心筋損傷に伴う出血による心タンポナーデに対しては，心嚢穿刺は決定的な治療とはなりえない．血液を排出することでいくらかの状態改善がみられるかもしれないが，通常は再び血液が心嚢内に貯留する．切迫する状態では行うべきではあるものの，このような状況での心嚢穿刺は開胸手術までの一時的な処置であることを覚えておく．

＊図1～6撮影協力：鹿島健（相澤病院救急科）

文献・参考図書

1) 「極上救急レシピ集　ERの裏技」（林 寛之 著），シービーアール，2009
    ↑知らない人はいない，林先生の裏技集．現場の悩みに即したわかりやすい説明はとても勉強になります．

2) 「救急・ERエッセンシャル手技」（北原 浩，太田 凡 監訳），メディカル・サイエンス・インターナショナル，2008
    ↑米国救急医が行う手技について幅広く網羅．図も多くわかりやすい．

3) Weldon, E. & Williams, J. : Pleural Disease in the Emergency Department. Emerg Med Clin North Am, 30 : 475-499, 2012
    ↑主に胸水と気胸の診断と治療について，小児への対応も含めたレビュー．

4) 「ERエラーブック」（岩田充永 監訳），メディカル・サイエンス・インターナショナル，2012
    ↑手技の適応・合併症も含め，ER診療のさまざまな局面におけるポイントが幅広く網羅されている．

5) Diagnosis and treatment of pericardial effusion. UpToDate, 2011
    ↑言わずと知れた包括的なレビュー集．

6) Fitch, M. T., et al. : Videos in clinical medicine. Emergency Pericardiocentesis. N Engl J Med, 366 : e17, 2012
    ↑適応・禁忌・手技・合併症などを動画と共に紹介．

第1部
第2章 生命危機回避のための，一歩先行く手技と知識

5 腹腔穿刺，膀胱内圧モニター

金井尚之

Point

- 腹腔穿刺は，腹水の性状を調べることが診断に有効な場合も多く，排液や薬剤注入など治療上も重要である
- 腸管穿刺や出血などの合併症を起こすことがあり，予防には超音波装置の使用や，安全な穿刺部位の選択が必要である
- 膀胱内圧モニターは，ACSの早期発見に最も重要な検査である

■はじめに

　腹腔穿刺は，腹腔内容物の排泄や薬剤注入，腸管損傷の診断時に実施される．ここでは，腹部外傷や腹部大動脈破裂などの急性腹症のときの腹部コンパートメント・シンドローム（abdominal compartment syndrome：ACS）診断目的の膀胱内圧モニターとあわせて，急性期の診断治療を中心に解説する．

1. 腹腔穿刺

■適応と禁忌
適　応：近年の画像診断の進歩とともに診断目的としての価値は低くなってきている[1]．しかし，腹水の性状が診断に有効な場合も多い

1）診　断
- 試験穿刺：原因が特定できない腹水の診断，外傷時の腹腔内臓器損傷の有無，癌性腹膜炎の診断などの場合が適応となる．腹腔穿刺液の性状とそのときの疾患を表1に示す．必要に応じて培養や細胞診を提出する

2）治　療
① 排液：種々の原因にもとづく腹水貯留で，腹部の強い膨満感や呼吸困難など症状を呈しているもの．しかしすぐに再貯留がみられ，効果は一時的であることが多く，必要最低限の回数にとどめるべきである
② 薬剤の注入：抗がん剤などの注入

表1　腹腔穿刺液の性状と疾患

腹腔穿刺液の性状		主な疾患
膿性	無臭	上部消化管穿孔，虫垂炎，腸間膜リンパ節炎
	便臭	下部消化管穿孔，結腸破裂
胆汁様		十二指腸穿孔，胆囊穿孔，外傷性十二指腸破裂
血性		急性膵炎，腸間膜血栓症，絞扼性イレウス，骨盤骨折，癌性腹膜炎
血液		肝癌破裂，子宮外妊娠破裂，卵巣出血，腹部大動脈破裂，脾損傷，肝損傷，腎損傷，膵損傷，腸間膜損傷，腹部血管損傷
チョコレート色		卵巣囊腫破裂
淡黄色漿液性		肝硬変，癌性腹膜炎，単純性イレウス

文献2より引用

禁　忌：
1）高度な腸管拡張例
2）妊婦
3）以下の場合では，穿刺に注意が必要である．
　① 開腹の既往のある症例
　　手術創瘢痕部やその周囲は，腸管癒着の可能性があるため，十分に離れた場所を穿刺する
　② 骨盤骨折などによる後腹膜血腫例
　　後腹膜が高度にせりあがり，腹腔内に穿刺するスペースがなく，誤って後腹膜を穿刺してしまうことがある[3]

1 手技の実際

① 施行前に，あらかじめ排尿させておくか，尿道バルーンを留置する．胃の膨満があるときは，胃管を挿入しておくことも考える
② 体位は，仰臥位を原則とする．貯留液が少ない場合は，骨盤低位の半坐位または側臥位にして液を移動させて穿刺する
③ 腹部超音波で腹水が貯留しており，腸管やその他の組織が介在していないことを確認する
④ 穿刺の際に問題となる脈管は，皮下組織と浅腹筋膜の間を走行する浅腹壁動脈と，腹直筋のなかを走行する上腹壁動脈および下腹壁動脈である（図1A）．腹腔穿刺にあたっては，これらの動脈を避ける必要がある．浅腹壁にある脈管は細く，一般には腹直筋を避ければ安全である．穿刺部位としては，図1Bの各点が推奨されていたが，現在では推奨部位の近くで，超音波で癒着腸管や拡張腸管，腹腔内実質臓器などのない，エコーフリースペースであれば他の部位でも安全に穿刺可能である
⑤ 穿刺針は，テフロン針（16～21Gの側孔付き），体腔穿刺用カテーテル，注射針（18～

21G），エラスター針などから選択する
⑥ 腹壁に対して垂直に穿刺針を進め，腹膜を貫通したら内筒を抜き，エクステンションチューブなどに接続し，自然流出を待つ．点滴セットに接続させるとクレンメを用いて排液量の調節が可能である
⑦ 排液に伴う循環不全を予防するために，1回の排液量は1,000 mLを超えないようにする

2 合併症とトラブルシューティング

❶腸管損傷
経時的に腹部所見をとり腹膜刺激症状が明らかであれば開腹する．細い針であれば，誤って腸管穿刺をしても経過観察で大丈夫なことが多い．

❷出 血
腹壁のものなら圧迫止血で十分であるが，腹腔内のものは有効な方法がなく，必要ならば開腹により止血処置を行う．

❸血圧低下
急激に大量の排液を行うと，腹圧低下に伴って循環血液の偏在化が起こり血圧低下を引き起こす．

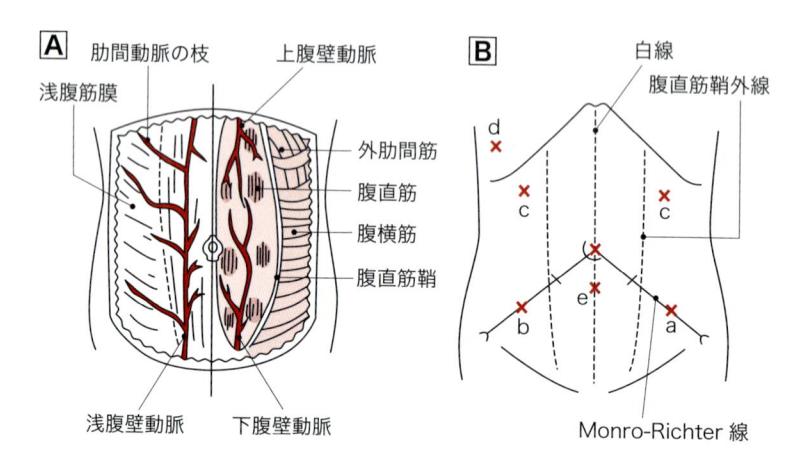

図1　腹壁の動脈の走行と穿刺部位
A）向かって左は皮膚と脂肪を取り除いたところ．右は腹直筋鞘前葉と内外腹斜筋を取り除いたところ．浅深2種類の動脈が走っていることに注意．いずれにも同名の静脈が伴走している
B）【a. Monro点】臍と左上前腸骨棘を結ぶ線（Monro-Richter線）上，外側1/3の点．【b. McBurney点】逆Monro点とも呼ばれる．Monro点の反対側の点．【c】左右の肋骨弓下．【d】肝外側であるため腸を損傷する心配はないが，気胸の危険がある．【e】臍下2横指の点
文献4より引用

2. 膀胱内圧モニター

■ **適応と禁忌**

適　応：腹腔内あるいは後腹膜への大量出血を伴う腹部外傷や腹部大動脈破裂の術後，急性膵炎，重度熱傷などでACSの発生が危惧される場合に，腹腔内圧の代用として膀胱内圧が測定される．具体的なACSのリスクファクターとして，表2があるが，このうち2つまたはそれ以上のリスクファクターを認める場合膀胱内圧測定の適応となる

禁　忌：安全な手技であり，特に禁忌はない．ただし，尿道損傷時には尿道カテーテルの挿入自体が困難であり，膀胱破裂時には正確な内圧測定ができない

表2　腹腔内圧上昇のリスクファクター

①腹壁コンプライアンスの低下
・急性呼吸不全（特に胸腔内圧上昇を伴う場合） ・一期的に緊張のかかった腹壁閉鎖をした腹部外傷手術後 ・腹臥位，30°以上頭部挙上 ・肥満
②腸管内容物の増加
・胃蠕動低下 ・イレウス（小腸，大腸）
③腹腔内容の増加
・腹腔内出血，気腹 ・腹水／肝不全
④末梢血管透過性の亢進／大量の輸液投与
・アシドーシス（pH＜7.2） ・低血圧 ・低体温（核温＜33℃） ・大量輸血（＞20単位／24時間） ・凝固障害（血小板＜55,000／μL or PT15秒 or APTT＞正常の2倍以上 or PTINR＞1.5） ・大量輸液による蘇生（＞10 L／24時間） ・膵炎 ・尿量減少 ・sepsis ・重症外傷／熱傷 ・damage control surgery

文献5より引用

1 手技の実際

●閉鎖式くり返し測定法（Kron法変法）（図2）

臨床の現場で膀胱内圧を測定する場合，膀胱内に少量の液体を満たして，尿道バルーンから内圧を測定することが一般的である．

1) **準備と必要物品**

三連三方活栓，クランプ鉗子，生理食塩水（1,000 mLバック），ロック付き50 mL注射器，輸液セット，圧測定用トランスデューサー．

2) **測定方法**

① 三連三方活栓を尿道カテーテルに接続してある排液チューブとの間に挿入する
② 生理食塩水バックからの輸液回路を，最も患者よりの三方活栓に，50 mLのロック付き注射器を真ん中の三方活栓に，患者から遠位側の三方活栓に圧トランスデューサーを接続する
③ 中腋窩線でゼロ点補正をする
④ 注射器で生理食塩水を25 mL引き，膀胱内に注入する．その後膀胱と回路内の空気を注射器で除去する
⑤ 遠位側の三方活栓を開き，呼気終末の腹腔内圧を測定する

※各メーカーからは，腹腔内圧連続測定用のキットが発売されている．日本では，腹腔内圧測定回路「腹圧くん」（シー・エム・ピー）とバードIAPモニタリングデバイス（メディコン）が入手可能である．

2 合併症とトラブルシューティング

合併症が起きることはないが，肥満症や妊娠，慢性の腹水貯留患者では，もともと腹腔内圧が高いため，測定上注意が必要である．

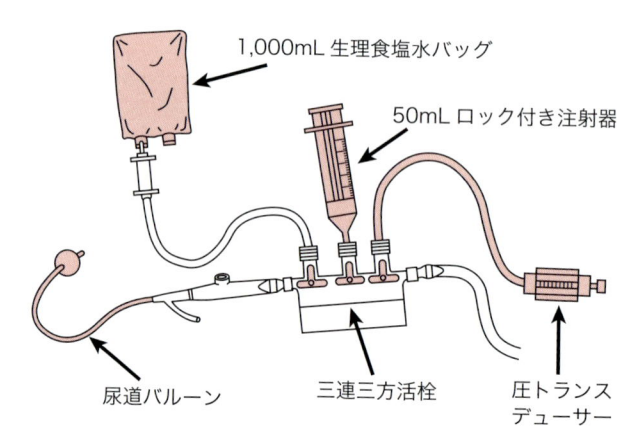

図2 閉鎖式くり返し測定法（Kron法変法）
文献5より引用

3. 次の一手とトレーニング

1 次にどうするか

　腹腔内圧が12 mmHg以上の場合，4〜6時間毎にくり返し測定する．腹腔内圧が12 mmHg以上の状態が継続するときは，腹腔内圧上昇（intra-abdominal hypertension：IAH）として，減圧のための治療を開始する（表3）．これらの治療を行っても腹腔圧が20 mmHg以上で，新たな臓器障害や臓器不全を認めれば，ACSと診断し，腹腔圧を減少させるため，腹部減圧術を実施する．

2 どうトレーニングするか？

　腹膜灌流や後述するDPL目的のカテーテルを挿入する場合は，臍下正中線上に皮膚切開を加え，直視下に腹膜を切開し，カテーテルを挿入する（mini-lap法）．腸管脱出の予防のためにカテーテル周囲の腹膜や筋膜はきちんと縫っておく必要がある．無影灯や電気メス・手術器具など手術室に準じた設備をそろえて，外科的手技に精通した医師あるいはその指導下に行うべきである．

表3　腹腔内圧を減少させるための治療

①腹壁コンプライアンスの改善
・鎮静・鎮痛薬，神経筋遮断薬の使用により腹壁の緊張を低下させる ・頭部挙上30°以上を回避する
②腸管内容物を除去
・NG tube，直腸ドレナージ，浣腸，内視鏡を使用し腸管内容物を除去する ・メトクロプラミド，ネオスチグミン，エリスロマイシンなどの腸管蠕動促進薬を使用する
③腹腔内貯留液の除去
・経皮的に穿刺やカテーテルを挿入し，腹水を除去する
④体液プラスバランスの是正
・過量な輸液による蘇生を回避する ・利尿薬を使用する ・コロイド液/高浸透圧輸液を投与する
⑤臓器サポート
・昇圧薬などの使用により腹部灌流圧を50〜60mmHg以上に維持する ・換気，肺胞リクルートメントを適正化する ・輸液負荷を行う場合には，前負荷，心収縮，後負荷などをモニタリングする

文献5より引用

One More Experience

腹壁の管理に精通しよう

　膀胱内圧測定をすることによって早期にIAHを診断し，ACSへの進展を阻止することが重要である．そのために日頃から腹部のopen abdomen managementとしての腹壁の管理に精通しておくことが必要である[6]．

重要

　腹部外傷は，造影CTをとることが多いが，腸管損傷を100％診断することはできない．状況に応じて腹腔穿刺やDPLを併用することも重要である．
　膀胱内圧は，測定することが目的ではない．早期にIAHを診断し，ACSを予防することが目的である．

Pros & Cons 賛成論 反対論

❖ 診断的腹腔洗浄法（diagnostic peritoneal lavage：DPL）

　DPLは，欧米では腹腔内出血の診断として使われていたが，日本では腸管損傷の診断に有用とされてきた．現在は，腸管損傷はCT所見から診断されることが多くなっているが，CTで特徴的所見が得られないが腸管損傷が否定できない場合は，DPLは有効な診断手法の1つである[7]．具体的な適応として，大友[8]は，バイタルサイン・身体所見・画像診断から開腹適応とならないが，以下の理由から腸管損傷が否定できない場合をあげている．①頭部外傷，飲酒，薬物などによる意識障害を伴う場合，②脊髄損傷により腹部身体所見を診ることができない場合，③骨盤骨折および合併する後腹膜血腫により腹部身体所見が修飾される場合，④下部肋骨骨折があり，上腹部の身体所見が修飾される場合，⑤腹腔内出血による腹膜刺激症状が認められ，腸管損傷との鑑別が難しい場合である．

　実際の方法を示す．穿刺法やmini-lap法でダグラス窩に留置したカテーテルより，1,000 mL（小児では15～20mL/kg）の生理食塩水を15～20分で注入する．注入するときはトレンデレンブルグ体位とするが，注入後は，患者を水平に戻し，左右にローテーションし，洗浄液を吸引することなくゆっくり回収し，表4に従って判定する．穿刺時に検査可能な量の血液が回収されればその検体で判定してもよい．判定の注意点として，白血球の評価は受傷後3～18時間後に行うようにすることである．

表4 腹腔穿刺回収液・診断的腹腔洗浄法判定基準

対象臓器	回収液データ
腹腔内出血	カテーテルより血液を吸引 もしくは RBC≧10×10⁴/μL
肝損傷	腹腔内出血が陽性で かつ GPT≧RBC/40,000
腸管損傷	腹腔内出血陰性の場合 WBC≧500/μL 腹腔内出血陽性の場合 WBC≧RBC/150 腸管内容の証明
小腸損傷	AMY≧RBC/10,000 かつ AMY≧100 IU/L Alp≧RBC/10,000 かつ Alp≧100 IU/L
横隔膜損傷	洗浄液が chest tube から流出

血清正常値：AMY(amylase) 20〜170 IU/L
　　　　　　Alp(alkaline phosphatase) 65〜205 IU/L

表5 IAH/ACSに関するWSACS (World Society of the Abdominal Compartment Syndrome) の定義

腹腔内圧（IAP）	腹腔内の定状状態の圧
腹部灌流圧（APP）	平均動脈圧（MAP）－IAP
濾過圧差（FG）	糸球体濾過圧－近位尿細管圧
IAPの表示と測定法	mmHgで表示．腹筋の緊張がない状態で完全仰臥位とし，中腋窩線をゼロ点として呼気終末圧に測定
腹腔内圧の間欠的測定の標準的方法	最大25 mLの無菌生理食塩水を注入して膀胱内圧を測定
重症成人患者のIAP正常値	5〜7 mmHg
腹腔内圧上昇（IAH）	くり返し測定したIAPが12 mmHg以上のもの
腹腔内圧上昇（IAH）のgrade	Grade I：IAP 12〜15 mmHg Grade II：IAP 16〜20 mmHg Grade III：IAP 21〜25 mmHg Grade IV：IAP ＞25 mmHg
腹部コンパートメント症候群（ACS）	IAP＞20 mmHgが持続し，新たな臓器障害や臓器不全を伴うもの（APP＜60 mmHgであるかは否かは問わない）
primary ACS	しばしば早期の外科的治療，治療的放射線医学（IVR）を必要とする．腹部・骨盤の外傷や疾患に伴う
secondary ACS	腹部・骨盤に原因のないACS
recurrent ACS	primaryあるいはsecondary ACSに対し外科的あるいは内科的治療を実施した後に再びACSにおちいったもの

文献10より引用

MEMO ❶ IAH/ACSに関する用語の定義

近年の重症外傷に対するdamage control（DC）の導入により，ACSの認識が高まってきたことをうけ，2006年にWorld Society of the Abdominal Compartment Syndrome（WSACS）にて使用される用語の定義と測定法が決められた（表5）．これは現在もWebで公開されている．

文献・参考図書

1）井上哲也：腹腔穿刺，ドレナージ．「ビジュアル救急必須手技ポケットマニュアル」（蓑輪良行，児玉貴光 編），羊土社，pp.304-307，2009
　↑図解が良い．

2）深谷孝夫，山本寄人：産婦人科検査法　穿刺診（解説）．日産婦誌，59：149-151，2007

3）大友康裕：腹腔穿刺と腹腔洗浄．救急医学，20：1342-1350，1996
　↑少し古いが，DPLの説明が詳しい．

4）寺島裕夫：基本臨床手技第21回　腹腔穿刺．レジデント，4：120-126，2011
　↑図が非常にわかりやすい．

5）永島太，溝端康光：腹腔（膀胱）内圧．救急医学，33：341-345，2009
　↑膀胱内圧測定の具体的な方法が詳しい．

6）久志本成樹 他：腹部外傷のopen abdomen management．救急医学，35：294-300，2011
　↑重症腹部外傷手術，特にダメージコントロール手術に関しての記載が詳しい．

7）河野元嗣：腸管損傷．救急医学，36：89-91，2012
　↑最近の新しい治験からCTとDPLの有用性を述べている．

8）大友康裕：診断的腹腔洗浄法（Diagnostic peritoneal lavage; DPL）．救急医学，31：335，2007

9）溝端康光：腹部コンパートメント症候群/腹腔内圧上昇．INTENSIVIST，2：521-537，2010
　↑ACSに関しての歴史的な事項から診断・治療が非常に詳しく書かれている．

10）World Society of the Abdominal Compartment Syndrome（WSACS）　http://www.wsacs.org/
　↑さまざまな用語の定義が詳しい．病態に関してのスライドが入手できる．

6 減張切開,筋内圧モニター

第1部 第2章 生命危機回避のための,一歩先行く手技と知識

池田弘人

Point

- 減張切開の目的を十分理解し,解剖学的知識を確実にしたうえで手技に望む
- 前腕および下腿の筋群名,位置,コンパートメント名を理解し,イメージできるようにする
- 減張切開手技の合併症を理解し,徴候に注意を払う
- 筋内圧モニター用デバイスの原理,取り扱い方を十分理解する
- 筋内圧モニターの値,経時的変化の意味を理解し診断に役立てる

■はじめに

　減張切開とは組織切開することによりその内部の高圧を低下させ,高圧によって引き起こされていた主に組織循環不全障害を解除する手技である.筋内圧モニターは減張切開手技の適応となる四肢筋のコンパートメント症候群の補助診断として用いられる検査である.

　重度の外傷や重症熱傷,急激な虚血および特殊な生体侵襲により,硬い伸展性に乏しい組織にくるまれた組織が高度に腫脹したり,急激に血腫が増大し,内圧が上昇,内容組織が不可逆性障害を生じてしまう場合に,締め付けている組織を切開して緊張を解くことで障害を回避する切開手技を減張切開という.典型例は,骨折・圧挫,主要血管損傷による虚血で,筋膜で区画された筋群が腫脹した四肢,特に下腿や前腕筋のコンパートメント症候群や,胸壁全周性Ⅲ度熱傷により呼吸時の皮膚の伸び縮みが失われ胸郭呼吸運動障害を生じた場合などである.ほかに,電撃傷,エアガンによる高圧注入損傷,毒蛇咬傷などで四肢筋のコンパートメント症候群を生じる場合,腹部外傷後や大量輸液後などで生じる腹部コンパートメント症候群,四肢全周性Ⅲ度熱傷があげられる.筋内圧モニターは上記のコンパートメント症候群の補助診断手技として行うものであり,後に詳しく述べる.

■適応と禁忌

適　応:
①四肢の場合
　四肢の阻血症状として強い自発痛,圧痛,末梢皮膚蒼白,運動麻痺,知覚異常,冷感,

特に下腿の場合は母趾他動的屈曲による下腿全面への放散痛などがあげられる．意識が正常で意思疎通に問題がない場合は，上記の臨床症状が揃えばコンパートメント症候群と診断して差し支えないので，減張切開の適応である．(One More Experience)

しかし，意識障害あるいは鎮静により患者の訴えが正確に聴取できない場合には，慎重な客観的所見の観察が必要となる．末梢動脈拍動が触知できないなども重要な所見であるが，逆に拍動が触知できても否定できない．確定診断がつかない場合の補助的検査としては筋内圧測定検査がある．正確には，筋区画内圧（intracompartmental pressure：ICP）といい，40 mmHg以上あればただちに筋膜切開の適応であり，30 mmHg以上で切開を考慮する条件となる．他の臨床所見が十分でなくても6時間以上継続していれば切開の絶対的適応となる

②**全周性Ⅲ度熱傷**

Ⅲ度熱傷となった皮膚は健常時の柔らかさが全く失われ皮下組織の浮腫と相まって緊張状態となる．この場合は減張切開の適応となる．胸部熱傷では熱傷治療のための大量輸液がなされるとともに吸気時胸郭挙上制限，呼吸困難，不穏，意識障害がみられ，拘束性呼吸障害による気道内圧上昇，高炭酸ガス・低酸素血症を生じる．四肢の全周性Ⅲ度熱傷では，肘・膝・肩・股関節などの可動域が極端に制限されるとともに，経皮酸素飽和度測定不能，爪圧迫テスト異常あり，指先のピンプリックテストで出血しないなどの指趾末梢循環不全症状がみられる

③**腹部コンパートメント症候群**

腹部膨隆，乏尿，血圧低下，ショック，拘束性呼吸障害による気道内圧上昇，高炭酸ガス・低酸素血症などの呼吸循環不全および全身の臓器障害症状を呈する．検査として腹腔内圧（IAP）測定により，IAP＞20 mmHgかつ臓器障害症状がみられる場合は減張切開の適応となる

禁　忌：絶対的禁忌はない．著しい出血傾向のある基礎疾患・病態では，減張切開により出血がコントロールできなくなる危険性があり，相対的禁忌となる

One More Experience

減張切開のピットホール

　減張切開は皮膚切開と筋膜切開を行うことであるからそれほど難易度が高そうな印象を受けない．それはつまり重要臓器や非再生組織に侵襲を加える手技ではないからであろう．それゆえに安易にトラブルを起こしてしまう危険性がある．トラブル回避の鉄則は，解剖を熟知すること，亜型あるいは位置異常も念頭におくこと，つねに直視下で行い，盲目的な操作は避けること，丹念な止血に心がけ，突然の出血もコントロールできる準備を怠らぬこと，そして大局的視点で俯瞰することである．

1 手技の実際

❶四肢のコンパートメント症候群における減張切開

コンパートメント症候群の減張には，皮膚切開のみでは目的を達することはできず，区画され圧が上昇している筋区画の除圧のために区画筋膜の筋膜切開（fasciotomy）が不可欠である．そのため，手技を行うためには，その解剖学的知識を十分に備えていなければならない．

❷前腕筋コンパートメント症候群の筋膜切開

前腕中1/3の横断面を示す（図1）．

前腕内部は橈骨，尺骨および両者をつなぐ強靱な骨間筋膜により明確に分けられており筋区画は掌側のvolar compartment（掌側区画）とmobile wad，背側のdorsal compartment（背側区画）からなる．このうち筋膜切開をし減圧の対象となるコンパートメントは，主にvolar compartmentであり，切開により前腕全体が十分に減張される．図2のような掌側皮膚切開から進入展開する方法が一般的である．肘部で上腕二頭筋筋膜を切開し，手関節部で手根管を切開開放することが必須である．写真は減張切開をし終えた前腕部分である（図3）．もしも，十分な減張が得られない場合は背側切開を加えることもあるが稀である．

❸下腿筋コンパートメント症候群の筋膜切開

下腿中1/3の横断面を示す（図4）．

筋膜切開し除圧の対象となるコンパートメントは，anterior compartment, lateral compartment, superficial posterior compartment, および deep posterior compartmentで

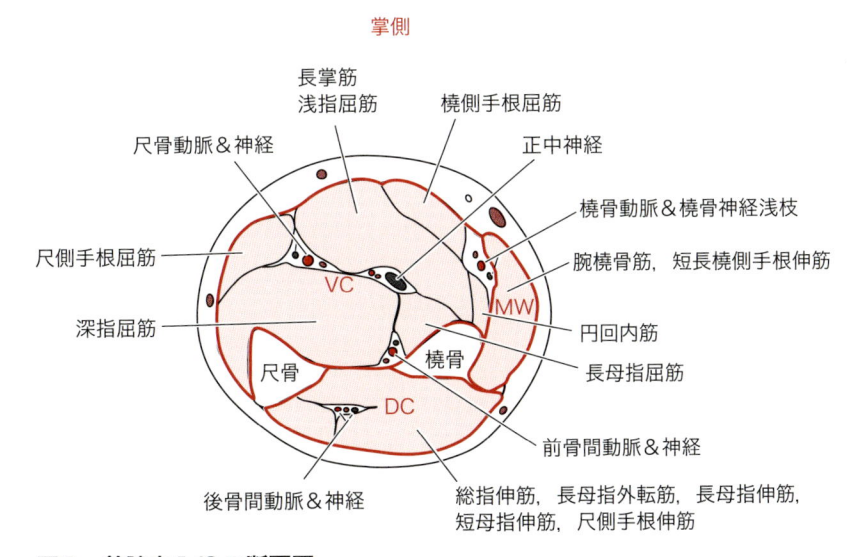

図1　前腕中1/3の断面図
volar compartment（VC），mobile wad（MW），dorsal compartment（DC）

図2 前腕掌側の減張切開ライン（点線）

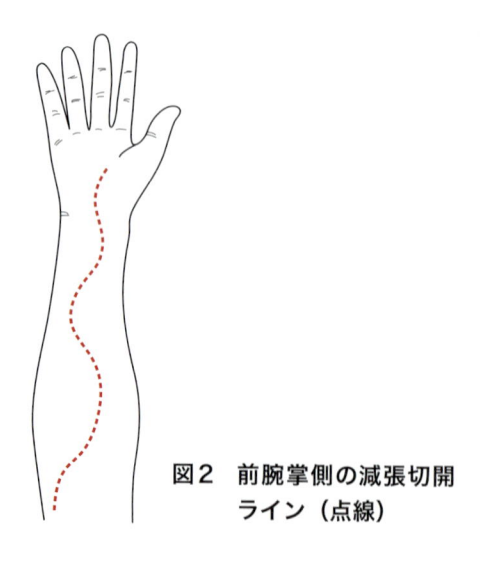

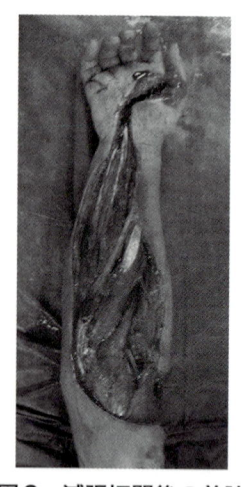

図3 減張切開後の前腕

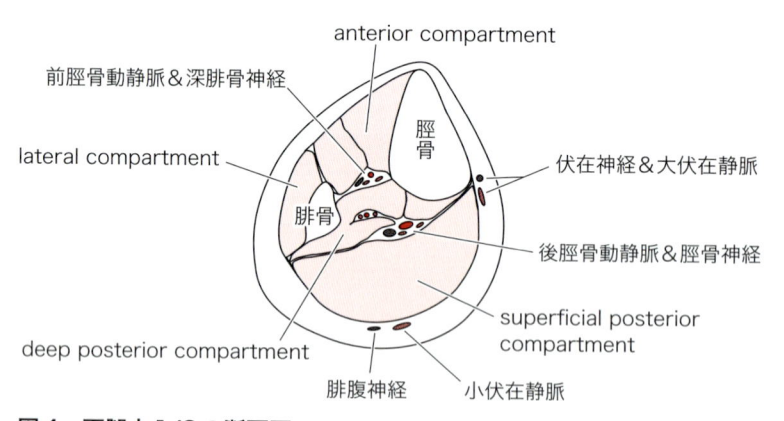

図4 下腿中1/3の断面図

- anterior compartment
- 前脛骨動静脈＆深腓骨神経
- 脛骨
- lateral compartment
- 腓骨
- 伏在神経＆大伏在静脈
- 後脛骨動静脈＆脛骨神経
- deep posterior compartment
- 腓腹神経
- 小伏在静脈
- superficial posterior compartment

ある．このため，下腿内側および外側の両側に皮膚縦切開を入れ，そこから展開し，筋膜を切開し減圧する方法が一般的である．

　実際には消毒後，局所麻酔後に皮膚・皮下脂肪組織を切開し，血管神経をよけ，筋膜を切開し，膨隆してくる筋肉とその色調変化などにより減圧を確認する（**その後に，十分な止血操作後，皮膚欠損部は乾燥せぬように創傷被覆材で閉鎖する．この際に陰圧閉鎖法を用いる場合もある．→「4 次にどうするか？」参照**）．

❹ 全周性Ⅲ度熱傷の減張切開

　胸部熱傷による障害の減張には熱により伸展性を失った熱傷皮膚（焼痂：eschar）を切開する焼痂切開（escharotomy）が行われる．切開線の例を図に示す（図5）．

　焼痂は無痛なので局所麻酔を要しない．四肢では主要な血管・神経および腱を避けるため側面に切開を加える．胸部では前腋窩線に沿って切開する．減張が足りない場合はさらに縦横に

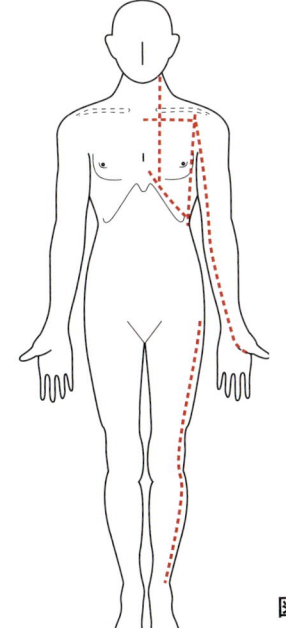

図5 熱傷の胸壁・四肢の減張切開ライン（点線）

切開を追加する．また，浮腫の中心は皮下脂肪層なので，切開は焼痂および皮下組織にとどめ一般には筋膜切開はしない．切開後，末梢の循環改善あるいは拘束性呼吸障害が改善したことを確認し，十分な止血操作ののち創傷被覆材あるいはガーゼ保護包帯処置する．熱傷の場合は急性の毛細血管透過性亢進により浸出液が皮下にも死蔵されており切開術後には大量の漏出がみられる．

❺腹部コンパートメント症候群における減張切開（abdominal decompression）

胸骨剣状突起から恥骨上までの皮膚皮下組織を縦に切開する．減圧が不十分なら腹直筋筋膜切開を追加する．それでも減圧できないときには開腹せざるをえないこともある．その場合には当然のことながら腹腔内臓器，特に腸管があふれ出してくるので皮膚欠損部分に滅菌プラスチックシートあるいは透明シールを貼り腸管などの膨隆逸脱を抑える．

2 解剖生理学的知識をもとにしたコツ

筋膜切開は一時的な区画筋の膨隆を恐れず，十分な長さに切開すべきである．強い下腿自発痛，前腕自発痛を訴えていた場合は，この減張切開により痛みが劇的に消失するはずである．主要動静脈の損傷による出血は慎重に避けなければならないが，そうしても無名動静脈からの出血がみられるので，丹念に止血する必要がある．いったん高かった圧が解除されると新たな出血血管が認められることも少なくない．

3 合併症とトラブルシューティング

　切開手技に伴う合併症として，出血，体液の喪失，血管・神経損傷あるいは臓器損傷，再灌流障害，乾燥，感染などがあげられる．十分に止血したつもりでも内部組織の腫脹軽減，あるいは体位変換時などを契機に再出血する危険性があり慎重に患部を観察する．大量の浸出液がみられ体液を喪失することもある．四肢の場合は挙上できれば多少軽減される．再灌流障害は，減張によって血液再灌流による血液中のカリウム，ミオグロビン，ヘモグロビンなどの急激な上昇に伴う障害が生じることである．対策として，術中術後は継続的に呼吸循環をモニタし，蘇生機器や血液透析機器なども準備する．皮膚欠損部はそのままにすると短時間で乾燥し，感染や治癒遷延の原因となるため十分な止血操作後ただちに創傷被覆材で閉鎖する．

4 次にどうするか？

　減張切開創は，十分な止血確認をした後は，乾燥，感染を避けるため創傷被覆材で閉鎖するが，どの被覆材を使用するかは，浸出液の程度や減張切開の大きさ深さに応じて選択する．持続的な出血が観察されなければ再開放の必要はない．四肢の筋膜切開後は腫脹が消退すれば閉鎖する．閉鎖方法は，創辺縁に弾性のある細いネラトンカテーテルや滅菌輪ゴムをジグザグに縫着し徐々に引き寄せ最終的に縫合閉鎖するシューレース法が良いとされるが，最近は陰圧創閉鎖法も好んで用いられる．腹部コンパートメント症候群の減張切開でも同様の創閉鎖が必要であるが，直接縫合できることが多い．全身熱傷における減張切開後の焼痂はいずれ切除される．

5 どうトレーニングするか？

　減張切開は稀な手技である．手技は決して難しくはないが，内部高圧という病的状態を解除し除圧を達成するというモデルは，例えば膨らました風船を割るようなものである．現実には解剖学的知識を十分に会得したうえで，骨折治療や全身熱傷，多発外傷の診療時にイメージを重ね，少ない機会を待つことになる．

重要

●筋内圧モニター

　筋区画内圧（intracompartmental pressure：ICP）モニターは，測定したい筋区画の筋内に針を刺し，圧トランスデューサに接続することで継続的に針先部分の内圧をモニターする方法である．使用する針は，18G針が一般的であるが，スリットカテーテルや側孔針が用いられる．18G針は圧がやや高めに出るという報告もある．筋区画内圧は，特に骨折に隣接している場合には区画内で均一とは限らないために刺入部も考慮する必要がある．障害部位から5 cm以内の近位遠位を何カ所か測定する．

　正常ICPは，成人の場合は安静時8 mmHg程度といわれる．

表 筋膜切開の適応となる筋区画内圧（ICP：intracompartmental pressure）

- ICP＞30mmHg（Mubarak, S. J. ら　1978）
- ICP＞45mmHg（Matsen, E. A. ら　1980）
- ICP＞25mmHg（Ouette, E. A. 1998）
- 拡張期血圧－ICP＜30mmHg（McQueen, M. M. ら　1996）
- ICP＞30mmHgで考慮，ICP＞40mmHgあるいは，拡張期血圧－ICP＜20mmHgで積極的切開〔日本救急医学会HP用語集（2009），http://www.jaam.jp/html/dictionary/dictionary/word/0628.htm〕

圧異常の判断基準として，日本救急医学会HPでは，「筋区画内圧が30 mmHgを超える症例では筋区画症候群を合併する危険性が高く，筋膜切開を考慮する．筋区画内圧が40 mmHg以上，拡張期血圧との差が20 mmHg以下のときには積極的に筋膜切開を行う」としている．ただし，さまざまな判断基準があるので表に示す（表）．

MEMO ❶ 筋区画内圧測定と保険適応

筋内圧測定は2012年度から保険適応が認められ，診療報酬点数がついた．今までは行為に対する報酬のない補助診断であったためにneedle manometer法のごとき手作り的な装置で行うことでよしとされたが，今後は圧トランスデューサーを用いて継続的な記録を残すことが標準的となるであろう．しかし減張切開適応の診断は，あくまで臨床診断が主であることを忘れてはならない．

※参考資料（厚生労働省ホームページより）
　D221-2　筋肉コンパートメント内圧測定　620点
　注　筋肉コンパートメント内圧測定は骨折，外傷性の筋肉内出血，長時間の圧迫又は動脈損傷等により，臨床的に疼痛，皮膚蒼白，脈拍消失，感覚異常および麻痺を認める等，急性のコンパートメント症候群が疑われる患者に対して，同一部位の診断を行う場合に，測定の回数にかかわらず1回のみ算定する．

文献・参考図書

1）Kakagia, D., et al. : Wound closure of leg fasciotomy: Comparison of vacuum-assisted closure versus shoelace technique. A randomised study. Injury, 2012 Epub
　↑筋膜切開後の創閉鎖には陰圧創閉鎖法が良いか，シューレース法が良いかという臨床研究．蘊蓄の足しになる．

2）Duckworth, A. D., et al. : Acute compartment syndrome of the forearm. J Bone Joint Surg Am, 94 : e63, 2012
　↑前腕のコンパートメント症候群に関する最新レビュー．6時間以上継続した場合は合併症のリスクが高い，など．

3）Deenichin, G. P. : Abdominal compartment syndrome. Surg Today, 38 : 5-19, 2008 ; Epub 2007 Dec 24
　↑腹部コンパートメント症候群の詳細なレビュー．

第1部
第2章 生命危機回避のための，一歩先行く手技と知識

7 膿瘍穿刺ドレナージ，胆嚢・胆道ドレナージ，腎盂穿刺ドレナージ

須山陽介，中塚誠之

Point

- 穿刺点，穿刺ラインの決定が最も重要である
- 日ごろから超音波，CTガイド下の穿刺について理解しておく
- 合併症の発生理由を理解し，低減のための工夫をする

■はじめに

　経皮的膿瘍穿刺ドレナージ，経皮経肝胆道ドレナージ（percutaneous transhepatic biliary drainage：PTBD），経皮経肝胆嚢ドレナージ（percutaneous transhepatic gallbladder drainage：PTGBD），腎盂穿刺ドレナージは低侵襲で行える即効性の高い治療法である．

　PTBDでは内視鏡的アプローチの頻度が増加しているが，経皮的アプローチが必要となる症例もあり，手技の要点を理解しておくことは重要である．

1. 膿瘍穿刺ドレナージ

■適応と禁忌

適　応[1]：径3 cm以上のほとんどすべての臓器の膿瘍，膵液・胆汁漏による液体貯留
禁　忌：出血傾向，穿刺困難な膿瘍，外科的なデブリードマンが適応となる壊死病変

1 手技の実際

① **前投薬投与**：鎮静薬（ペンタゾシン，ヒドロキシジンなど），広域スペクトルの抗菌薬
② **消毒・局所麻酔**：穿刺ルートに沿って皮下，筋膜，腹膜
③ **穿　刺**：
- 血管，神経，消化管の穿刺は避ける．ただし，膵炎による仮性嚢胞はあえて消化管（胃）を貫通させることがある．胸腔は状況により穿通可能だが，肺穿刺は避ける
- Douglas窩膿瘍は前方に腸管が存在することが多く，穿刺経路は臀部・大坐骨孔経由と

なる[2]．血管損傷を避けるためCTガイド下で傍仙骨を穿刺する
・穿刺後，内容液の吸引を行い，膿瘍を確認するとともに膿瘍内圧を下げる
④ **ガイドワイヤー（GW）挿入**：GWは先端が柔軟かつ柔軟部が長いものを第1選択とする．透視下あるいは超音波観察下に膿瘍内でGWをループ形成させて膿瘍内腔を確保する
⑤ **ドレナージチューブ挿入**：膿瘍内容の粘稠度に応じてドレナージチューブのサイズ（7〜14Fr）を勘案する．**側孔作成により奏功率が高まる**[3]（図1）．ドレナージチューブを挿入中に膿瘍内容がGW周囲から近位に逆流することがあるので，挿入前に吸引して膿瘍内圧を下げておく

2 合併症とトラブルシューティング[1]

① **菌血症・敗血症**：ドレナージチューブ挿入中，あるいは留置直後の過度の造影によって起きる．起きた場合は対症的治療を行う
② **出　血**：超音波下，CTガイド下で慎重に穿刺すれば大きな血管損傷は避けることができる．小さな血管損傷では，大径のドレナージチューブに交換する
③ **ドレナージチューブの閉塞**：少量の生理食塩水で洗浄する

3 次にどうするか？

① **膿瘍腔造影**：**膿瘍腔造影は後日炎症が治まってから行う**．当日造影が必要な場合は，吸引された液体総量の1/2以下の量で行い，膿瘍内圧を上げないように注意する
② **生理食塩水での洗浄**：8時間ごとに10 mLの生理食塩水で洗浄を行うことが推奨される[1]が，排液が十分にあれば必ずしも必要ない．内容物が粘稠な場合，血腫である場合には積極的に洗浄を行う

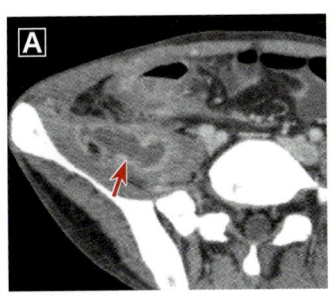

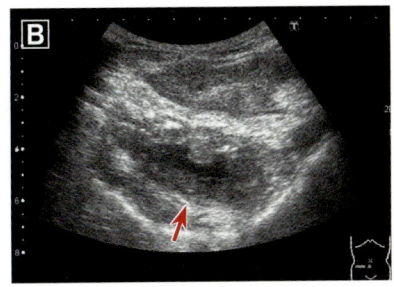

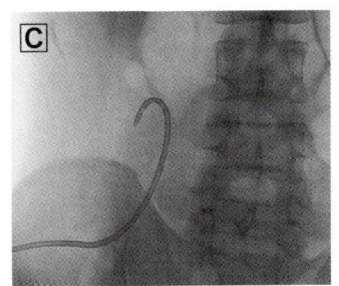

図1　膿瘍穿刺ドレナージ
32歳　男性．Crohn病（小腸大腸型）のため通院中．
A) 腹痛を訴え受診．炎症反応高値で，腹腔内膿瘍精査目的のCTにて径54×17mm大の右腸腰筋膿瘍が指摘された．
B) 超音波でも膿瘍が確認され，C) 超音波ガイド下に穿刺し，側孔を複数開けたドレナージチューブが留置された

4 どうトレーニングするか？

日常から超音波検査にて，臓器の描出に慣れておく．消化管と膿瘍を超音波で確実に判別することが必要．CTガイド下生検など，CTガイド下手技にも慣れておく．

One More Experience

臓器を経由した穿刺法

時にさまざまな工夫を行っても途中の臓器を経由せずには穿刺できない場合がある．肝は経由臓器として選択されることがある[4]．肝内の大血管を避ける必要があるが，肝臓の辺縁を貫通すると呼吸性移動による肝臓裂傷が生じることがある．

膵仮性嚢胞では胃を貫通させてドレナージすることがある．通常のドレナージでは膵液皮膚瘻が遷延する可能性があるが，胃との瘻孔をつくることでより生理的に近い形で治療することができる[5]．

液体・空気注入（hydrodissection, pneumodissection）による穿刺経路作成

消化管などの臓器による穿刺困難膿瘍では，生理食塩水などの液体・空気注入による分離テクニックが応用可能である[6]．

重要

穿刺ルートの決定に最も注意を払う．また，膿瘍内容が穿刺経路を逆流し菌血症を惹起することがあるので，膿瘍内圧を下げること，上げないことに留意する

MEMO ❶ CTガイド下穿刺の術者被曝防護

CTガイド下では患者被曝とともに術者被曝が大きな問題となる．穿刺針を鉗子等で把持しX線照射中に術者の手が被曝しないようにする．CTの撮影条件を必要最低限に下げる，不必要なCTの撮影を行わないようにするなどの工夫がある．散乱線による術者被曝を低減するために，患者と術者手の間にプロテクターを置くことも勧められる．

2. 胆嚢・胆道ドレナージ

A　PTGBD：percutaneous transhepatic gallbladder drainage

■ **適応と禁忌**[1]

適　応：急性胆嚢炎患者のうち緊急手術に耐えられないあるいは保存的治療に反応しない症例，総胆管閉塞による閉塞性黄疸で内視鏡的ドレナージ・PTBD困難あるいは不成功例

相対禁忌：大量の腹水貯留，出血傾向を示す症例（DIC合併例など）

1　手技の実際

① **前投薬投与・消毒・局所麻酔**：膿瘍ドレナージに準ずる．肝表の局所麻酔のみ付け加える

② **穿　刺**：18Gなど太い穿刺針にて，**経肝ルートで，肝内の太い脈管を避け，胆嚢が肝臓から遊離していない部分（胆嚢の頸部側1/3）を穿刺することが重要**．できるだけ尾側の肋間より穿刺し，経胸腔とならないよう心がける

③ **カテーテル留置**：
- 胆汁または膿が吸引されるのを確認し，0.035インチGWを胆嚢頸部から底部へループを作るように挿入．GW挿入時に感染胆汁が肝実質に逆流することがあるので，挿入前に吸引にて胆嚢内圧を下げる
- GWに沿ってドレナージチューブ（7〜10Fr）を留置する（図2）．**胆汁が腹腔に逆流すると強い腹痛が生じるので，慎重かつ迅速に行う**

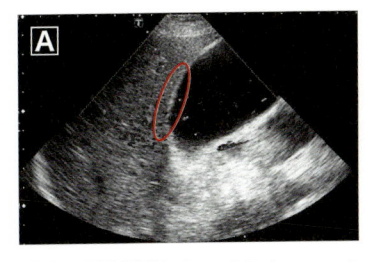

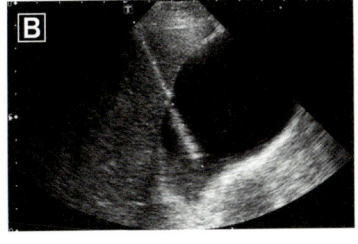

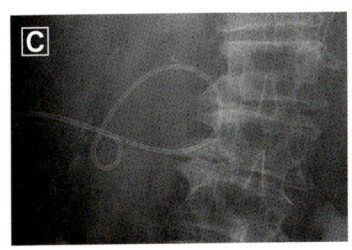

図2　PTGBD（p.9巻頭カラーアトラス参照）

85歳男性．胃癌術後(B-I)．リンパ節再発に対して化学放射線療法中．腹痛を主訴に来院．肝酵素上昇認め，CTにて総胆管結石と急性胆嚢炎，胆管炎が指摘された．手術困難であったためPTGBD施行することとなった．
A) 胆嚢が肝臓から遊離していない部分(胆嚢頸部側1/3：⭕)を穿刺するよう穿刺ルートを確保．また，穿刺ルートに太い脈管がないことを超音波ドプラを用いて確認．B) 確保した穿刺ルートに沿って穿刺．C) 胆嚢頸部から底部へループを作り，ドレナージチューブを留置

2 合併症とトラブルシューティング[1]

① **ショック，出血**：膿瘍ドレナージに準ずる
② **胆汁性腹膜炎・胸膜炎**：胆汁が腹腔内に漏出して起こる．限局性腹膜炎の場合，対処療法でよい
③ **気　胸**：軽度の場合，特に処置は必要としない
④ **ドレナージチューブの逸脱**：胆汁性腹膜炎に注意
⑤ **ドレナージチューブの閉塞**：少量の生理食塩水で洗浄する

重要
- 胆嚢が肝臓から遊離していない肝床部を穿刺する（胆嚢の頸部側1/3）
- 穿刺経路が胸腔を貫通しないようできるだけ尾側の肋間より穿刺する

B PTBD：percutaneous transhepatic biliary drainage

■適応と禁忌[1]
適　応：閉塞性黄疸，胆管狭窄部，胆管炎，胆汁漏で内視鏡的ドレナージ不能あるいは失敗例
相対禁忌：大量の腹水，出血傾向

1 手技の実際

① **前投薬投与，消毒，局所麻酔**：PTGBDと同様
② **体位確保**：左アプローチなら仰臥位，右アプローチなら仰臥位もしくは軽い第一斜位での穿刺となる
③ **穿　刺（Pros & Cons）**：
 ・左（肝左葉）アプローチと右（肝右葉）アプローチがあり，超音波ガイドと透視下ガイドがある．一般的には超音波ガイド下で，血管を避けたルートで行われる
 ・22G穿刺針で穿刺し2ステップ法にて行うことが多いが，18G穿刺針で1ステップ法にて行うこともある
④ 拡張胆管では超音波観察下にGW（1ステップ法：0.035インチ，2ステップ法：0.018インチ）を挿入する．胆管拡張が乏しい場合は穿刺胆管をごく少量の造影剤を用いて描出したのちGW挿入．2ステップ法ではダイレーターシースを用いてGWを0.035インチにステップアップする．ダイレーターを0.018インチGWに沿わせ胆管内に挿入する際，胆管後壁を貫く可能性があるので注意する
⑤ GWに沿ってドレナージチューブ（7〜9Fr）を留置（図3）

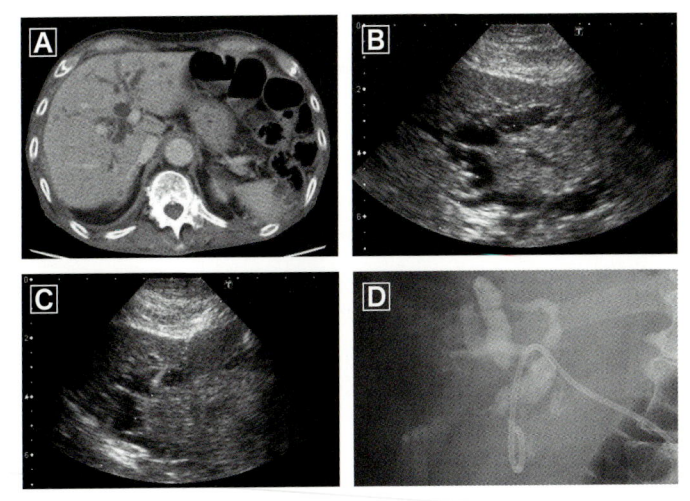

図3　PTBD
77歳男性．虫垂癌．肝転移化学療法中．黄疸を主訴に来院．
A) CTにて膵頭部での総胆管閉塞を認め，PTBD施行することとなった．
B) 胆管と穿刺ルートが極力鋭角になるよう穿刺部位を探す．さらに超音波ドプラを併用し，太い脈管を避け穿刺ルートを確保する．C) 確保した穿刺ルートに沿って穿刺．D) 肝門部までドレナージチューブを進め留置した後の造影．造影剤の使用量は吸引した胆汁の1/2以下とする

Pros & Cons　賛成論　反対論

❖ 左右のアプローチの特徴

　　左アプローチ：呼吸変動が少なくカテーテル逸脱が少ない．また，肋間動静脈損傷や胸腔を貫く可能性がない．

　　右アプローチ：左アプローチに比べて術者の被曝が少ないことやその後のIVR施行時の操作が容易．カテーテル逸脱が少なくない．

❖ 1ステップ法と2ステップ法の比較

　　PTBDでは，最初から18Gの太い穿刺針と0.035インチGWで行う1ステップ法と，21～22G針で穿刺して0.018インチのGWを挿入したのち二重針を介して0.035インチGWを挿入する2ステップ法がある．18G針は超音波下穿刺での視認性，直進性に優れる反面，複数回穿刺での出血性合併症が懸念される．2ステップ法では細径（21～22G）穿刺針がしなって，穿刺ルートから外れたり，超音波平面から逸脱し穿刺針が全く観察できなくなったりすることがあるので注意を要する．当院では，経験の浅い医師にPTBDを指導する場合，胆管拡張の乏しい症例に対するPTBDでは2ステップ法で行うこととしている．

2 合併症とトラブルシューティング[1)]

PTGBDと同様．

3 どうトレーニングするか？

十分に経験を積んだ上級医のもとで，高度の胆管拡張症例を選んで行うとよい．2ステップ法では複数回の穿刺が許容されるので，2ステップ法から始めるとよい．肝腫瘍に対する超音波ガイド下穿刺に慣れておくとよい．

> **重要**
> 穿刺部位の決定が最重要となる．穿刺部位は穿刺しやすさだけでなく，病態やその後行う手技（手術など）によって選択しなければいけない

> **MEMO 2　穿刺ルート決定のポイント**
> 局所麻酔前に穿刺ルートと胆管がなす角（＊）が**0度あるいは鋭角となる末梢胆管を探すことが最も重要**である．＊の角度が鈍角であるとGWの挿入に難渋することがあり，胆管虚脱や胆管出血によりPTBDが長時間化あるいは中止を余儀なくされることがある．

> **重要**
> ・穿刺針，ダイレーター抜去からドレナージチューブ留置までの手技は慎重かつ迅速に行う
> ・造影時，胆嚢内圧を上げると敗血症を惹起する可能性があるので注意する

3. 腎盂穿刺ドレナージ

■**適応と禁忌**
適　応：上部尿路閉塞による水腎症，上部尿路の尿瘻，上部尿路検査・治療のためのアクセス経路形成
相対禁忌：出血傾向

1 手技の実際

① 準　備：穿刺針，ピッグテール型ドレナージチューブ（5～7Fr），スティッフワイヤーを含めて，セット化されたものを用意する
① 前投薬投与・消毒・局所麻酔：膿瘍穿刺ドレナージに準ずる
② 穿　刺：腹臥位または患側が少し挙上するような斜腹臥位で第12肋骨より下方外側から超音波下に19G（or 20G）針で後ろ向き（脊柱筋外側縁から後腋窩線上まで）の中～下腎杯から穿刺．**可能な限り無血管野（腎実質の前2/3と後ろ1/3の間くらいにある[7]）を通して腎杯を直接穿刺する**
③ 造　影：尿を吸引（尿培養，細胞診に提出）後，造影し，穿刺部位を確認する
④ **ドレナージチューブ挿入**：GWを挿入し，GWに沿ってピッグテール型ドレナージチューブを外筒針と交換して挿入する（図4）

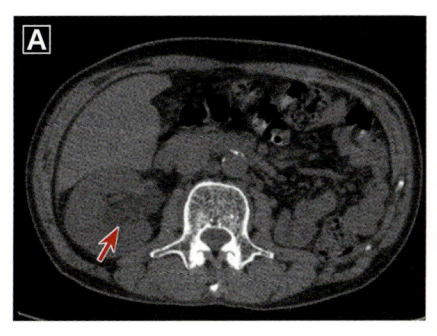

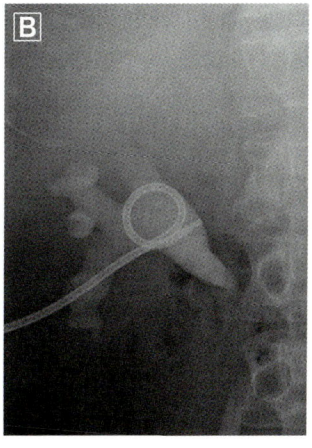

図4　腎盂穿刺
63歳男性．左尿管癌術後．膀胱に再発し，腎後性腎不全のため，右腎瘻造設する方針となった．
A）膀胱腫瘍による尿管閉塞により右水腎症を呈していた．B）下腎杯を直接穿刺し，ドレナージチューブを留置した後の造影

2 合併症とトラブルシューティング

頻度：15〜20％程度で保存的加療できるものが多い．致死的合併症の頻度は0.3％以下[7]．
① **出　血**：通常術後48時間程度は認められるがのちに消失
　　出血量が多い場合：膿瘍穿刺ドレナージに準ずる
② **尿の漏出**：ドレナージ良好であれば尿漏は消失する
③ **敗血症，ショック**：膿腎症の場合に起こるので注意
④ **周囲臓器（特に腸管）損傷**：術前にCTなどでも確認しておく

重要

腎動脈は前後に枝分かれし，その末梢枝の終末動脈の間には比較的血流が乏しい領域がある．可能な限りこの領域を通し，腎漏斗を介さずに腎杯を直接穿刺する

文献・参考図書

1) 「IVRマニュアル 第2版」（栗林幸夫 ほか 編），医学書院，2011
　↑IVRの手技全般について簡潔に書かれている．

2) Harisinghani, M. G., et al.：Transgluteal approach for percutaneous drainage of deep pelvic abscesses：154 cases. Radiology, 228：701-705, 2003
　↑ほとんどの骨盤深部膿瘍は経臀部的穿刺で対応可能である．

3) Gee, M. S., et al.：Management of Abdominal and Pelvic Abscesses that Persist Despite Satisfactory Percutaneous Drainage Catheter Placement. AJR, 194：815-820, 2010
　↑初回のドレナージが奏功しなかった症例で，適切な側孔の作成が重要であると報告している．

4) Yamakado, K., et al.：Transhepatic Drainage of Inaccessible Abdominal Abscesses Following Abdominal Surgery Under Real-Time CT-Fluoroscopic Guidance. Cardiovasc Intervent Radiol, 33：161-163, 2010
　↑時にさまざまな工夫を駆使しても途中の臓器を経由せずには穿刺できないことがあり，この場合経由臓器として肝が選択される場合が多い．

5) 川口 洋 ほか：膿瘍ドレナージ．「医療スタッフのためのIVRマニュアル」．INNERVISION, 12・11：79-83, 1997
　↑仮性膵嚢胞では，胃を貫通させてドレナージを行い，胃との瘻孔を造ることでより生理的に近い形で治療することができる．

6) Arellano, R. S., et al.：CT-Guided Drainage of Abdominal Abscesses：Hydrodissection to Create Access Routes for Percutaneous Drainage. AJR, 196：189-191, 2011
　↑液体・空気注入による分離テクニックは膿瘍ドレナージでも応用可能である．

7) 山本真由，加地辰美：腎瘻造設術 Inteventional Radiologyのコツ．臨床放射線，51：1601-1605, 2006
　↑腎盂穿刺時は，相対的無血管野および腎杯を直接穿刺することが重要である．

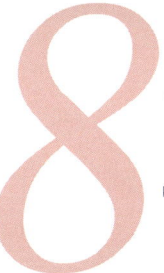

8 チューブ管理，手術後ドレーン管理の基本

鈴木智哉

1. SB（Sengstaken-Blakemore）チューブ

Point

- 食道静脈瘤，胃静脈瘤に対し一時止血する器具である
- 確実かつ安全に挿入するためには透視下で挿入する．少なくとも挿入後Ｘ線検査で確認する
- SBチューブによる圧迫止血は48時間が限度なので，追加治療を行う

■はじめに

SBチューブは食道静脈瘤，胃静脈瘤破裂による出血をバルーンで圧迫止血する器具である．迅速かつ簡便に使用できるので出血の緊急制御には有用である．しかしその使用時間には制限があり，常に追加，根本治療を念頭におき診療にあたる．

■適応と禁忌

適　応：食道静脈瘤破裂，胃静脈瘤破裂
禁　忌：食道破裂，Mallory-Weiss症候群（SBチューブを使用し止血を得られたとの報告[1,2]もあるが，適応に関しては専門家と十分吟味する）

1 手技の実際

① **器材の確認**（図1）：まず食道バルーン，胃バルーンに空気を注入し破損のないことを確認する
② **気道確保**：患者を仰臥位にする．意識障害，ショックなどによりすでに気道に異常がある場合，もしくは今後大量吐血等で異常をきたすことが予測される場合には，先に確実に気道確保する
③ **局所麻酔**：チューブの先端部，胃バルーン，食道バルーンに潤滑剤（キシロカイン®ゼ

胃吸引口　胃バルーン　食道バルーン　食道吸引口

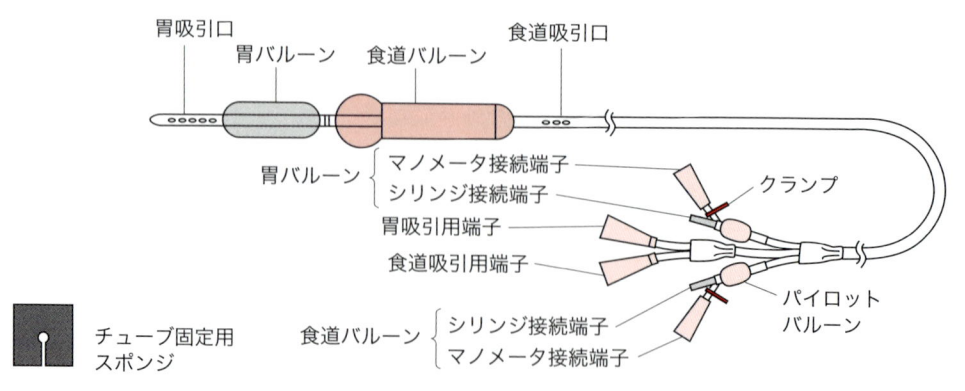

胃バルーン ─ マノメータ接続端子
　　　　　　シリンジ接続端子
　　　　　　胃吸引用端子
　　　　　　食道吸引用端子
　　　　　　　　　　　　　クランプ
食道バルーン ─ シリンジ接続端子
　　　　　　　　マノメータ接続端子
　　　　　　　　　　　　　パイロットバルーン

チューブ固定用スポンジ

図1　SBチューブの構造
文献3より引用

リー等）を塗布する．鼻孔からキシロカイン®スプレーを噴霧し，鼻腔，咽頭部，喉頭部に局所麻酔する

④ **チューブの挿入**：鼻孔よりチューブを挿入する．患者の協力が得られる場合には食道入口部通過時に嚥下運動させるとスムーズに食道内へ挿入される．チューブは50 cm以上挿入し，**胃バルーンが確実に食道胃接合部を越えるようにする**．透視，もしくはX線検査で位置確認する．胃泡音の聴診による確認は胃バルーンが食道胃接合部を越えているかの判断根拠にはならない．胃バルーンを誤って食道内で膨張させると食道破裂の危険があるため，より確実な方法で確認する

⑤ **胃バルーンの膨張（図2A）**：胃バルーンが確実に食道胃接合部を越えているのを確認したら，胃バルーン注入口から空気を注入する．必ず添付文書に従って決められた量を注入する（200〜300 mL）．胃バルーン膨張後，チューブを牽引し胃バルーンを食道胃接合部に密着させる．胃静脈瘤に対して使用する場合は胃バルーンで圧迫止血するので，再度透視かX線検査で最終の位置確認をする

⑥ **チューブの固定（図2B）**：チューブの固定は，チューブに牽引用の紐を掛け滑車を用いておよそ500 g（500 mLの点滴ボトル）で牽引する

⑦ **食道バルーンの膨張（図2C）**：食道バルーン注入口から食道バルーンに空気を注入し，内圧が30〜40 mmHgになるまで，45 mmHgを超えないように，バルーンを膨張させる

⑧ **胃内容の吸引，洗浄，止血の確認**：胃吸引端子より，胃内の空気，内容物，血液を十分に吸引する．場合により洗浄することによって止血が確認できる

⑨ **最終の位置確認**：処置が終了したらおのおののバルーンについて，透視かX線検査で最終の位置確認を行う

2 合併症とトラブルシューティング

❶食道壊死

食道バルーンは6時間ごとに5分間程度圧解除を行い，粘膜血流を確保する．また止血が得ら

B）SBチューブ
入れておよそ500 g（500 mLの点滴ボトルを使用）で牽引する

固定用スポンジ

C）食道バルーン
空気を注入し、内圧が30〜40 mmHgになるまでバルーンを膨張する（45 mmHgを超えないようにする）．食道静脈瘤を圧迫

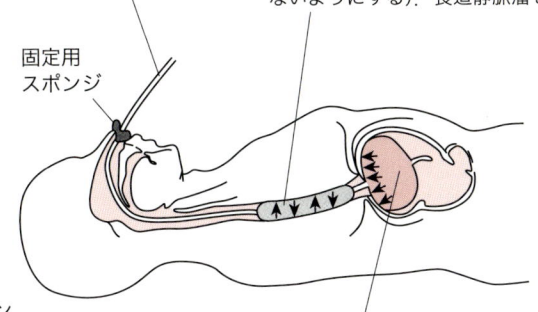

A）胃バルーン
空気を注入する（200〜300 mL）．胃バルーン膨張後，チューブを牽引し胃バルーンを食道胃接合部に密着させる．牽引されることにより，胃から食道静脈瘤への側副血行を遮断

図2　SBチューブによる止血
文献3を参考に作成

れているようであればすみやかにチューブを抜去する．**留置期間は最長で48時間以内とする**．

❷食道破裂

胃バルーンを食道内で膨らませることで生じる場合があるので，胃バルーンの確実な位置確認が重要である．

3　次にどうするか？

SBチューブ圧迫止血後も大量出血で問題になる**死の3徴（低体温，アシドーシス，凝固障害）**の出現には注意し集中治療を行う．患者本人，もしくは家族にあくまでも一時止血の状態であり，完全な止血には追加治療が必要であることをインフォームドコンセントする．

4　どうトレーニングするか？

挿入自体は経鼻胃管と同様の手技なので，それができていれば問題ないが，バルーンの構造を熟知している必要があり，添付文書や使用済のチューブ等を利用して確認しておく．

> **One More Experience**
> **チューブ挿入のタイミング**
> 食道静脈瘤破裂や胃静脈瘤破裂はそれ自体でも致死率は十分高いが凝固障害を伴っている場合も多い．不可逆性ショックや死の3徴が出現してからでは遅いので大量吐血や内視鏡止血困難時など，常に早めに決断することが重要である．

2. ST（Stomach Tube），十二指腸チューブ，イレウスチューブ

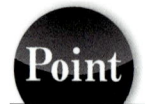

Point

- STは治療，診断，予防等さまざまな場面で使用される
- 十二指腸チューブは主に栄養の投与経路として使用される
- イレウスチューブは腸管の減圧に用いる

■はじめに

ST，十二指腸チューブ，イレウスチューブは診断，治療，予防とその使用方法は多岐にわたる．適応や禁忌また挿入時における合併症について熟知している必要がある．

> ■適応と禁忌
>
> **適応　ST**：上部消化管出血の診断，嚥下障害に対する経管栄養や薬剤投与，術後や外傷，イレウス患者での胃の減圧，中毒患者の胃洗浄や意識障害患者または鎮静中の嘔吐，誤嚥防止に用いる．
>
> **十二指腸チューブ**：胃からの排出遅延などによる逆流が多い経管栄養困難例や重症急性膵炎等の特殊環境下での栄養投与の際にはチューブの先端を空腸に留置することで栄養投与が可能である．
>
> **イレウス管**：腸内の減圧の必要のあるイレウス．絞扼性イレウスでは手術が優先されるが，時としてチューブ挿入により解除されることがある．

1 手技の実際

❶ ST

① 仰臥位，セミファラー位にする
② キシロカイン®ゼリー（5 mL程度）を挿入する鼻腔に注入し麻酔する
③ ST自体にも潤滑剤としてキシロカイン®ゼリーを塗布し鼻腔底に対して平行（顔面に対して垂直）となるように挿入する．（図3）
④ 喉頭まで達したら（通常15 cm程度）協力が得られれば嚥下運動とともに挿入すると容易である．胃までは一般的に50〜60 cmである
⑤ 胃泡音の心窩部での聴取は先端が食道胃接合部付近にあるときも聴取され注意が必要である．先端と側孔の位置を透視もしくはX線検査で確認することが望ましい

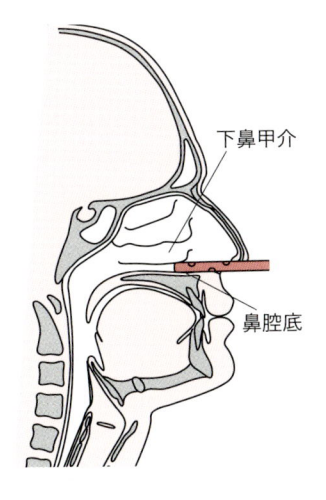

図3 鼻腔の構造とSTの挿入方法

鼻腔からチューブを挿入するときは頭側には向けない．図のように，**下鼻甲介と鼻腔の底部間をチューブが進むようにする**．鼻の穴を上に広げながら，チューブを顔面に対して垂直に挿入する．
文献4より引用

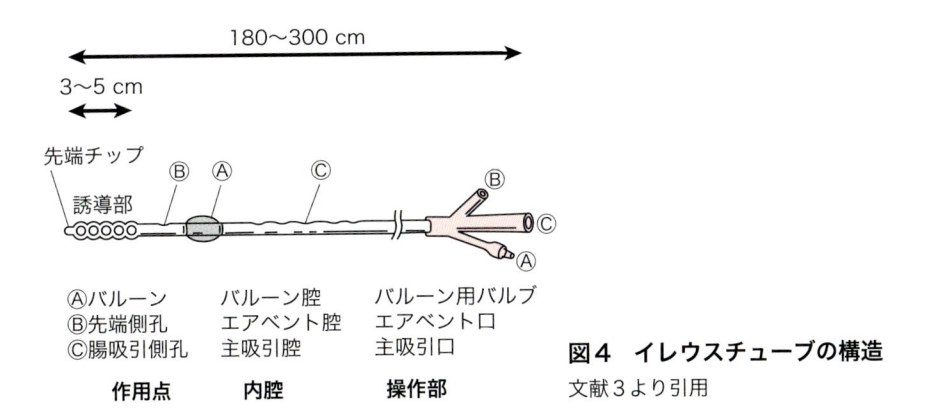

図4 イレウスチューブの構造
文献3より引用

Ⓐバルーン　バルーン腔　バルーン用バルブ
Ⓑ先端側孔　エアベント腔　エアベント口
Ⓒ腸吸引側孔　主吸引腔　主吸引口
作用点　　　内腔　　　　操作部

❷十二指腸チューブ

① 胃までの挿入はSTと同様である

② 幽門部を通過するためには，盲目的に空気を（200 mL程度）胃内に注入し，大弯に沿って挿入する．塩酸メトクロプラミド（プリンペラン®）10 mgやエリスロマイシン（エリスロシン®点滴静注用）250 mgを点滴静注することで幽門部を開大させ，十二指腸への挿入が容易となる場合もある[5,6]．また透視下で挿入することもあり，より確実な挿入が可能となり位置確認も容易である

❸イレウスチューブ

① バルーン等の破損がないことを確認し透視下で挿入する（図4）

② ガイドワイヤーをイレウスチューブの先端まで通しておく．このとき，ガイドワイヤーがチューブ先端から出ないように注意する．胃までの挿入はSTと同様である

③ チューブ先端が胃内に達したら胃内容物を一度吸引し，空気ないしは造影剤を用いて幽門部を確認し十二指腸球部にチューブ先端を進める．ここでやや右側臥位にすると挿入が容

易となる場合がある（図5①〜③）
④ チューブ先端が十二指腸下行脚まで達したら患者を仰臥位とし，ガイドワイヤーを少し引き抜いて十二指腸上行脚までは進めないようにする（図5④，⑤）
⑤ チューブ先端が空腸起始部に達したら，Treitz靱帯より肛門側でバルーンを膨らませてガイドワイヤーを抜去する．その後は蠕動運動により先端が肛門側に移動するのを期待する．狭窄部までの距離が長い場合，チューブ先端を進められるところまで進めてからバルーンを膨らませて留置するという方法も行われる．バルーンは蒸留水を用いて15〜20 mL程度で膨張させる（図5⑥）
⑥ 胃内で20〜30 cm程度，たるみ（ループ）を作ってからチューブを鼻翼に固定する．あとは蠕動運動でチューブが進んでいくのを期待する
⑦ 最近では経鼻内視鏡による挿入方法の有用性も報告されている[7]

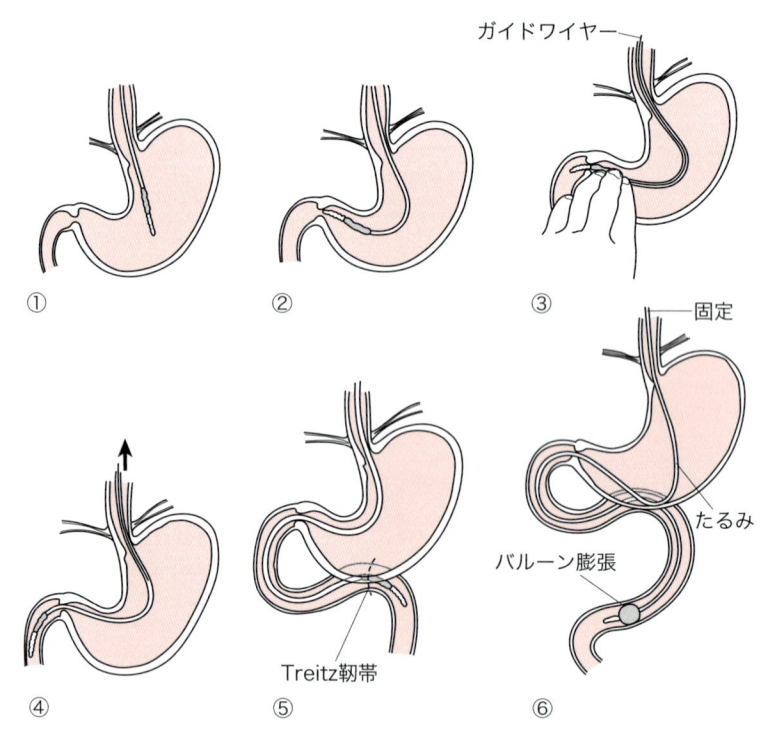

図5 イレウスチューブの挿入から固定
① 胃内に達したら内容物を吸引する
② 空気（100 mL）ないしは造影剤を用いて幽門部を確認し十二指腸球部にチューブ先端を進める．右側臥位にすると挿入が容易となる場合がある
③ 用手的圧迫し挿入と引き出しをくり返すとスムーズに幽門を通過する
④ チューブ先端が十二指腸下行脚まで達したら患者を仰臥位とし，ガイドワイヤーを少し引き抜き挿入する
⑤ 仰臥位から左側臥位にすると十二指腸水平脚から空腸が直線化するため，Treitz靱帯の通過が容易となる
⑥ チューブ先端が空腸起始部に達したら，Treitz靱帯より肛門側でバルーンを膨らませてガイドワイヤーを抜去する．胃内でたるみを作り固定する
文献3より引用

2 合併症とトラブルシューティング

❶ 誤嚥による肺炎

意識障害では注意する．愛護的に挿入する．必要であれば気管挿管等であらかじめ気道を確保しておく．

❷ 腸重積

イレウスチューブの抜管時には必ずバルーン内の蒸留水を除去する．透視下で行うのが望ましい．このほかにバルーンを膨らませる際には必ず蒸留水を用いる．生食等を用いるとバルーン内で結晶ができてしまい，液体を回収できないことが生じてしまう．

3 次にどうするか

特に気道内への誤挿入を避ける．イレウスチューブは通常透視下で挿入するので心配はないが，STや十二指腸チューブで盲目的に挿入する際には十分に注意する．挿入時に咳嗽が出現した場合には気道内の誤挿入を疑う．空気を注入し胃泡音を心窩部で聴取し確認する方法は食道胃接合部を通過したかどうかの判断材料にはならず，誤嚥のリスクは減らない．抵抗等を感じたら必要以上に挿入せず短めにして必ず透視やX線検査で確認する．

4 その他のコツ

患者への説明と麻酔を十分に行い，協力が得られるようであれば嚥下運動に合わせて挿入する．意識障害などで挿入が困難な場合にはマギール鉗子などを用いて挿入する場合もある．

トレーニング法については解剖を熟知し十分な麻酔と患者の協力が得られれば比較的容易に挿入できるということをたくさん経験することであると考える．

意識障害など患者の協力が得られない場合の無理な挿入は合併症にもつながり，必ず愛護的に挿入する．

One More Experience
左右の鼻腔どちらを選択するか？

多くの場合，鼻中隔は左右どちらかに弯曲している．片方ずつ鼻翼をおさえて患者に鼻呼吸をしてもらい通りが良い方を選択する．また過去の胃管や経鼻内視鏡の挿入の有無を確認してから挿入するのも良い方法である

3. 手術後ドレーン管理の基本

Point

- 何のためのドレーンか？ その適応と目的を理解する
- ドレーンの種類はさまざまである．そのメリット，デメリットをよく理解したうえで適切なドレナージを実施し不要な合併症は回避する

■ はじめに

　ドレナージとは体腔内，消化管内などの貯留液を体外へ排出することである．この際に体外に貯留液を排出する役割を果たすものがドレーンである．ドレナージは基本的手技であり，適切に使用することでさまざまなメリットが得られる反面，不要なドレナージによって逆行性感染などの合併症を起こす可能性もある．ドレーンの種類や特性を理解し，目的に応じて適切なドレーンを使用することが重要である．

■ 適応と禁忌

適　応：その目的とドレーンの種類によっても異なる．開放型ドレーンであれば，詰まりにくく，長いドレナージ効果が期待できる．一方，外界と交通しており逆行性感染のリスクが高くなる．すでに感染の起こっている膿瘍腔に使用されることが多い．閉鎖型ドレーンは体外に出たドレーンの先がバックやボトルに接続されており，外界と交通がないものである．逆行性感染のリスクが低く，排液量や性状が観察しやすい．しかし，閉塞しやすい，陰圧をかけるタイプのものは吸引により臓器損傷を起こしうる，比較的高価である，等のデメリットがある．予防的ドレーンや情報ドレーン（術後の出血や縫合不全に対する）として用いられることが多い．

禁　忌：ドレナージの絶対的禁忌はない．実際には，手術侵襲や患者の出血傾向の有無や治癒能力を術者が総合的に判断して適応を決めている．最近の報告では，予防目的や情報目的でのドレーン挿入は逆行性感染のリスクが増えるとする意見も多い[8〜11]．しかし術者の経験や技量，設備環境や患者背景の違いにより合併症の発生率は一様ではない．これらもよく考慮し判断する．

1 手技の実際

① 解剖学的陥凹部に挿入する．
　腹部領域：左右横隔膜下，Douglas窩，左右傍結腸溝，Morison窩，Winslow孔，肝下腔（図6）

右横隔膜下
左横隔膜下
Winslow 孔,
肝下腔
Morison 窩
左傍結腸溝
右傍結腸溝
Douglas 窩

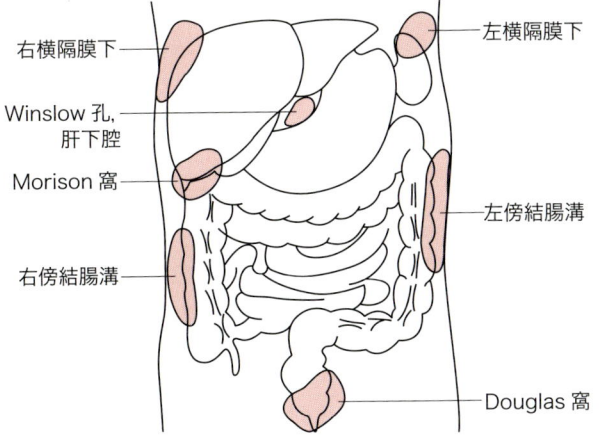

図6　腹部領域のドレーン留置部
文献12より引用

　　胸部領域：背側，頭側へ向け挿入することが多い
② 縫合不全が危惧される場合はドレーンが**吻合部を直接圧迫しない位置で吻合部近傍**に留置する
③ 治療的ドレーンに関しては術中の留置のみではなく，エコーガイド下およびCTガイド下[13]で経皮的にも挿入できる

One More Experience

挿入と固定のコツ

　ドレーンの挿入時には，目的の部位に向け，できるだけ最短距離で直線的に挿入することが重要である．腹壁に対してやや斜めに腹膜外を経由して挿入するとドレーンが安定しやすい．固定は非吸収糸を用いて皮膚にしっかりと固定する．

2 合併症とトラブルシューティング

　排液の性状や量，臭いなどを確認するとともにドレナージが効果的かどうかなどを観察することが重要である．術直後から24時間以内であれば毎時間ごとに，それ以降であれば少なくとも6〜8時間ごとの観察は必要である．出血を疑えばヘマトクリット，肝胆膵領域の術後ではビリルビンやアミラーゼをドレーン排液から採取し測定する．排液より便臭があれば縫合不全を考える．またドレーン排液量が急激に減少したときは，ドレーンの屈曲や閉塞，逸脱などによるドレナージの効果不良を考え，まずベッドサイドでドレーン刺入部を露出させドレーンの状態を確認する．体外での位置異常がなければX線検査等で体内での状態を確認する．

3 次にどうするか？

●抜去のタイミング

　排液量が漸減し，性状が清明で，臨床症状でも問題なければできるだけ早期に抜去する．情

報ドレーンでは1〜2日まで，予防的ドレーンでは縫合不全の危険性が少なくなる術後1週間程度までを目安に抜去する．治療ドレーンではドレナージの効果や膿瘍腔などを評価し，ドレーンからの排液量が減少すればそれに応じ少しずつドレーンを細くする．膿瘍腔の狭小化をはかり，少しずつ抜去する．

4 どうトレーニングするか？

ドレーンの適応や抜去については臨床症状，患者背景，設備や技量の問題があり一定の基準がない．定型手術や腹膜炎手術などを多く経験し，総合的に判断することが重要である．挿入後は日々観察，管理する習慣を身につける．

文献・参考図書

1) Welch, G. H., et al. : Balloon tamponade for the control of Mallory-weiss haemorrhage in patients with coagulation defect. Br J Surg, 74 : 610-611, 1987
　↑Mallory-Weiss症候群に対してバルーン圧迫止血効果は有効か？

2) 北村まり ほか：食道拡張用バルーンにて圧迫止血に成功したMallory-Weiss症候群の1例．Prog Dig Endosc, 73 : 130-131, 2008
　↑SBチューブによるバルーン効果で止血をはかる意味でその目的は同じだが拡張用バルーンを用いると病変部を直視できるので合併症が生じにくいと報告している．

3) 「改訂第4版 救急診療指針」(日本救急医学会 監，日本救急医学会専門医認定委員会 編), p.240, 241, 245, へるす出版, 2011

4) 畑 啓昭：先人のコツ2 経鼻胃管挿入．レジデントノート, 11 (2) : 235-239, 羊土社, 2009

5) Levy, H., et al. : Transpyroric Feeding Tube Placement in Critically Ⅲ Patients Using Electromyogram and Erythromycin Infusion. Chest, 125 : 587-589, 2004

6) Griffith, D. P., et al. : Intravenous erythromycin facilitates betside placement of postpyloric feeding tubes in critically ill adults : A double-blind, randomaized, placebo-controlled study. Crit Care Med, 31 : 39-44, 2003
　↑3, 4) 集中治療室のベットサイドにおけるエリスロシンを用いた栄養チューブの挿入は有効である．

7) 菅野良秀 ほか：経鼻内視鏡補助下イレウスチューブ挿入法．Gastroenterol Endosc, 52 : 1572-1579, 2010
　↑内視鏡を用いたイレウスチューブの挿入法．

8) Petrowsky, H., et al. : Evidence-based value of prophylactic drainage in gastrointestinal surgery : a systematic review and meta-analysis. Ann Surg, 240 : 1074-1084, 2004
　↑定型手術がなされていればドレーンは不必要．

9) 小鹿雅博 ほか：腹膜炎手術においてドレーンを挿入すべきか否か―予防的ドレーン挿入の再検討．日腹部救急医会誌, 29 : 829-834, 2009
　↑ドレーン挿入で術後合併症発生率が上昇し，入院期間も有意に延長していた．

10) Lee, K. J., et al. : Gastric cancer surgery without drain : a prospective randomized trial. J Gastrointest Surg, 8 : 727-732, 2004

11) Karliczek, A., et al. : Drainage or nondrainage in elective colorectal anastomosis : a systematic review and meta-analysis. Colorectal Dis, 8 : 259-265, 2006
　↑8, 9) 消化管吻合を伴う胃腸手術においてもルーチンの予防的ドレーン留置に意義を認めない．

12) 松井洋人 ほか：ドレーンの種類と適応・使用法．臨床外科, 67 (3) : 312-317, 医学書院, 2012
　↑ドレーン，その目的と特性．

13) Gerzof, S. G., et al. : Petcutaneous catheter drainage of abdominal abscesses : a five-year experience. N Engl J Med, 305 : 653-657, 1981
　↑CTガイド下ドレナージは腸管や骨によって妨げられることがなく膿瘍のドレナージに有効である．

Mini Lecture ❹

栄養管理～どのように投与してどう管理する？

田中　亮，鶴田良介

■はじめに

　簡単なようで実は奥が深く，それでいてはっきりとした正解が得られないテーマが栄養管理である．救急現場で働くわれわれにできることは，現時点での世界基準を知り，基本的な知識をもとに可能な限り正解に近づく努力をすることである．本項では，最新の栄養管理方法と知見を紹介し，ICUで有用となる情報も交えて解説する．

■栄養管理方法の決定手順

　ERを受診する患者で，入院にならないような軽症患者や，経口摂取が可能で短期入院ですむ場合は，栄養管理について論じる必要はない．したがって，ここからはICUで治療する患者を想定した管理方法を述べる．

❶投与経路・開始時期

　「消化管が使える場合は，可能な限り早期から経腸栄養（enteral nutrition：EN）を実施する」が現時点での基本である．SCCM/ASPENの「急性期栄養ガイドライン」[1]，ESPENの「ICUにおける経腸栄養ガイドライン」[2]ともに静脈栄養よりも経腸栄養が優先され，Canadian Critical Care Clinical Practice Guidelines committee（CCPG）の「人工呼吸器管理下の患者における栄養ガイドライン」[3]，わが国の「静脈経腸栄養ガイドライン」[4]，「急性呼吸不全による人工呼吸患者の栄養管理ガイドライン」[5]でもENが推奨事項となっている．

　ENが重要視される理由は，単に栄養吸収過程が生理的であるだけではなく，病原菌に対する重要なバリア機能を有している消化管粘膜上皮を保護する作用があると考えられているからである[5]．重症病態下において，この重要な防御機能は，ICU入室後24時間以内にびらんという形で障害され始めるとされ[6]，48時間を超える人工呼吸器管理と凝固障害は消化管出血のリスクとなるため[7]，全身状態が悪い場合ほど，腸管の状態に注意を払って，早期からENに取り組むべきである．経静脈栄養（parenteral nutrition：PN）とどちらが優れているかという議論は長年続いているが，極度の循環不全，腸管虚血，イレウス，消化管出血が明らかな場合はENが禁忌となるため，この場合はPNを実施せざるを得ない．しかし，それ以外の場合は**極力ENをできるだけ早期（24～48時間以内）に開始する**．

❷実際の投与方法

①**胃管挿入**：一般的に，14～16 Frの経鼻胃管を使用することが多いが，栄養投与のみを目的とする場合は8～10 Frの細い胃管を使用する方が長期留置による合併症リスクや患者の違和感を減らすことができる．

> ポイント）・確実な留置を確認（できればX線で）
> ・鼻孔から50〜60 cmで固定

経胃栄養と経十二指腸栄養のどちらが優れているかという議論には答えが出ていない．経十二指腸栄養の方がVAP（人工呼吸器関連肺炎）の発症率が低いという報告があれば[8]，有意差はなかったとする反対の結果もあり[9]，現在のところSCCM/ASPENガイドラインではどちらか一方を優先的に推奨していない．挿入のしやすさ，より生理的であるという視点からは，経胃栄養が優れているといえる．

② **経腸栄養剤の選択**：わが国では医薬品とされているものと，食品として扱われるものに分けられる．医薬品のうち経腸栄養用製剤は，消化態栄養剤，半消化態栄養剤，の2つに分類される．

- **消化態栄養剤**：タンパク質をあらかじめアミノ酸やペプチドに分解した状態にしたもので，消化の必要がないため残渣が少なく，消化機能の低下している症例によい適応になるとされる．ただし，脂質含有量が少なく，長期に使用すると必須脂肪酸が不足する．
- **半消化態栄養剤**：タンパク質，炭水化物，長鎖脂肪酸を使用しており，消化の面では消化態栄養剤や成分栄養剤に劣るが，エネルギー比が大きいため臨床現場では頻用される．

それぞれの特徴を表1，2にまとめる．

消化態栄養剤と半消化態栄養剤のどちらが優れているとした一定の見解はまだ得られていない．炎症性腸疾患，急性膵炎などに限定すれば消化態栄養剤が有用であるとの報告はあるが，現時点ではどちらを使用してもよい状況にあり，個々の症例に応じて対応するべきであろう．近年，免疫能を増強するとされるω-3系脂肪酸やアルギニン・グルタミンなどを配合した免疫賦活経腸栄養剤も注目されているが，その効果に否定的な報告も出てきており[10]，評価は定まっていない．

③ **投与カロリー**：一般的にはHarris-Benedictの公式を使用して，それに活動係数や侵襲係数を考慮して必要エネルギー量が計算されてきた．しかしこの方法で目標カロリーを設定することは科学的根拠に乏しいうえ，過剰エネルギーになることが近年指摘されている[11〜13]．**過剰エネルギー投与（overfeeding）は高血糖を惹起し，酸化ストレスと炎症反応を増悪させるため，overfeedingにならないよう，計算された目標カロリーの50〜80％程度を目安に投与すると安全性が高い**．ガイドラインの推奨量を総合し，さらにより安全な数値となると，特に急性期は20 kcal/kg/日程度で十分である．現時点でのoverfeeding回避に主眼をおいたエネルギー投与指針を表3に示す．

表1　経腸栄養剤の分類と特徴

分　類	窒素源	糖質源	脂　質	浸透圧	価　格
消化態栄養剤	アミノ酸 ジペプチド トリペプチド	デキストリン 二糖類	中鎖脂肪酸	高い	高い
半消化態栄養剤	タンパク質	炭水化物	長鎖脂肪酸	低い	安い

④ **投与速度**：持続投与の場合，10〜30 mL/時で開始し，徐々に速度を上げていく．間欠投与の場合は，1回につき，200〜300 mLの経腸栄養剤を2〜3時間かけて投与するのが一般的である．投与速度が速すぎると，胃内残液量の増加，下痢の頻度が上がるとされるため，残液量や便性状に注意しながら慎重に投与する．

⑤ **投与時の体位**：経腸栄養剤投与中は30°以上にギャッジアップした患者では，誤嚥の発生率が低いとされているため[14]，**30〜45°**のセミファーラー位を維持することを考慮すべきとされている[5]．循環動態が不安定な場合や，頸椎損傷などの特別な場合を除いては，誤嚥の予防目的に実施するべきである．

⑥ **血糖コントロール**：前述したように，overfeedingによる高血糖は避けなければならない．

表2　経腸栄養剤の種類

◇**消化態栄養剤（kcal/mL，蛋白量 g/100kcal）**
「ペプチーノ（1，3.6）」「ツインライン（1，4）」「※エレンタール（1，4.4）」
（※エレンタールは窒素源構成がアミノ酸のみであり，成分栄養剤とも呼ばれる）

◇**半消化態栄養剤（一般用製品）**

蛋白質（g/100kcal）	カロリー（kcal/mL）		
	1	1.5	2
3.5	エンシュアリキッド	テルミールミニ メイバランスミニ	メイバランス2.0 テルミール2.0 α
4	YHフローレ メイバランス1.0	メイバランス1.5	
4.5	メディコフ ラコール		

◇**半消化態栄養剤（特殊疾患用製品）（kcal/mL，蛋白量 g/100kcal）**
肝疾患：アミノレバンEN（1，6.4）
腎疾患：リーナレンLP（1.6，1），リーナレンMP（1.6，3.5）
糖尿病：インスロー（1，5）
呼吸器疾患：プルモケア（1.5，4.2）
免疫調整剤：アノム（1，5），インパクト（1，5.6），オキシーパ（1.5，4.2）

表3　重症患者のエネルギー投与指針

	エネルギー上限
急性期（48時間以内）	15 kcal/kg/日
亜急性期（7日以内）	20 kcal/kg/日
回復期	25〜30 kcal/kg/日
慢性期	25〜30 kcal/kg/日

よって，**180 mg/dL**を超えるような高血糖を認めた場合にはインスリンの使用を開始する．しかし，あまり厳格な血糖コントロールを実施しようとすると，低血糖を惹起し，重篤な中枢神経障害に至る可能性が高くなる．

> **ポイント）**
> ・目標血糖値　150〜180 mg/dL 程度
> ・速効型インスリン（ノボリン®Rやヒューマリン®Rなど）を使用
> ・できるだけ頻回に血糖測定
> ・低血糖は絶対に避ける
> ・血糖値の変動を避けるため，持続投与が望ましい（この場合は栄養投与も持続に統一する）

⑦ **合併症対策**

◇胃内残液量が多い
- 経十二指腸投与を検討する．EDチューブの挿入は内視鏡下で実施する方が安全である
- メトクロプラミド（プリンペラン®）10 mgを3回/日静注
- エリスロマイシン250 mgを6時間毎に静注

◇下 痢
- シンバイオティクス（プロバイオティクス＋プレバイオティクス）実施
    - プロバイオティクス：ビフィズス菌製剤，酪酸菌製剤など
    - プレバイオティクス：オリゴ糖，食物繊維など
- 栄養剤の粘度を上げる：ペクチン液（REF-P1など），とろみ粉を併用する

> **重要**
> 栄養管理の目的は十分なカロリーを投与することではなく，少量でもよいから胃腸に栄養源を届け，腸管粘膜機能を維持しながら原疾患を治療するうえで不利となる要素を排除することである．

文献・参考図書

1) McClave, S. A., et al. : Guidelines for the provision and Assessment of Nutrition Support Therapy in the Adult Critically Ill Patient: Society of Critical Care Medicine (SCCM) and American Society for Parenteral and Enteral Nutrition (A.S.P.E.N). JPEN J Parenter Enteral Nutr, 33 : 277-316, 2009

2) Kreymann, K. G., et al. : ESPEN Guidelines on Enteral Nutrition: Intensive Care. Clin Nutr, 25 : 210-223, 2006

3) Heyland, D. K. & Dhaliwal, R. : Canadian Critical Care clinical practice guidelines for nutrition support in mechanically ventilated, critically ill adult patients. JPEN J Parenter Enteral Nutr, 27 : 355-373, 2003

4) 「静脈経腸栄養ガイドライン　第2版」（日本静脈経腸栄養学会　編），pp.1-93，南江堂，2006

5) 日本呼吸療法医学会　栄養管理ガイドライン作成委員会：急性呼吸不全による人工呼吸患者の栄養管理ガイドライン2011年版．人工呼吸，29：75-120，2012

6) Hernandez, G., et al. : Gut mucosal atrophy after a short enteral fasting period in critically ill patients. J Crit Care, 14 : 73-77, 1999

7) Muthu, G. M., et al. : GI complications in patients receiving mechanical ventilation. Chest, 119 : 1222-1241, 2001

8) Cook, D. J., et al. : Risk factors for gastrointestinal bleeding in critically ill patients. N Engl J Med, 330 : 377-381, 1994

9) Hsu, C. W., et al. : Duodenal versus gastoric feeding in medical intensive care unit patients: a prospective, randomized, clinical study. Crit Care Med, 37 : 1866-1872, 2009

10) The ORIGIN Trial Investigators : n-3 Fatty Acids and Cardiovascular Outcomes in Patients with Dysglycemia. N Engl J Med, 367 : 309-318, 2012

11) White, H., et al. : A randomized controlled comparison of early post-pyloric versus early gastric feeding to meet nutritional targets in ventilated intensive care patients. Crit Care, 13 : R187, 2009

12) Mehta, N. M. & Duggan, C. P. : Nutritional deficiencies during critical illness. Pediatr Clin North Am, 56 : 1143-1160, 2009

13) 井上義文：必要エネルギー量の算定－ストレス係数・活動係数は考慮すべきか？－．静脈経腸栄養，25：573-579，2010

14) Metheny, N. A., et al. : Tracheobronchial aspiration of gastric contents in critically ill tube fed patients-frequency outcomes and risk factors. Crit Care Med, 34 : 1007-1015, 2006

Mini Lecture ⑤

救急医が知っておきたい内診と分娩介助のコツ

寺内文敏

■はじめに

　ERにて行われる多くの手技のなかで，内診さらには分娩介助は比較的稀な手技である．なぜならこれらの手技は専門性が高いため，通常は産婦人科専門医が行うケースが多いからである．しかし，ERの現場ではあらゆる状況に対応した手技が求められるので，本項ではERにて行う内診と分娩介助に関して解説する．なお，できるだけ専門性の高い用語の使用は控えるが，より詳細に学びたい場合は成書[1]を参照すること．

1 内　診

　内診の施行に際しまず大切な点は，患者の意識レベルに拘わらず必ず**女性看護師の立ち会い**のもとに行うことである（施行医が女医であっても）．

　膀胱が空虚な状態にて行うので，内診前には排尿をすませてもらうが，自己排尿困難な場合は導尿してから行う．

　基本的には内診台にて砕石位の状態で行うが，通常の診察台ならば，仰臥位にて両側の股関節と膝関節を屈曲し，大腿を外転させた姿勢にて行う．

❶ 適　応

　内診によって子宮・両側付属器（卵巣・卵管）をはじめ骨盤内のさまざまな情報を入手することが可能である．特にERでは圧痛部位の確認は重要なポイントとなる．例えば腹痛（特に下腹部痛）を訴える患者の内診において，子宮腟部頸部の挙上による圧痛増強は骨盤腹膜刺激症状であり，PID（pelvic inflammatory disease）による骨盤腹膜炎が疑われる．よって，ERにおける内診の第一の適応は「腹痛（特に下腹部痛）」である．部位によっては限局した子宮内膜筋層炎や付属器炎など鑑別できるが，内診のコツはあくまでも患者の緊張を取り除いた状態で，ゆっくり丁寧に行うことである．

　その他のERにおける内診の適応としては，性器出血（腟壁裂傷などの外傷），打撲による外陰部血腫，腟内異物などであるが，いずれも腟鏡診を併用する．

❷ 手　技

　まず，患者にこれから内診を行うことを告げる．一般的には利き手の反対の手に手袋をし，第2指を腟口から腟前壁に沿って腟内に挿入する．その際ゆっくりと挿入するが，滑りが悪い場合は消毒液などで第2指を湿らせてから行う．患者が緊張状態だと内診による疼痛も出現し，正確な所見も取り難くなるので，ゆっくりとした腹式呼吸をしてもらい，なるべくリラックスした状態で行うようにする．

　挿入した第2指にて，腟壁や子宮腟部頸部などを触診し，次に反対の手を用いて双合診を行

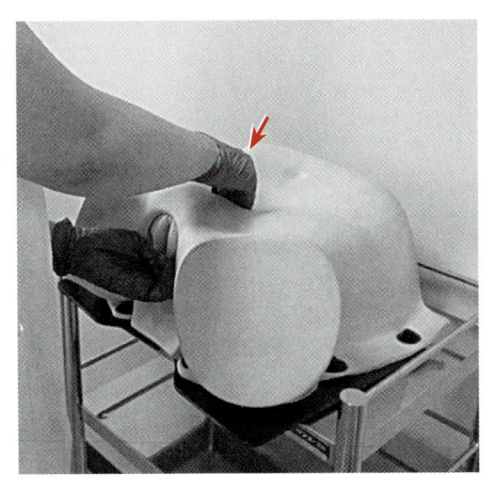

図1 双合診
恥骨上縁から下腹部にかけて触診を行う（→）

う．第2指を後腟円蓋部まで挿入し，子宮腟部頸部を軽く挙上させつつ，反対の手で恥骨上縁から下腹部にかけて触診し，両手指にて子宮・両側付属器の状態（大きさ，硬度，圧痛，可動性など）を触診する．さらには，Douglas窩の圧痛や抵抗なども触診する（図1）．

❷分娩介助

ここ最近は，一度も妊婦検診を受けることなく「飛び込み出産」するケースが増えている．ERにおける「分娩介助」のポイントを解説する．

❶分娩介助の基本
①骨盤誘導線
児はまっすぐストレートに骨盤内を下降して生まれてくるのではない．骨盤誘導線に沿って，ゆるやかなカーブを描いて娩出してくる．この骨盤誘導線のイメージはちょうど仙骨から尾骨にかけてのカーブと重なり，娩出時（母体臥位）の児頭は極端に述べるならば天井方向に向かって出てくるイメージである．

②回 旋
児はワインのコルクを抜くように，全体をねじって娩出してくる．これが**回旋機序**である．前述の骨盤誘導線とこの回旋を理解し介助することで，よりスムーズで安全な分娩が可能となる．

③自然分娩機転
児は陣痛という子宮収縮により骨盤誘導線に沿って回旋しながら骨盤内を下降し，娩出する．この「流れ」，すなわち分娩機転を妨げないようにするのが，分娩介助の最も大切なポイントである．

❷分娩介助の実際
①排臨・発露
陣痛に伴い児頭が外陰部に見え隠れし，そして完全に露出した状態に移行してくる．急激に

Mini Lecture ⑤

児頭が娩出すると肛門・直腸を含めた会陰部に裂傷が生じる可能性があるので，肛門を中心に片手（通常右手）で保護を行う（図2）．

②児頭娩出（第3回旋）

骨盤誘導線に沿って児頭が娩出してくる（第3回旋）．その際，児後頭を母体後方に軽く押し下げてから（後頭結節をはずす），母体前方（天井方向）に向け児頭を押し上げるように誘導するとスムーズに進行する（図3）．

③児頭娩出（第4回旋）〜前在肩甲娩出

- 娩出した児頭は自然に回旋し，母体側方を向く（第4回旋）．このときに余裕があるならば，鼻腔内および口腔内の羊水を吸引する
- 子宮収縮に合わせつつ，斜め下方に前在肩甲を誘導する（図4）

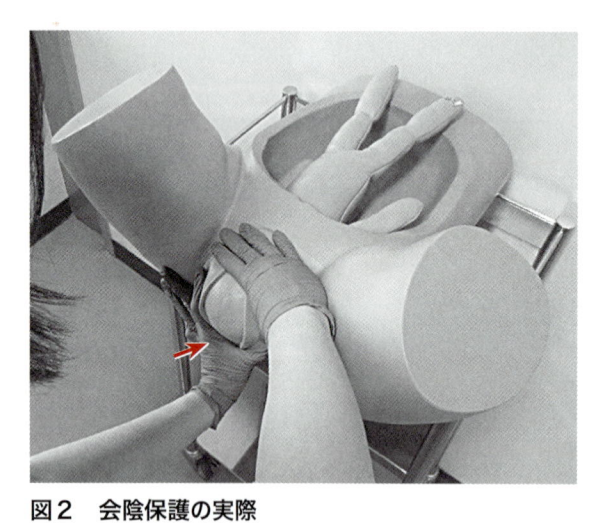

図2　会陰保護の実際
肛門を中心に保護を行い，児頭の娩出をコントロールする（→）

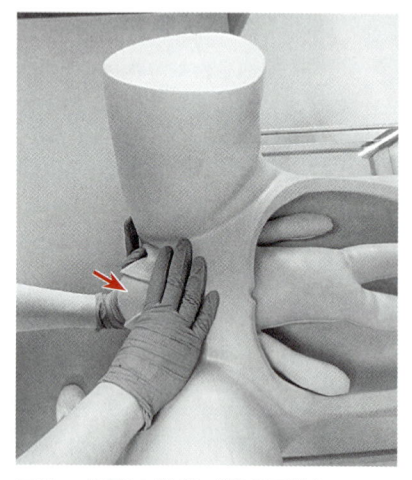

図3　児頭の娩出（第3回旋）
正常分娩過程では，児頭小泉門を母体前方に認める（→）

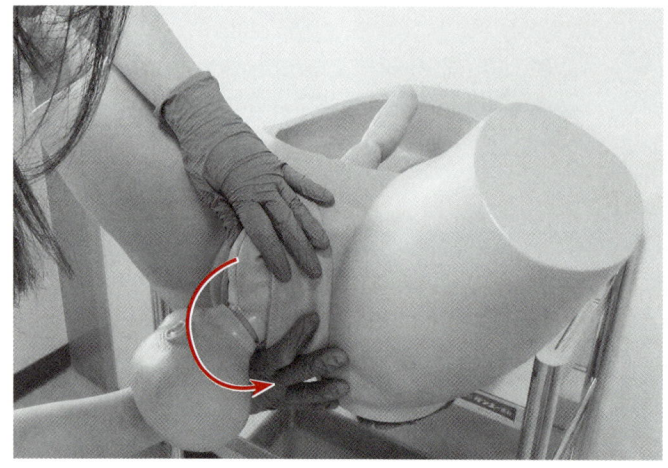

図4　前在肩甲の娩出
矢印の方向に前在肩甲が進むように軽く左手で押す
ただし急激に娩出しないようにコントロールする

- この際，前在肩甲による裂傷を予防するために母体には力ませないように指示しておくことが大切である．前在肩甲が娩出されたら，骨盤誘導線の延長線に沿うように，斜め上方に後在肩甲を引き上げるようにして娩出させる

④ **体幹娩出**

児両腋を両手を添えて体幹を把持し，骨盤誘導線の延長線上をイメージしながら，ゆっくりと取り上げる．

⑤ **臍帯切断**

- 鉗子にてクランプし，切断する．切断部位に決まりはないが，新生児に近すぎないように行う
- 児娩出後に続いて胎盤の娩出があるが，臍帯を無理に牽引したりせずに子宮底マッサージなどを行いながら自然剥離兆候を待つようにする

以上が分娩介助の「流れ」である．ほとんどの分娩が自然の分娩機転によりスムーズに進行していくが，さまざまな理由による「難産」は一定以上の割合で存在するので，可能な限り専門医にコンサルテーションすることが重要である．

文献・参考図書

1)「基本分娩介助学」(進 純郎，荒木 勤 著)，医学書院，1998

Mini Lecture ❻

救急での造影検査

船曳知弘

■ はじめに

　救急診療での造影検査は，時間的制約や病態としての制約などがあるため，通常の予定検査とは異なる．本項ではその要点や手法に関して解説する．

1 消化管造影

　救急診療において，消化管造影検査を行う頻度は少なく，特殊な状況に限られる．以前は，上部消化管穿孔を疑った際に上部消化管造影検査を行い穿孔の有無および穿孔部位を確定していた時代はあったが，CT機器が発達した現在では，MDCTで多断面再構成画像（multiplanar reconstruction：MPR）を用いれば，消化管穿孔の診断能は，感度83.7～93.9％，特異度95.9～100％といわれており[1～3]，消化管穿孔に対して欠かせない診断ツールとなっている．また，水溶性造影剤（ガストログラフィン®）を用いても造影検査を施行することは基本的にはない．
　消化管穿孔での造影検査の例外として，特発性食道破裂の診断に造影検査を行うことがある（図1）．病歴や胸部単純X線写真で疑わしい場合，CTや消化管造影で診断される[4～6]．
　イレウス（腸管閉塞）においては，イレウスチューブを留置する際に水溶性造影剤を多少用いることはあるが，基本的に留置目的での使用であって，診断目的ということは少ない．大腸イレウスにおいては，通常それまでの検査（腹部単純X線写真，CT）で大腸イレウスの診断はなされており，造影検査で大腸イレウスであることを診断することはない．閉塞した原因に関して水溶性造影剤を用いて診断することはあるが，完全閉塞例では大腸穿孔を引き起こすことがあり，注意しなければならない．このような場合，造影剤としてバリウムを使用していると，

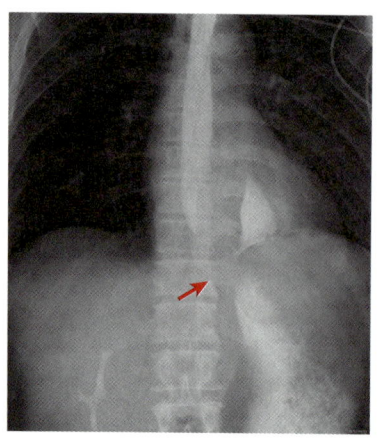

図1　特発性食道破裂における食道造影
水溶性造影剤の内服による穿孔部位の確認．
食道下部における左側壁の穿孔が多い

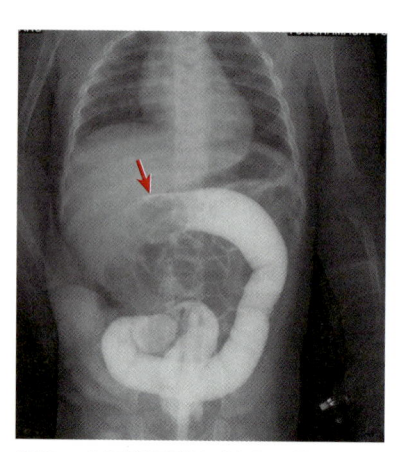

図2　小児腸重積に対する非観血的整復
バリウムによる整復．重積部ではカニ爪様サイン（→）と呼ばれる陰影が見られる

バリウム腹膜炎を生じ，重篤になるので，バリウムの使用は禁忌と考える．また完全閉塞でなくても，通過障害部分（多くは腫瘍）を越えて口側に造影剤が残った場合，状態を増悪させる可能性があるので，やはり使用を控えるようにする．

大腸閉塞であっても小児の腸重積では，**バリウムを用いて治療目的で造影検査を行う**場合がある．造影での典型的画像としてはカニ爪様と呼ばれる所見（図2）がみられる．整復の方法は一般的に rule of threes と呼ばれる．3フィートの高さから3分間の加圧を3回くり返す．バリウムの代わりに水溶性造影剤や空気で整復する方法も試みられており，同等の結果が報告されている[7〜9]．また透視を用いずに超音波で確認しながら整復するという方法もある．

2 尿道造影・膀胱造影

尿道損傷を疑っている場合，外尿道孔から造影剤を注入し，損傷の有無を検査する[10]（図3）．尿道損傷は解剖学的に尿道が長い男性に生じやすい．骨盤骨折に伴う尿道損傷では尿道膜様部よりも中枢側，すなわち**後部尿道が損傷されることが多い**[11]が，会陰部の直達外力では前部尿道損傷が多い．重症外傷ではしばしば尿道カテーテルを留置するが，留置する前に尿道損傷の可能性を否定することが必要になる．診察所見としては，外尿道孔からの出血がみられたり，直腸診で前立腺高位がみられたりする場合は要注意である．また尿道カテーテルの留置を試みた際に抵抗を感じる場合は，無理に挿入するのは避けなければならない．

尿道カテーテルが抵抗なく留置され，肉眼的血尿が持続している場合，腎損傷・尿管損傷・膀胱損傷を考えることになる．受傷機転や症状などから疑わしい場合，逆行性膀胱造影を考える．逆行性膀胱造影は，250 mL以上の造影剤を膀胱内に充満させX線撮影を行う．ただし，偽陰性になることもあり[12]，膀胱内に造影剤を充満させたままCTを施行する，もしくは腹部骨盤腔の造影CTで，排泄相（造影剤注入開始から5分以上経過してから）の撮影を行うことにより，膀胱造影に代わる評価を行うことができる．

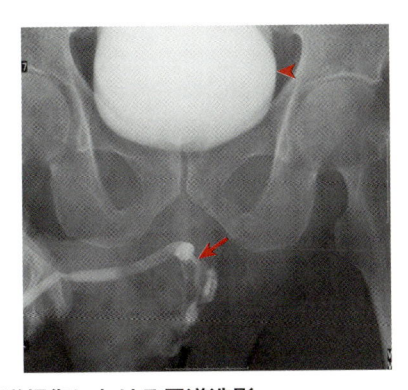

図3　尿道損傷における尿道造影
外尿道孔から造影剤を注入すると前部尿道で尿道外への造影剤の漏出が見られる（→）．膀胱内に貯留しているのはCTで用いた経静脈性ヨード造影剤の腎排泄による膀胱内貯留（▶）

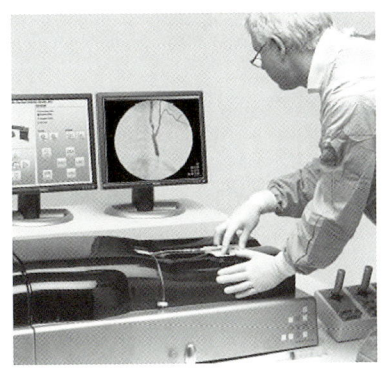

図4　VIST™
写真提供：日本ライトサービス株式会社

Mini Lecture ❻

❸ 刺創路造影

本邦では鋭的損傷に比して鈍的損傷の頻度が圧倒的に多く，刺創路における損傷の評価に関して十分なエビデンスはない．**刺創路造影は開腹手術適応としての信頼性は高くはなく**[13]，現在では local wound exploration を行い，創から直接損傷を評価することが主流となっている．これは刺創路 CT に関しても同様であり，刺創路造影 CT で腹膜穿通を否定することは困難であり，腹腔内臓器，胸腔内臓器の損傷の程度を診断するために用いられることが多い．

❹ 緊急血管造影

夜間・休日に緊急で血管造影を行う場合，多くの施設ではオンコールの放射線科医が行っているが，なかには緊急度が高く待てない状況も存在する．そのため，救急医もある程度の準備および造影の基本を知っておくと診療に役立つ．放射線科医が到着するまでにシースを留置する，場合によって骨盤の造影・塞栓を行うことが患者の生命危機を回避するために必要な場合がある．救急医にとってカテーテル操作をトレーニングする機会は恵まれないことが多いが，このようなトレーニングに役立つのが，シミュレーション機器である．その1つであるVIST™（**図4**）は，比較的簡易的に血管造影の状況を再現することができる．本来，動脈狭窄に対して，ステント留置やバルーン拡張といった血管内治療のために使用されているが，その他にも基本的な血管へのカテーテル挿入をトレーニングすることが可能である．

参考文献

1) Kim, J. W., et al. : The accuracy of 64-slice MDCT for determining the perforation site of the gastrointestinal tract: ROC analysis. Abdom Imaging, 36 (5) : 503-508, 2011
2) Imuta, M., et al. : Multidetector CT findings suggesting a perforation site in the gastrointestinal tract: analysis in surgically confirmed 155 patients. Radiat Med, 25 (3) : 113-118, 2007
3) Oguro, S., et al. : 64-Slice multidetector computed tomography evaluation of gastrointestinal tract perforation site: detectability of direct findings in upper and lower GI tract. Eur Radiol, 20 (6) : 1396-1403, 2010
4) Zanini, G., et al. : Boerhaave's syndrome - a difficult differential diagnosis of chest pain. Kardiol Pol, 68 (9) : 1040-1042, 2010
5) Korn, O., et al. : Anatomy of the Boerhaave syndrome. Surgery, 141: 222-228, 2007
6) Chino, O. & Ozawa, S. : Diagnosis and treatment of spontaneous esophageal rupture. Kyobu Geka, 64 (8 Suppl) : 758-763, 2011
7) Gu, L., et al. : John Caffey Award. Intussusception reduction in children by rectal insufflation of air. AJR Am J Roentgenol, 150 : 1345-1348, 1988
8) Jinzhe, Z., et al. : Rectal inflation reduction of intussusception in infants. J Pediatr Surg, 21 : 30-32, 1986
9) Guo, J., et al. : Results of air pressure enema reduction of intussusception: 6396 cases in 13 years. J Pediatr Surg, 21 : 1201-1203, 1986
10) Ramchandani, P. & Buckler, P. M. : Imaging of genitourinary trauma. AJR Am J Roentgenol. 192 (6) : 1514-1523, 2009
11) Shenfeld, O. Z. & Gnessin, E. : Management of urogenital trauma: state of the art. Curr Opin Urol, 21 (6) : 449-454, 2011
12) Berber, O., et al. : Failure of conventional retrograde cystography to detect bladder ruptures in pelvic trauma. J Orthop Traumatol, 12 (1) : 57-60, 2011
13) Koseki, K. : Selective conservatism in the management of abdominal stab wounds. Nihon Geka Gakkai Zasshi, 91 (8) : 950-958, 1990

Mini Lecture ❼

菌は嘘つかない！
「名探偵キヨ」のケースファイルから

大楠清文

■ はじめに

　私は医学部生への微生物学と感染症学の講義や実習のかたわら，全国の病院で感染症の診断がつかない検体や同定できない菌株の遺伝子解析を実施している．これまでの約8年間で解析した臨床検体は約900件，菌株は1,400件にのぼる．診断が難解であればあるほど，アドレナリンの分泌も著しくなり，シャーロック・ホームズや名探偵コナンよろしく「これにて一件落着」と患者の診断と治療に貢献できたときの喜びは，まさしく「臨床微生物学者としての冥利に尽きる！」と叫びたくなる．そして「一件落着；Case Closed」のストーリーを全国各地の講演会やセミナーでご紹介するなかで，必ずといっていいほど登場するセリフが**「菌は嘘つかない！」**である．では，ここでいきなり多肢選択問題を解いていただきたい．

> **問**：次にあげる「嘘」に関する格言や名言のうち，**「菌は嘘つかない」**の意味に最も近いものを1つ選びなさい．
> ① 嘘も方便　② 嘘から出た真　③ 嘘と坊主の頭はゆったことがない
> ④ 上手な嘘より下手な実意　⑤ 流した汗は嘘つかない

　「なんだ？この問題？！」と思われた読者の皆さん，まずは全国のERから依頼されて，自称「名探偵キヨ」が診断できたケースから代表的な2例を提示するので，**「菌は嘘つかない」**の意味を考えてもらえれば幸いである．

症例1：同じ菌で2度も髄膜炎を発症．2度目は防げたはずだ！

> **41歳男性．エピソード1**；200X年1月11日に頭痛がみられ，同15日より不穏状態と異常行動が出現したため，大学病院救急外来を受診・入院．入院時の髄液検査は細胞数11,552/μL，TP 1,550 mg/dL，糖41 mg/dL（血糖値276 mg/dL）．細菌性髄膜炎と診断されたものの，培養検査で菌が分離されなかったので，髄液の遺伝子解析を依頼された．髄膜炎を惹起する主要な細菌である肺炎球菌，インフルエンザ菌b型，髄膜炎菌，リステリア菌，GBSを特異的に検出するPCRはすべて陰性．これら以外の菌種も想定して細菌全般を検出するブロード・レンジPCRを並行して実施した結果，陽性．すぐに産物をシークエンス解析した結果，*Streptococcus constellatus*のDNAであることが判明．

●診断の後の主治医と「名探偵キヨ」の会話の1コマ

　ER医師：この度はお忙しいなか，起炎菌の診断を行っていただき，ありがとうございました．ところで，*S. constellatus*を検査室でなぜ培養できなかったのでしょうか？
　名探偵キヨ：この菌は嫌気性菌ではないのですが，検体からの分離培養では嫌気培養を行わな

Mini Lecture ❼

ければ，うまく分離できないのです．髄液を嫌気培養する施設は少ないので，今後は嫌気培養も併用するといいですね

ER医師：そうなんですね．検査室にも伝えます．ありがとうございます

名探偵キヨ：ところで，先生，診断できたのは良かったのですが，気になることがあります．*S. constellatus* は口腔内や気道系に常在する病原性がそれほど強くない菌種です．細菌性髄膜炎は通常，血行性に侵入した細菌が脳髄関門を突破するケースが大半ですが，*S. constellatus* が髄膜炎を起こすことはきわめて稀です．したがって，**器質的に髄液腔に交通があることが経験的に考えられます**が，患者さんは慢性中耳炎の既往もあるようですし，MRIやCTで中耳腔と髄液に交通がないかを確認してもらえないでしょうか．今後，髄膜炎自体の治療がうまくいっても器質的な問題を解決しなければ，再燃・再発の可能性が残りますので…

ER医師：そうですか？ 了解しました……（数時間後）画像を確認しましたが，中耳腔と髄液に交通は認められませんでした

名探偵キヨ：そうですか，でももう一度チェックしてもらえないでしょうか？

ER医師：だから，ないものはないんですよ！

患者の髄膜炎の治療は奏功し3月7日に退院．**しかし，その3カ月後…**

エピソード2；200X年6月27日仕事中に意識消失し救急車で搬送．入院時の血液所見ではWBC 13,300/μL，CRP 29 mg/dL，髄液所見では細胞数14,000/μL，TP 1,550 mg/dL，糖 3 mg/dL．前回の教訓を活かして嫌気培養も併用した結果，*S. constellatus* が分離された．

今回そして前回のCT画像（図1）を詳細に観察すると**骨破壊があり，中耳腔と髄腔に物理的な交通**が認められた．手術が施行され，その後，患者は髄膜炎を発症することなく経過した．

症例2：自転車で転倒して顔面と両膝を打撲後に急性電撃性紫斑病を発症．はたして転倒との因果関係はあったのか？

64歳男性．大酒家で数年前にアルコール離脱症状にて入院．200X年11月13日から全身倦怠感があり，14日に39℃の発熱と下痢がはじまり，近医を受診．抗菌薬と解熱剤を処方され，いった

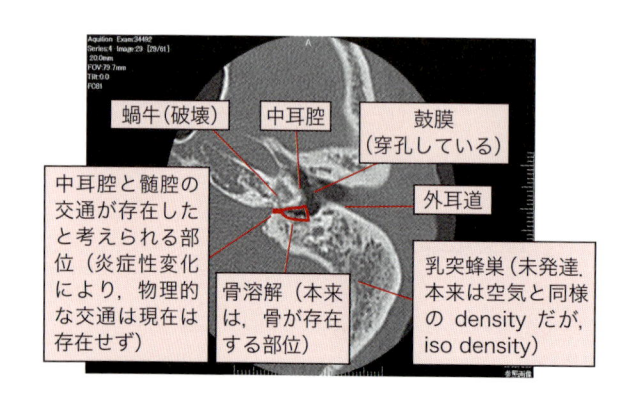

図1　左中内耳CT

ん帰宅．15日に自転車で転倒して顔面・両膝を打撲された．17日頃から打撲部を中心とした紫斑が目立つようになり，18日の夜からは無尿となった．この間，倦怠感・発熱・下痢も改善なく，19日にこれまでと違う病院を受診され，血液検査にてCK，BUN，Crの異常高値，血小板の減少を認め，緊急血液浄化を含めた加療が必要と判断されたため当センター転院．体温37℃でBP150/80 mmHg，意識は清明．顔面・左前胸部・両上下肢に紫斑を認め（図2），特に両下肢先端は冷たく，疼痛を訴えていた．右足背動脈・左後脛骨動脈は触知可能．血液検査にて肝・腎機能の異常とDIC，強い炎症反応を認めた．当初はフォーカス不明ながら敗血症から多臓器不全に陥ったと考え，MEPMとγ-グロブリンの投与を開始し，CHFにて血液浄化を開始．その後は38℃程度の発熱はあるものの比較的全身状態良好に経過した．炎症反応は徐々に低下し，DICは比較的すみやかに改善を認めた．25日頃から尿量も増加．顔面の紫斑は消失しつつあったが，両足は腫脹・疼痛・紫斑が消えず水泡が出現．プロスタグランジンを併用したが足趾の改善傾向なし．分離菌株の菌種の同定ができないとのことで遺伝子解析を依頼された．

● **ここで再び，主治医と「名探偵キヨ」の会話の1コマ**

ER医師：15日に自転車で転倒して顔面・両膝を打撲されたことが敗血症の誘因と考えているのですが，分離菌の同定ができないもので，どうかよろしくお願いします

名探偵キヨ：了解しました．ところで，血液培養の陽性時のグラム染色写真を送信してもらえないでしょうか？

ER医師：はい，写真（図3）を送信します

名探偵キヨ：（グラム染色写真をみながら）なるほど！先生，この患者さん，**この数日間に犬や猫に咬まれたり，引っ掻かれたりしてないでしょうか？**

ER医師：患者さんが病歴聴取できる状態ではなかったので，ご家族の方に聞いてみます…

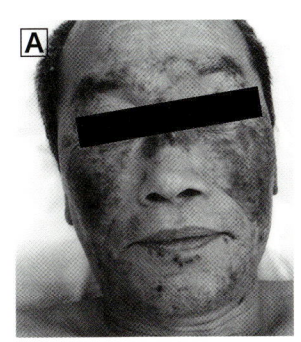

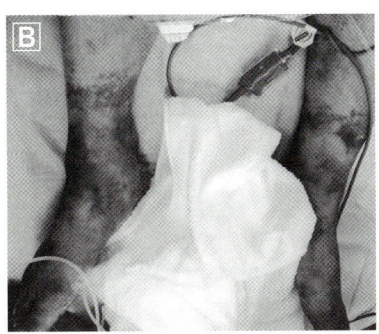

図2 急性電撃性紫斑病（p.9巻頭カラーアトラス参照）
A）紫斑，B）チアノーゼ

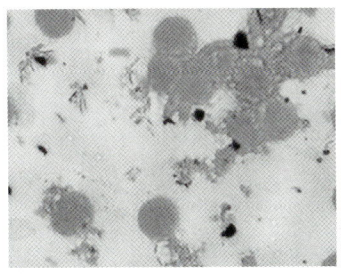

図3 血液培養液のグラム染色像
（p.9巻頭カラーアトラス参照）
細長い桿菌もしくは両端が紡錘状

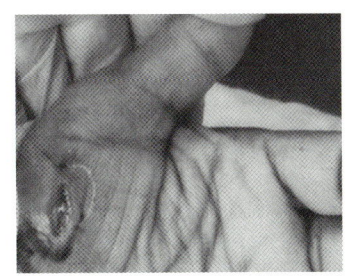

図4 イヌに咬傷後の左手掌（p.9巻頭カラーアトラス参照）

Mini Lecture ❼

ER医師：確かに，14日に飼い犬に左手（図4）を噛まれたとのことです．家庭でイソジン®消毒・バンドエイド®貼付をされただけでした

名探偵キヨ：やはりそうでしたか．先生，この菌は遺伝子解析をやるまでもなく，*Capnocytophaga canimorsus*だと思います．念のため同定を行いますが，自転車での転倒ではなく，犬の口腔内に常在している「カニモッくん」こと*C. canimorsus*による敗血症，そして電撃性紫斑病を発症したと考えられますね

ER医師：そうですか，*C. canimorsus*ですか？

名探偵キヨ：「カニモッくん」について総説[1]をまとめたことがあります．その文献をPDFで先生宛に送信しますので，参考にしてもらえればと思います

■おわりに

　今回ご紹介した2症例から**「菌は嘘つかない」**を実感していただけただろうか？「名探偵キヨ」が謎解きに関与したたくさんの症例を誌面の関係でご紹介できないのが残念だが，**「感染症の診断と治療は，医師と臨床検査室との緊密な情報交換によるコラボレーションが重要である」**ということを感じ取ってもらえれば幸いである．

　さて，冒頭の問題の解答は，③嘘と坊主の頭はゆったことがない；「絶対に嘘は言わないこと」であろう．僧が頭を剃っていて髷が結えないのにかけた洒落で『言った』と『結った』をかけているようであるが，まさしく菌も同じく嘘をつかないのである．ちなみに，選択肢⑤の「流した汗は嘘つかない」は，さりげなく読者の皆さんに伝えたかった「隠れ」メッセージの1つである．そして「汗」といえば，こんな名言がある．「若いころ流さなかった汗は年老いて涙となって流れる」（鍵山秀三郎「人間を磨く言葉」より）．私もこれらの言葉を胸に刻み，日々汗を流しながら，「名探偵キヨ」にさらなる磨きをかけて，患者診療に貢献していきたい．

重要

①患者背景と臨床症状で得られた情報から原因菌を想定することが大切である

②逆に，分離・同定された菌種から感染臓器や侵入門戸を想定できるので，抗菌薬の投与前に培養検査を行うことが肝要である．とりわけ，血液培養検査の実施が重要である

③検査室は培養検査の結果が判明するよりも早い段階で起炎菌の診断と適切な治療に直結する情報を握っている．つまり，グラム染色像からも迅速に起炎菌を想定できるケースがあるので，臨床微生物検査室との緊密なコミュニケーションが大切である

参考文献

1）大楠清文：最近話題の細菌トップ12 珍しい細菌とめぐり逢うコツとノウハウを伝授します ② *Capnocytophaga canimorsus*. Medical Technology, 39(8)：836-841, 2011

Mini Lecture ⑧

救急薬物治療再考①
ステロイド〜エビデンスをもとに

横田修一，添田　博，太田祥一

■ はじめに

　ステロイドは救急領域の治療の選択肢の1つであるが，疾患・病態によってその有効性の評価はさまざまで，有害であることすらある．本項では，成人の救急で遭遇する頻度の高い疾患・病態に対するステロイドの適応や投与方法に関して，ガイドラインや最新のエビデンスをもとに解説する．

■ エビデンス

　主な疾患と標準的ステロイド投与法を表に示す．

❶ 細菌性髄膜炎

　「細菌性髄膜炎の診療ガイドライン」が推奨する投与方法を示した[1]．細菌性髄膜炎について有効性のエビデンスが示されているのは肺炎球菌であるが，その他の菌については有効性も有害性も確認されていない．またコクラン共同計画では，聴力障害の発症は有意に低下させるものの死亡率は低下しないとの報告もある[2]．

表　疾患と標準的ステロイド投与法

疾患	投与方法	備考
細菌性髄膜炎	デキサメタゾン 0.15 mg/kg，点滴静注 6時間おき2〜4日	抗菌薬投与の10〜20分前に投与 2〜4日間投与
脊髄損傷	メチルプレドニゾロン 30 mg/kg，点滴静注15分，45分後から5.4 mg/kg/時で23時間持続投与	受傷後8時間以内に投与開始
喉頭浮腫	メチルプレドニゾロン20 mg，点滴静注，4時間おき	抜管12時間前から投与開始
気管支喘息	①メチルプレドニゾロン40 mg，点滴静注，6〜12時間おき ②デキサメタゾン3.3 mgまたはリンデロン4 mg，点滴静注12時間おき ③プレドニゾロン0.5 mg/kg，経口，24時間おき	アスピリン喘息の患者にはコハク酸入り製剤はアレルギー惹起の可能性があるため②法を用いる
敗血症性ショック	ヒドロコルチゾン50 mg 点滴静注，6時間おき または 100 mg点滴静注，8時間おき	発症後早期に投与開始 5日以上継続
アナフィラキシー	メチルプレドニゾロン1〜2 mg/kg，点滴静注	1日1回3日間投与

Mini Lecture 8

❷ 脊髄損傷

「脊椎脊髄損傷治療・管理のガイドライン」が推奨する投与方法を示した[3]．コクラン共同計画では，8時間以内にステロイドを投与した場合，プラセボと比較して6カ月から1年後の運動機能が有意に改善したとしている[4]．現在の欧米での位置づけが治療オプションの一部とされたことで[5]，投与の有効性が実感できないとの見解もあるが，一方では脊椎外科の多くは受傷後8時間以内であればステロイドの投与を行うとの報告もある[6]．

❸ 喉頭浮腫

気管チューブ抜管後の喉頭浮腫により再挿管を余儀なくされることがある．抜管前に投与すると喉頭浮腫の発症が減少することが報告されている[7]．近年，ステロイドは投与回数ではなく投与のタイミングが重要であるとの見解から，抜管4時間前にメチルプレドニゾロン40 mgを単回投与することで抜管後のストライダー（喘音）発現を有意に減少させたとの報告もある[8]．

❹ 気管支喘息

「喘息予防・管理ガイドライン2009」には喘息発作時のステロイド全身投与を推奨しているが，ステロイドの標準的な投与方法については結論が得られていない[9]．コクラン共同研究ではメチルプレドニゾロン80 mg/日とそれ以上の投与量では効果に有意な差はなかったとしている[10]．また，ステロイド製剤の消化管吸収率はほぼ100％であり，内服と注射も同等の効果をもつとされている．以上をふまえて表に投与方法の一例を示した．なおアスピリン喘息の治療は通常の喘息発作と同じであるが，ステロイドの投与については発作を増悪させる可能性があるため，コハク酸を含む製剤を避ける．

❺ 敗血症

Surviving Sepsis Campaign Guidelines for management of severe sepsis and septic shock（SSCG）では少量のステロイド（ヒドロコルチゾン300 mg/日以下）を長期間（5〜7日）投与することが28日後の患者の死亡率を低下させるとしている．一方でパルス療法を行った場合には死亡率が上昇するとの報告がある[11]．

❻ アナフィラキシーショック

コクラン共同研究では，ステロイド投与の有効性を評価するのに十分な検討がなされた研究がなかったことから結論を出していない[12]．一部の報告ではステロイドの投与がショックの遷延や遅延型反応を予防するとの報告があり，その投与方法を表に示した[13]．

■ おわりに

ステロイドはさまざまな疾患や病態に使用されているが，その有効性や安全性は定まっていないものも多いので，常に最新のエビデンスを参考にしながら慎重に検討していく必要があると考えられる．

文献・参考図書

1) 「細菌性髄膜炎の診療ガイドライン」（日本神経治療学会 ほか 監，細菌性髄膜炎の診療ガイドライン作成委員会 編），医学書院，2007

2) Brouwer, M. C., et al. : Corticosteroids for acute bacterial meningitis. Cochrane Database Syst Rev, 9, 2010 : CD004405

3) 「脊椎脊髄損傷治療・管理のガイドライン」（脊椎脊髄損傷治療・管理ガイドライン委員 作成），日本脊椎外科学会

4) Bracken, M. B. : Steroids for acute spinal cord injury. Cochrane Database Syst Rev. 1, 2012 : CD001046

5) Hugenholtz, H., et al. : High-dose methylprednisolone for acute closed spinal cord injyury-only treatment option. Can J Neurol Sci, 29 : 227, 2002

6) Eck, J. C., et al. : Questionnaire survey of spine surgeons on the use of methylprednisolone for acute spinal cord injury. Spine, 31 : E250, 2006

7) Francois, B., et al. : 12-h pretreatment with methylprednisolone versus placebo for prevention laryngeal oedema a randomized double-blind trial. Lancet, 369 : 1083, 2007

8) 「喘息予防・管理ガイドライン2009」（日本アレルギー学会喘息ガイドライン専門部会 監），協和企画，2009

9) Cheng, K. C., et al. : Methylprednisolone reduces the rates of postextubation stridor and reintubation associated with attenuated cytokine responses in critically ill patients. Minerva Anestesiol, 77 : 503-509, 2011

10) Manser, R. : Corticosteroids for acute severe asthma in hospitalised patients. Cochrane Database Syst Rev, 1, 2001 : CD001740

11) Sprung, C. L., et al. : Hydrocortisone therapy for patients with septic shock. N Engl J Med, 358 : 111-124, 2008

12) Choo, K. J., et al. : Glucocorticoids for the treatment of anaphylaxis. Cochrane Database Syst Rev. 2012 : CD007596.

13) Tole, J. W., et al. : Biphasic anaphylaxis : review of incidence, clinical predictors, and observation recommendations. Immunol Allergy Clin North Am, 27 (2) : 309, 2007

Mini Lecture ❾

救急薬物治療再考②
漢 方

中永士師明

■はじめに

医学教育モデル・コア・カリキュラム（2001年［2011年改訂］）のなかに「**和漢薬（漢方薬）の特徴や使用の現状について概説できる**」が入り，各大学でも漢方医学の必修講義が行われるようになった．しかし，急性期の漢方治療についてはいまだになじみが薄いと思われる．ここでは救急領域で頻用できる漢方治療について解説する．

1 服用方法

漢方製剤を微温湯30 mLに溶解させて内服させる．経口摂取できない場合は経鼻胃管やイレウス管から投与する．五苓散，芍薬甘草湯，大建中湯などは注腸することもできる（図）．急性期には1回量を増やしたり，1日投与回数を増やしたりして3日分を1日ぐらいで投与し，改善した時点で服用を終了する．

MEMO ❶ なぜ，急性期には漢方薬の投与量は倍量が必要なのか

漢方薬の成分は分子量の大きさによって低分子，配糖体，多糖体の3つに分かれる．低分子成分はそのままの形で吸収されるため，速効性がある．**配糖体はそのままの大きさでは吸入されない**．ただし，直腸粘膜は配糖体を通過させる．

2 頻用処方

ERとICUでよく用いられる漢方薬を表1に示す[1, 2]．五苓散は**急性胃腸炎による嘔吐，下**

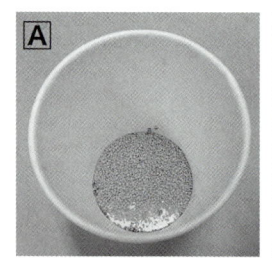

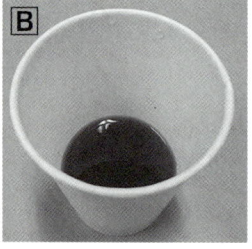

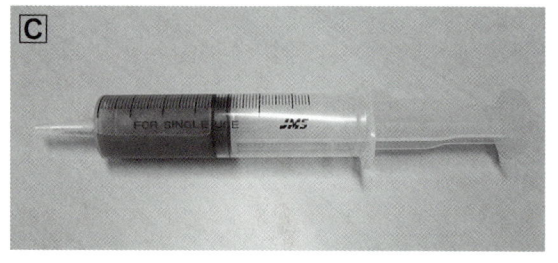

図　救急外来での漢方製剤の投与の実際
A）漢方製剤を紙コップに入れる．B）水または湯30 mLに溶かす．C）経口摂取できない場合は経鼻胃管や注腸にて投与する

表1　ERとICUでよく用いられる漢方薬

A）ER頻用処方

漢方薬	適応疾患
五苓散	めまい（vertigo），頭痛，浮腫
柴苓湯	急性胃腸炎（下痢，嘔吐），熱傷（浮腫）
苓桂朮甘湯	めまい（dizziness）
葛根湯	急性上気道炎（項背部痛）
麦門冬湯	気管支炎（気道過敏）
小青竜湯	アレルギー性鼻炎
芍薬甘草湯	有痛性筋痙攣，尿管結石，吃逆，腹痛，痔痛
治打撲一方	外傷性疼痛・腫脹
大建中湯	麻痺性イレウス
小建中湯	過敏性腸症候群の腹痛
香蘇散	蕁麻疹，急性上気道炎

B）ICU頻用処方

漢方薬	適応疾患
五苓散	脳浮腫，熱傷（浮腫）
柴苓湯	リンパ浮腫，熱傷（浮腫）
六君子湯	胃内容停滞
大建中湯	麻痺性イレウス
十全大補湯	難治性感染症
抑肝散	せん妄
芍薬甘草湯	全身性有痛性筋痙攣（破傷風，熱中症）
半夏瀉心湯	口内炎，難治性下痢
大黄甘草湯	便秘症

痢に対して用いられる．五苓散はアクアポリンを阻害することで体内の水分代謝を調整する[3]．難治性胸水，熱傷急性期による**浮腫**に応用できる．柴苓湯は五苓散に抗炎症作用をもつ小柴胡湯が加わった漢方薬である．芍薬甘草湯は急激に起こる**骨格筋および平滑筋（消化管，胆道，尿路など）の痙攣とそれに伴う疼痛**に使用する．ペオニフロリン（芍薬）によるカルシウムの細胞内への流入抑制とグリチルリチン（甘草）のカリウムの細胞外流出促進の相互作用により**筋弛緩作用**を発揮する．**熱中症に伴う筋痙攣や破傷風の後弓反張**に応用できる．治打撲一方は外傷による**皮下出血がある腫脹**に有効である．大建中湯は**麻痺性イレウス**に使用する．腸管運動促進作用，腸管血流増加作用，門脈血流増加作用などが明らかにされている．また，腸管粘膜防御作用や抗炎症作用も認められている[4]．香蘇散は**妊婦の急性上気道炎**にも使用できる．含有する紫蘇葉には抗酸化力があり，**蕁麻疹**にも応用できる．

> **MEMO 2　アクアポリンとは**
> アクアポリンは細胞膜にある水選択チャンネルタンパク質で，13種類のアイソフォームが存在する．システインがHgやMnなどの金属と結合する．

3 漢方薬を安全に用いるための知識

漢方薬でも副作用は起こり得る[5]．含有生薬の**薬理学的作用によるもの**と**アレルギー反応によるもの**の2種類がある．救急領域では**麻黄，甘草，柴胡，附子**に注意する（表2）．柴胡は間質性肺炎を起こす可能性があるので，**インターフェロン製剤を投与中や肝硬変の患者には禁忌**である．

Mini Lecture ❾

表2　注意すべき生薬

生薬	主な成分	含有する漢方薬（急性領域で使用）	症状
麻黄（まおう）	エフェドリン	麻黄湯，葛根湯，小青竜湯，麻杏甘石湯，越婢加朮湯，麻杏薏甘湯，麻黄附子細辛湯，薏苡仁湯	交感神経興奮，血圧上昇，中枢興奮
甘草（かんぞう）	グリチルリチン	芍薬甘草湯，半夏瀉心湯，小青竜湯，甘麦大棗湯，桔梗湯，排膿散及湯	偽アルドステロン症（低カリウム血症，血圧上昇，浮腫）
柴胡（さいこ）	サポニン	小柴胡湯，柴苓湯，柴朴湯，柴陥湯，柴胡桂枝湯，大柴胡湯，小柴胡湯加桔梗石膏	間質性肺炎
附子（ぶし）	アコニチン	桂枝加朮附湯，麻黄附子細辛湯，八味地黄丸，牛車腎気丸，真武湯，大防風湯	動悸，のぼせ，舌のしびれ

文献・参考図書

1) 「EBMによる救急・集中治療領域の漢方の使い方」（中永士師明 著，太田祥一 監），ライフ・サイエンス，2011
   ↑救急・集中治療領域の漢方治療について，漢方医学を選択する意義，漢方薬の作用機序，副作用なども網羅している．

2) 中永士師明：漢方治療を考慮する時．「若き当直医の悩みー腹部救急Q&A」．救急・集中治療，23：1405-1411，2011
   ↑腹部救急領域の漢方治療について簡単に解説している．

3) 礒濱洋一郎：生薬成分によるアクアポリン水チャネル機能の調節．薬研の進歩，25：65-69，2009
   ↑五苓散のアクアポリンの作用機序について詳述している．

4) Kono, T., et al. : Anti-colitis and -adhesion effects of daikenchuto via endogenous adrenomedullin enhancement in Crohn's disease mouse model. J Crohns Colitis, 4 : 161-170, 2010
   ↑大建中湯に血流増加作用があることを証明した文献．アドレノメデュリンや炎症性サイトカインが関与していることを報告している．

5) 「漢方診療のレッスン 増補版」（花輪壽彦 著），金原出版，2003
   ↑漢方治療について理解を深めたい人に一読を勧める．

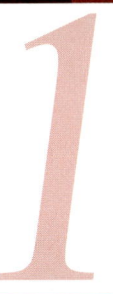

眼底検査「直像鏡の使い方」

西本浩之，本多英喜

Point

- 診察前に眼疾患の既往（角膜，白内障，緑内障，手術歴など）の有無を確認する
- 患者の右眼を見るときは，医師は右手に直像鏡を持って右眼で診察（左眼はその逆）
- 初期のうっ血乳頭は，軽度の発赤と境界がやや不鮮明なだけのことが多い

■はじめに

　眼底検査は患者に負担のない検査で，救急領域では，うっ血乳頭の有無が確認でき，起こっている症状が頭蓋内圧亢進によるものか否かがすばやく判断でき，また，視力障害の鑑別にも大筋をつけることができ，眼科専門医をコールするべきか否かの判断にもなる有益な検査である．

■適応と禁忌

適　応：うっ血乳頭，眼底出血，糖尿病と高血圧症の程度確認
禁　忌：普通瞳孔では，特に禁忌症例なし
散瞳剤を使用する場合は，緑内障既往のある患者は要注意となる．

1 実際の手技（図1）

①**随伴症状の確認**：うっ血乳頭の随伴症状（頭痛，頭重感，嘔気など）の聴取が重要である．似たような症状で緑内障発作があるので，視力障害の有無も確認する．うっ血乳頭では視力は良好だが，緑内障発作では視力障害をきたす

②**眼疾患の既往の確認**：進行した白内障，角膜混濁があれば，検査は不可能である．検査前には，眼疾患の既往，手術歴の有無を確認しておく．眼圧検査に時間を要したにもかかわらず，既往歴を後になって聞くようでは患者に苦痛を与えた後に，眼底が見えなかったことで，医師不審に思われるので，あらかじめ検査前に聞いておく

③**直像鏡の確認**：光量が足りないと検査が困難になるので，検査前にはフル充電しておき，光量を確認して調整しておく．診察時は，光量を上げ過ぎると，縮瞳してしまい却って観察しにくくなるので，使用時は光量をやや暗くして行う．本体裏面の絞りはスモールスポッ

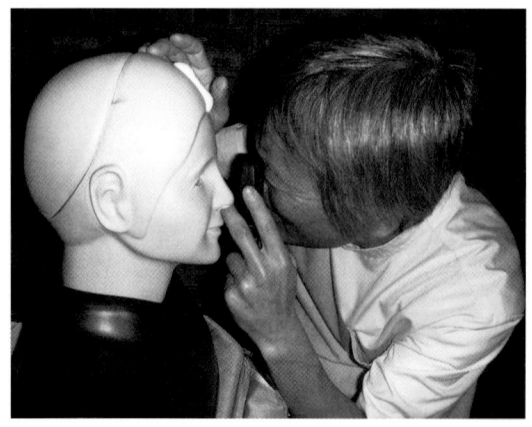

図1 シミュレータ"EYE"を用いた検査
部屋はやや暗くして，医師の胸ポケットは空の状態．患者の左眼を見るときは，医師は左手に直像鏡を持って左眼で診察（右眼はその逆）．直像鏡のディスクを人差し指で回転してピントを合わせる．患者の角膜に接触しないように中指で押さえる，もしくは反対の手で患者の頭を保持する

ト，横のディスクは0に合わせておく

④**検査室の条件**：最初は明室で，眼位と眼球運動を確認，次に部屋をやや暗くして，対光反応，瞳孔不同の有無を確認後，診察を開始する．患者の状態により坐位か仰臥位かを選択する

⑤**医師の服装**：患者に接近した検査なので，あらかじめ，医師の胸ポケットの筆記具や身に着けている物（PHS，聴診器等）は外しておく

⑥**①から⑤を再確認**：患者に負担のないように検査を数十秒で終えるため，インフラ整備を再確認する（もう一度確認することが大切，検者も落ちつくため）

⑦**検査開始**[1, 2]：
- 患者の右眼は医師の右眼で，左眼は左眼で診察する
- 患者には正面からやや高い位置で一点を固視してもらう

⑧**視度調整**：対座した状態から，検査する眼から約30 cm離れて，視線の外側（耳側）15°より，患者の赤色反射（光がまっすぐ入っていれば，網膜の赤い反射が返ってくる）を利用して視度調整（自分の屈折を差し引く）し，ゆっくりと近づく．直像鏡は，睫毛に触れない程度に近づける

⑨**ピント合わせ**：視神経乳頭もしくは血管が見えたら，直像鏡のディスクを回転してピントを合わせる．患者の角膜に接触しないように指で押さえる，もしくは反対の手で患者の頭を保持する

⑩**視神経乳頭を確認**：ピントをしっかり合わせた後に，視神経乳頭の形，境界，色調等を確認する．確認できないようなら，見えている血管を太い方に辿っていけば見つかるはずである．それでも駄目なら再度⑦からくり返す

2 合併症とトラブルシューティング

　瞬目をさせずに眼底を観察し続ければ，乾燥性角膜炎を起こすので，適宜，瞬目をしてもらう．患者の協力が難しい場合には，開瞼器を用いることもある．開瞼器をかける際には，人工涙液などの点眼を行い，角膜乾燥を防止する．眼球破裂の疑いのある症例では，破損部位を悪化させることもあるので，開瞼器の使用は慎重に行う．また散瞳剤を使用しての眼底検査は，瞳孔反応がわからなくなるので，救急室では止めておいた方が無難である．瞳孔反応はきわめて大事な所見である．

　現場で多いトラブルは，仰臥位の患者への診察時，医師の胸ポケットからのボールペンなど筆記具の患者への落下である．診察時は，胸ポケットをあらかじめ空にしておき，首から下げている聴診器は外しておく．また，観察することに熱中し過ぎで，眼底鏡が患者の角膜に接することもあるため，まぶたを指で押さえるか，反対の手で患者の頭を保持する．

3 何がわかるのか？

❶ うっ血乳頭の有無[3]

　ほとんどの場合は両眼性で，隆起した乳頭で境界不鮮明，発赤，網膜血管の蛇行，拡張が見られる．時期により初期，旺盛期，慢性期，萎縮期の4期に分けられる．**ごく初期には，腫脹はなく軽度発赤と境界が不鮮明である所見しかないことがあるので，ピント合わせは大事である．また，初期は，視力低下などの自覚症状はない．**初期の診断には，眼底所見のみならず，随伴症状（頭痛，頭重感，嘔気など）の聴取が重要である．

　旺盛期のうっ血乳頭は，著明な乳頭腫脹と境界不鮮明で，乳頭径は正常の2倍以上になる．さらに乳頭上または，周辺部網膜に出血や白斑を生じる．慢性期には，腫脹が減弱し，萎縮期には色調は赤味を失い，白く萎縮してくる．

　また，片眼性のみにこれらの所見がある場合は，圧迫性や浸潤性視神経症（耳鼻科領域からの波及）を考える．

❷ 緑内障発作の有無

　角膜浮腫（何となく濁っている），発作眼の対光反応の減弱，眼球触診で眼圧高値（片眼と較べて明らかに硬い），視力低下，眼痛，嘔吐などの随伴症状がある．

4 次にどうするのか？ 頭蓋内の評価が必要となる

　うっ血乳頭は頭蓋内圧亢進のサインと考え，ただちに頭部CT等の精査を行う．
　緑内障発作の場合，眼科専門医をコールする．

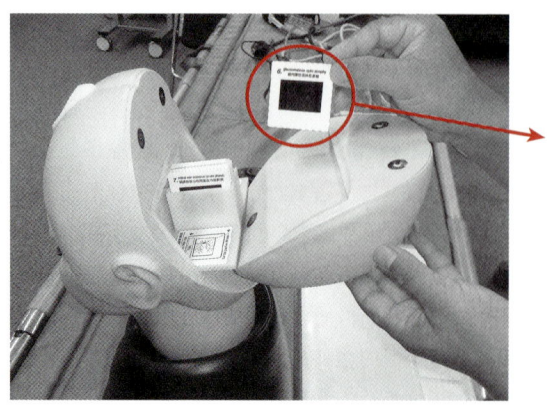

図2 シミュレータ "EYE" (p.9 巻頭カラーアトラス参照)
内部には数種類の眼底スライドが内蔵されている

眼底スライドの一例

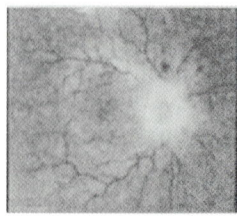

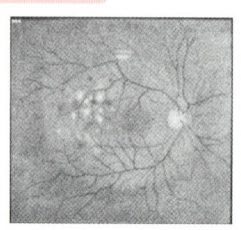

急性乳頭浮腫　　単純型糖尿病網膜症

5 どうトレーニングするか？（図2）

　　眼底診察シミュレータ "EYE" には、さまざまな眼底疾患のスライドが搭載されており、瞳孔径も大小と代えることができ、レベルに応じてトレーニングできるようになっている．また身近な人をつかまえて、毎日、短時間でも検査に励むと約1カ月で、マスターできる．

One More Experience

検査習得は自転車と同じ！？

　　見えない原因の多くはトレーニング不足と周りのインフラ整備ができていないことが多い．最初は、部屋を暗くして、直像鏡の光量も落としながら診察するといいだろう．直像鏡検査は、自転車の運転と同じで、一度マスターさえすれば、時間が経っても検査が可能である．毎日、数分でも検査の習慣をつければ、一生ものになる．最初の1週間が肝心で根気よく続けてみよう．指導医なしで、初めて視神経乳頭が見えれば感動もの！である．

文献・参考図書

1）「講義録　眼・視覚学」（山本修一，大鹿哲郎 編），pp.68-69，メジカルビュー社，2006
2）「神経眼科　臨床のために　第3版」（江本博文，清澤源弘，藤野 貞 著），pp.396-398，医学書院，2011
3）「神経眼科　臨床のために　第3版」（江本博文，清澤源弘，藤野 貞 著），pp.69-74，医学書院，2011
　↑2），3）について，専門領域の学会誌であるが，深い知識と最新の知見が得られます．専門医の先生にちょっとお借りして知識をたくわえてみてはどうでしょうか？

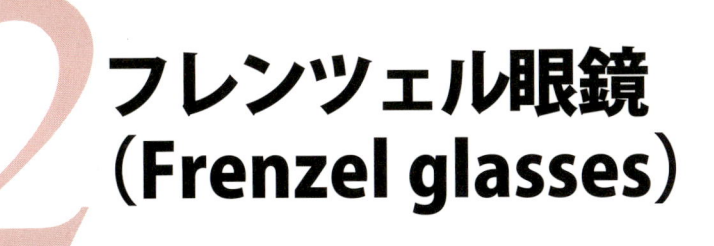

2 フレンツェル眼鏡（Frenzel glasses）

本多英喜

Point

- めまい患者でフレンツェル眼鏡による眼振を観察できるのは，意識障害や神経脱落症状を伴う急性期脳血管障害の合併がないときである
- 眼振は注視時よりも非注視時の方が微細な眼振が観察される．フレンツェル眼鏡は非注視眼振検査である

■はじめに

めまい症状を引き起こす病変を推定する場合に，眼振は原因推定のための判断材料となる．フレンツェル眼鏡でしか観察されないような微細な自発眼振を見逃さないようにする．さらに頭位変換により誘発される眼振所見からめまいの原因を追及していく手順を知る．

■適応と禁忌

適　応：めまい症状を有する患者すべて
禁　忌：検査そのものは非侵襲的である．検査に耐えられるのであれば禁忌はない．吐き気，嘔吐が激しい患者，めまい発作でパニックに陥っている患者，認知症などで検者の指示に従わず，協力が得られない場合には実施困難である

1 フレンツェル眼鏡の種類

凸レンズ（＋15〜20D）のゴーグル形状で，焦点が合わない状況で眼振を観察する．最近では赤外線CCDカメラ付きが主流という．モニタ画面に眼球の動きを拡大して表示でき観察しやすい（図1）．また，CCDカメラから画像をPCに取り込めるので，後で解析する場合に便利である．

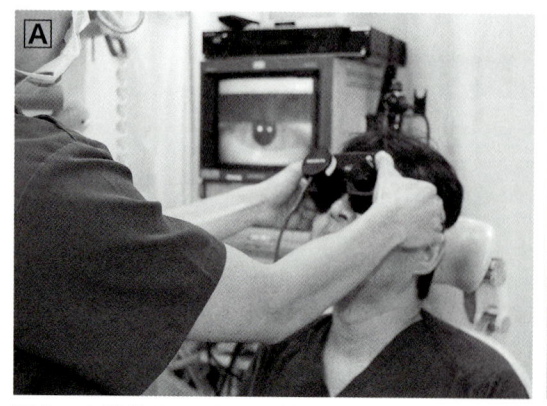

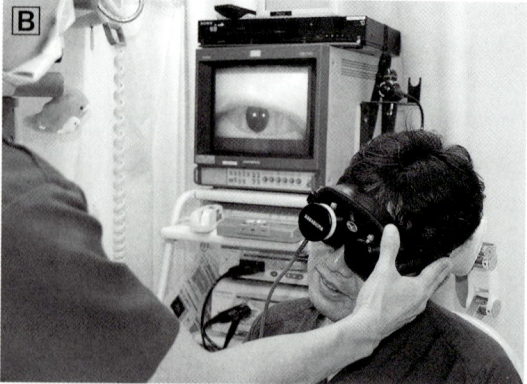

図1　赤外線CCDカメラ付きフレンツェル眼鏡（筆者が本当のめまい患者として受診）

2 手技の実際

① **事前チェック**：電球切れや機器の破損がないか確認する
② **患者本人への説明**：大きな機器を顔面に装着して行う検査なので，検査目的や実施する内容の説明を忘れない．患者にいきなり眼鏡を装着させるのではなく，患者への配慮を忘れない（患者はフレンツェル眼鏡をみたことがない！）
③ **患者の姿勢**：耳鼻科診察用椅子で，坐位保持できることが望ましい．診察台やストレッチャーでも実施可能であるが，必ず介助者をつけて転倒事故防止に努める
④ **観察手技**：
　手順1）坐位正面視から左右に頭部を傾けて眼振を観察する（頭位眼振検査）
　手順2）坐位から仰臥位正面での眼振を観察する（頭位変換眼振検査）
　手順3）仰臥位のままで右向き，左向きでの眼振を観察する
　手順4）仰臥位から再び坐位へ戻して眼振を観察する
　注意）頭位変換誘発試験では検者が，一方の手でフレンツェル眼鏡を患者顔面からずれないように押さえて，他方で患者の後頭部を支えて頭位を変換させながら観察する．

3 合併症とトラブルシューティング

・最初の検査負荷で強いめまい発作が誘発され，嘔気，嘔吐，気分不快のため続行できない場合がある．はじめの検査で誘発される眼振を見逃さない
・CCDカメラタイプでは，目前を完全に真っ暗にして注視できない状態にする．眼球運動は赤外線を用いて観察する．何も見えない状態になるので検査開始直後にパニックになる患者もいるので注意する．検査時は不安をあおる言動や行動（セクシャルハラスメントも含む）を慎む．必ず，看護師など介助者をつけて実施する

4 何がわかるのか？

一般的な眼振検査は以下の3つであり，②と③をフレンツェル眼鏡を用いて観察する
①注視眼振検査：頭位を固定して，ものを注視した状態で眼振の有無を調べる
②非注視眼振検査（頭位眼振検査）：注視しない状態で頭位を順に変化させて評価する
③頭位変換眼振検査：頭位変換で三半規管を刺激して眼振を誘発する

めまい患者の急性症状では，開眼させれば自発眼振が観察されることが多い．また，注視眼振検査で眼振が観察されなくても，フレンツェル眼鏡下ではわずかな自発眼振が観察できる．非注視状態での頭位変換は重要な検査であり，特に最初の眼振所見は見逃さないようにする．
眼振所見は，「回旋性眼振」，「水平性眼振」，「下眼瞼向き眼振」のように表現し，矢印の向きで眼振方向（急速相の向きを矢印で表現）を示す（図2，3）．詳細については成書を参照されたい．

5 次にどうするのか？

眼振所見を正しく記録することが必要であり（図2，3），特に持続時間に注目する．
　①持続性（static）：頭位を維持する限り眼振が持続する
　②発作性（paroxysmal）：1分以内の持続時間内で眼振が増強，減弱，停止する
例えば，頭位変換眼振検査で回旋性眼振がみられれば，三半規管由来のBPPV（良性発作性頭位めまい症）を疑う．最後に仰臥位から坐位に戻すときにも，回旋性眼振の方向が逆転する所見がみられる．

6 どうトレーニングするのか

検査手技のトレーニングというよりも，検査所見をどのように解釈して判断するかが大切である．内耳・三半規管の機能異常について解釈する訓練を積むことで，病変部位（前庭性めまい，内耳・前庭神経，前庭神経核，小脳，頭蓋内病変）を推定できる力が身につく．

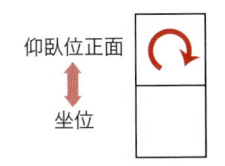

図2　頭位変換眼振所見

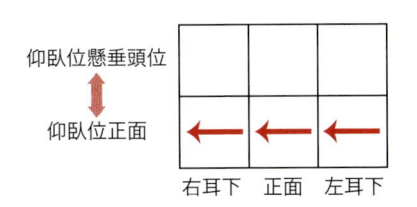

図3　仰臥位での頭位変換による眼振

> **重要**
> ①フレンツェル眼鏡の眼振所見から障害部位を推定できるが，疾患の最終的診断はできない
> ②めまい診療における救急医の役割は，急性期の脳血管障害や致命的な頭蓋内疾患をまず除外することである．その結果，末梢性めまいと判断できれば，さらなる原因精査のために耳鼻科専門医に引き継ぐ

One More Experience

致命的なめまいでないと判ればフレンツェル眼鏡検査を行うチャンスである

　実は，救急外来でフレンツェル眼鏡を用いて眼振を観察することは少ない．成書でもめまい診療のアルゴリズムにフレンツェル眼鏡の記載はない[1]．フレンツェル眼鏡による眼振検査はめまい診療の武器となる．しかし，すべての頭位誘発を行えば，検査に時間と手間が必要であり，その所見の解釈に十分な知識が必要である．救急医にとってもこの検査に精通しているものは少なく，めまい急性期の激しい症状があるときには頭位誘発試験を行えないので，ルーチン検査とはなっていない．救急医の総合診療能力のレベルアップに役立つので，耳鼻科専門医からの指導を受けて，自分の救急診療のスキルとして身につけることを勧めたい．

MEMO ❶ 眼振計（ENG）って知ってる？

　眼振検査にはフレンツェル眼鏡だけでなく，眼振計（electronystagmogram：ENG）があり，定量的に記録できる．耳鼻科領域では必須な検査であり，観察では得られない精密な検査結果を解析できる．

文献・参考図書

1) Tintinallil, J. E., et al. : Tintinalli's, Emergency Medicine, 7th ed., McGraw-Hill Professional, 2010
   ↑めまい診療のアプローチです．アルゴリズムがわかりやすい．フレンツェルの記載はないが，本邦での救外診療では手技は難しくないのでやってみる価値はあると思う．

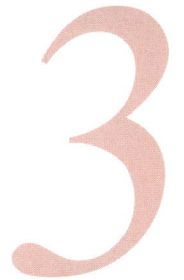

第3章 耳鏡，鼻鏡，喉頭内視鏡

清水 顕，鈴木 衞

Point

- 軽症が多い領域であり，器具も特殊であるが，解剖や手順を把握する
- 視覚的に理解できる領域なので観察の練習を重ねることが重要

■はじめに

　急性中耳炎，鼻出血，耳内・鼻内・咽喉頭異物，喉頭浮腫は視覚的に診断が容易な領域である．しかし，耳鏡，鼻鏡，喉頭鏡を常備している救急室は少ないため，対応できる施設が限られている．解剖や手順を把握できれば，ほかの器具で代用可能であるので参考にしていただきたい．

■適応と禁忌

適　応：①**耳鏡**：耳垢栓塞，耳内異物，外傷性鼓膜穿孔，急性外耳道炎，急性中耳炎，難聴，めまい
　　　　②**鼻鏡**：鼻内異物，鼻出血，鼻骨骨折
　　　　③**喉頭内視鏡**：咽頭・喉頭異物，喉頭浮腫

禁　忌：観察器具に禁忌はない．ただし，粗暴な手技は耳出血，鼓膜穿孔，鼻出血，咽頭浮腫を起こすため，丁寧な操作が必要である．また，外耳道に薬液を入れる際は，鼓膜穿孔の有無に注意する．内耳に薬液が入ると内耳障害が起こる．鼓膜が観察できない状態での薬液注入は禁忌である

1 手技の実際

❶耳　鏡

- 耳介を後上方に牽引して外耳道から鼓膜までを直線的に観察できるようにする
- 耳鏡を挿入する際は疼痛に留意する．外耳道の外3分の1は軟骨部外耳道であり知覚に乏しいが，内側3分の2の骨部外耳道の感覚は鋭敏である
- 耳垢栓塞の有無，外耳道の発赤，腫脹の有無，鼓膜の発赤，膨隆，穿孔の有無，耳漏の存在，

- 異物の有無，形状に留意する
- 耳垢や耳漏で鼓膜が観察できない場合は耳垢を除去してから観察する
- 外耳道異物では外耳道に損傷を加えないように留意する．鑷子や鉗子で除去するほか，耳鼻咽喉科用吸引管で吸引しながら除去する方法や瞬間接着剤で棒と異物を接着し除去する方法等がある

    ※1 動物性の異物の場合，生物が暴れると疼痛を伴い，外耳道および鼓膜が損傷されるため，キシロカイン®液を外耳道内に浸し，生物が動かないようにしてから摘出する
    ※2 異物が外耳道に陥頓している場合は無理せず専門医に相談する
    ※3 小さな異物でも鼓膜に接触すると耳鳴などの症状をきたす．異物が見つからない場合，一度耳洗浄を行うと洗い流され症状が消失することがある

❷ 鼻　鏡

- 鼻鏡は皮膚粘膜移行部から後方の粘膜に接触しないように浅く置く．鼻入口部外側は顔面皮膚と連続しているが，1 cm内側には皮膚粘膜移行部がある
- 鼻内異物の場合，大部分が鼻入口部に存在する．前方から観察し，摘出する．無理な操作は異物を押し込み，咽頭・気管に落ちる場合があるので注意する
- 鼻出血は大半がキーゼルバッハ部位からの出血である．同部位は圧迫のみで止血できることがほとんどである

    ※1 用手圧迫法にて止血しない場合，アドレナリンガーゼを病変部にあてがい一次止血を行う．その後，軟膏をつけたガーゼを用い，鼻腔のパッキングを行う
    ※2 高血圧症がある場合止血に難渋するため，降圧処置を先に行う．抗凝固薬使用中の場合は可能であれば服薬を中止する

One More Experience
外耳道異物と鼻出血のピットフォール

外耳道の動物性異物の場合，動物を動かない状態にして摘出する．油やキシロカイン®が使用される．キシロカイン®は鼓室内に流入するとめまい，感音難聴をきたす．鼓膜穿孔の既往を慎重に聴取することが必要である．

鼻出血で一次止血可能なものはキーゼルバッハ部位からの出血である．鼻内前方の圧迫止血により止血できないものは専門医でも止血に難渋することがある．一次止血不可能な場合は専門医に連絡する．

❸ 喉頭内視鏡

間接喉頭鏡検査手技は難しいので，ここでは特にファイバースコープを用いた喉頭内視鏡について説明する
- 喉頭ファイバースコープにキシロカイン®ゼリーをつけて，経鼻的に挿入する
- 発赤，腫脹，異物の有無，気道が保たれているかを評価する

- 異物を認めた場合は鉗子が挿入できるファイバースコープに持ちかえ，異物を除去する
    - ※1 摘出の際，嚥下や咽頭反射が起こると異物が落下する可能性があるため，慎重に行わねばならない
    - ※2 鼻腔を通じて異物が引き出せない場合は，咽頭まで引き抜いた異物を口腔内で助手に渡す方法もある
- 喉頭浮腫をきたしている症例は気道管理のため，入院管理が望ましい．コルチコステロイド投与により一時的に浮腫は軽減するが，再腫脹に注意が必要である

2 合併症とトラブルシューティング

❶ 耳　鏡

- **外耳道の損傷**：耳鏡の挿入，耳垢や異物除去による外耳道の皮膚剥離，出血→外耳道皮膚に触れないように操作する．耳垢は外周に薄く残る方がよい．出血した際には，アドレナリンガーゼを挿入し圧迫止血する．外耳道はもともと後下方に曲がっているため，耳介牽引が不十分な場合，後壁損傷を起こすことがある

❷ 鼻　鏡

- **鼻出血**→止血のための操作で鼻粘膜を傷つけるとそこから出血を起こす．出血部位をピンポイントに見つけ止血することが重要
    - ※出血点を中心に圧迫できるようガーゼタンポンする．一次止血にはアドレナリンガーゼを使用するが，乾燥するため12時間以上の留置には不適である．一次止血後，軟膏付きガーゼに交換する
- **鼻内異物の脱落**→無理な摘出は咽頭落下の危険性を高める．摘出困難と判断したら専門医の指示を仰ぐ

❸ 喉頭内視鏡

- **鼻出血**→不用意な挿入は鼻出血を起こす
- **異物の落下**→咽頭腔に異物が落下した場合，気管支異物になる可能性が高く危険である．摘出中は嚥下，発声等を禁止する
- **浮腫の増悪**→喉頭浮腫のある状態で不用意に内視鏡が粘膜に接触すると浮腫が憎悪し呼吸状態の悪化を招く

> **One More Experience**
>
> **喉頭浮腫が高度な場合の気道確保**
>
> 喉頭浮腫が高度な場合，気道確保が重要である．気管切開が第1選択であるが，仰臥位がとれないほど呼吸苦が強い場合，意識下のファイバー挿管を試した方が，そのまま気管切開するよりもリスクが少ないこともある．

3 何がわかるか？

❶ 耳　鏡
　●耳垢塞栓　●外耳道異物　●鼓膜の変化（急性中耳炎，鼓膜穿孔）

❷ 鼻　鏡
　●鼻内異物　●鼻出血

❸ 喉頭内視鏡
　●咽頭・喉頭異物　●喉頭浮腫

4 次にどうするか？

❶ 耳　鏡
- 外耳道を触らないように指導
- 耳垢塞栓の場合，日常の除去方法に誤りがあることが多い．耳垢を骨部外耳道に押し込まないように指導する

❷ 鼻　鏡
- 鼻出血では再発予防を指導する．血圧が高い場合の再出血率は高い．血圧のコントロールを行う
- 軟膏付きパッキングガーゼは3〜5日後に抜去するため，受診を指示する．早期抜去は再出血率が高いことを告げておく

❸ 喉頭鏡
- 喉頭浮腫の場合，再腫脹に注意する．腫脹が著しい場合は気道確保をためらわない

5 どうトレーニングするか？

①**耳鏡**：耳の診察シミュレーター"EAR"（図1）
- 鼓膜観察練習用である．鼓膜の色調変化，浸出液の貯留等がわかる

②**喉頭ファイバースコピー**：気管支内視鏡トレーナー（図2）
- 経鼻内視鏡の練習を行う．鼻内は狭い．咽頭・喉頭の観察を練習する

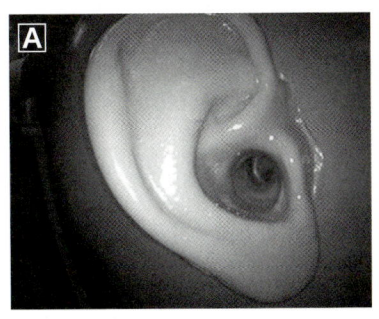

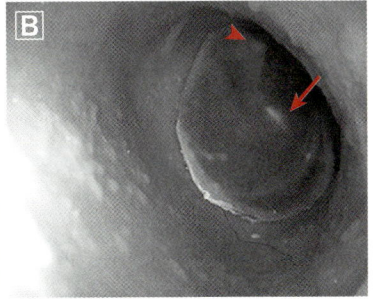

図1 耳の診察シミュレーター
A) 外耳道の長さは3 cm．鼓膜に光が当たるように観察する．
B) 正常鼓膜所見．ツチ骨（➤），キヌタ骨の一部が透見されている．光錐（➜）が観察される．

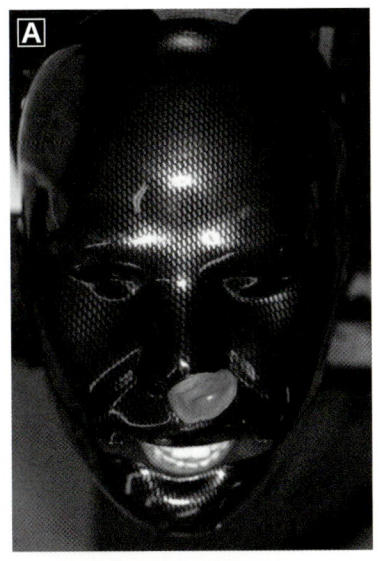

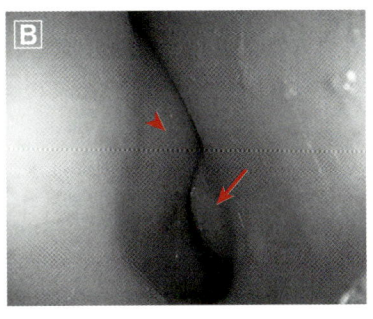

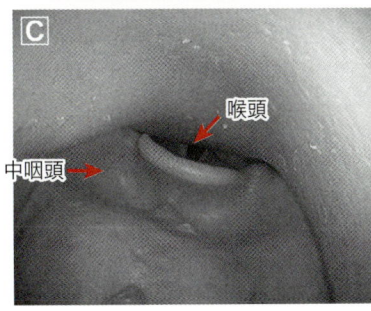

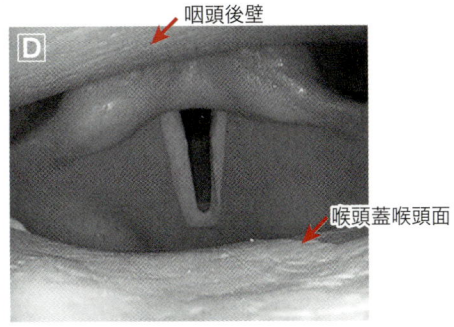

図2 気管支内視鏡トレーナー
A) 外観
B) 左鼻内より挿入したところ．湾曲した鼻中隔（➤），下甲介（➜）
C) 上咽頭より中咽頭，喉頭をみる．
D) 喉頭の観察．喉頭蓋喉頭面，咽頭後壁に触れると嘔吐反射が惹起されるので注意を要す．観察中は嚥下しないように指示する．

第1部
第3章 鏡に強くなる！〜介助から実施まで

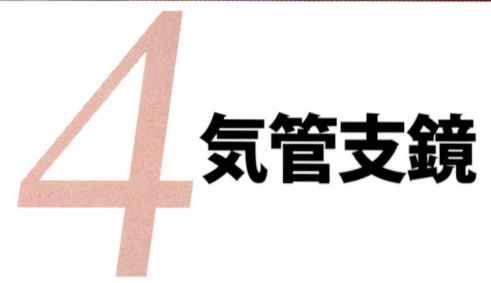

4 気管支鏡

坂田義詞，古本秀行，池田徳彦

Point

- 気管支鏡は直接気道を観察できるため，ただちに有用な情報が得られるとともに，処置を直視下に行うことができる
- 合併症として，局所麻酔薬によるショックや呼吸および循環状態の悪化，気道出血などがあり，不測の事態に備え，救命器具や薬品類を必ず用意しておく
- 小児の気管支鏡は，麻酔科医と連携して全身麻酔下で行う

■はじめに

気管支鏡には硬性鏡と軟性鏡があり，特に後者は操作性の容易さや亜区域支まで死角なく観察できることなどから，臨床的に広く普及している．気管支鏡は検査手技だけではなく，治療手技としても用いられることが多く，特に気道障害の解除を目的とする緊急気管支鏡は，救命医療においても欠くことのできない手技となっている．

■適応と禁忌

気管支鏡の適応は，中枢病変の診断・治療，末梢肺野病変の診断など幅広いが，ここでは緊急気管支鏡に絞って記述する．

適　応：診断（表1）と治療（表2）に大きく分けられるが，代表的病態は**中枢気道狭窄**と**気道出血**である

禁　忌：呼吸不全例や循環動態が不安定なケースは相対的禁忌となる

表1　緊急気管支鏡の診断的適応

喀血
気道狭窄，閉塞
気道熱傷・損傷
気管支瘻
気道異物
誤嚥

表2　緊急気管支鏡の治療的適応

喀痰，凝血塊，粘液栓の吸引除去
異物除去
止血
気道狭窄解除（レーザー焼灼，ステント挿入など）
気管支瘻の閉鎖
内視鏡ガイド下挿管　　　　　　　　　　　　　　など

1 手技の実際

① 可能であれば，事前に胸部X線写真やCT，動脈血ガス分析，血液・生化学的検査，心電図検査などを行っておく
② 緊急気管支鏡は，ときにハイリスクな手技となるため，迅速な対応が必要とされていても十分なインフォームドコンセントを得る必要がある
③ 必要器材を準備する．状況に応じて電子気管支鏡（画像が鮮明だが，移動に適さない）と携帯光源装着ファイバースコープ（ベッドサイドで使いやすい）を使い分けるが，いずれにせよ各種の処置に対応できるように，鉗子（吸引）チャンネル径の大きいものを選ぶ．また，処置に合わせて鉗子（図1）や焼灼用のレーザー（YAGレーザーやargon plasma coagulator：APC）を用意しておく
④ バイタルのモニタリングを行う．自動血圧計や心電図モニター，パルスオキシメーターを装着させ，必要に応じて酸素投与を開始する
⑤ 静脈ラインを確保し，いつでも必要な薬剤が投与できるように適当な補液を開始する
⑥ 咽喉頭・気管内麻酔を行う．患者の協力が得られる状況であれば，**顎を突き出させて頸部を伸展させ，深呼吸をゆっくりくり返させる**．4％リドカイン液（5〜10 mL程）をジャクソン型噴霧器にて咽喉頭に向かって噴霧し，十分麻酔する．最終的に噴霧器の先端を声門直上まで深く挿入し，**吸気とタイミングを合わせながら声帯から気管にかけて麻酔薬を噴霧する**（図2）．声門直上と声門下腔の膜様部を入念に麻酔することで，咳嗽反射を抑えることができる

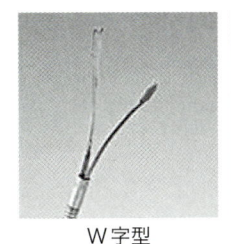

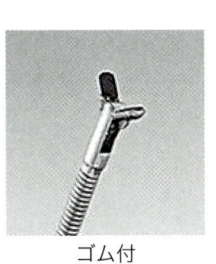

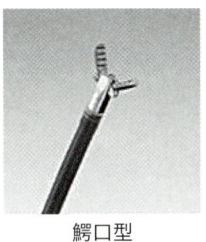

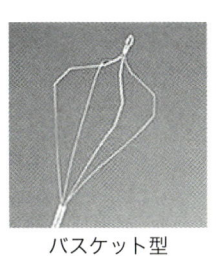

| W字型 | V字型 | ゴム付 | 鰐口型 | バスケット型 |

図1 把持鉗子の種類（OLYMPUS社製）

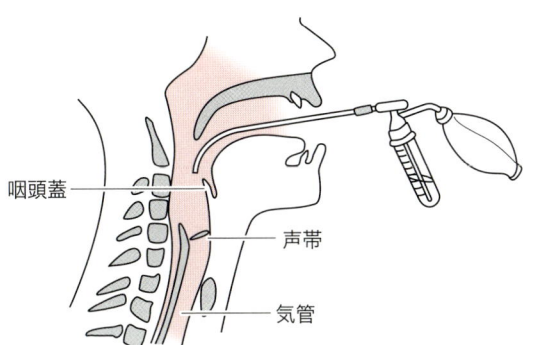

図2 局所麻酔

⑦ 仰臥位で頸部を伸展させ，マウスピースを装着させたうえで口腔内へ気管支鏡を挿入していく．気道出血の場合，出血源がわかっていれば**出血側を下にした側臥位**をとることで，健側肺への血液流入を防止できる

⑧ 舌表面に沿わせ，気管支鏡の先端を軽く上方へ曲げながら進み，舌根部を越えると手前に口蓋垂が見え，その先には喉頭全体が観察できる．喉頭蓋の背側から声帯を確認し，声帯が開くタイミングに合わせ，素早く気管支鏡を通過させて気管内へ到達する（図3）

⑨ 適宜2％リドカイン液を散布させながら気道を観察する．気管内での局所麻酔薬の散布は，咳嗽反射の程度に応じて行うが，**過剰投与（リドカイン400 mg以内に抑える）に注意する**

One More Experience

経鼻挿入法

協力が得られない患者に気管支鏡を挿入する際は，咽頭に与える刺激が少なく，気管までの到達も比較的容易な経鼻挿入が適している．

麻酔は鼻腔からジャクソン噴霧器を挿入し，吸気に合わせて後鼻腔方向へ4％リドカイン液を噴霧する．十分にキシロカイン®ゼリーを塗布した気管支鏡を総鼻道に沿って挿入し，後鼻腔に達したところで先端を上方へ向けると喉頭が広く見渡せる．経口法と同様に喉頭蓋の背側へ進み，声帯を通過させ気管へと到達させる．

日本人は鼻腔が狭いため，気管支鏡の挿入が困難なことが多く，無理をすると鼻出血をきたす．したがって，長時間にわたる検査や治療，頻回に気管支鏡を出し入れする処置には不向きといえる．

2 合併症とトラブルシューティング

気管支鏡の手技中に起こりうる合併症としては，呼吸困難感，低酸素血症，リドカイン中毒・ショック，大量気道出血，気胸，喘息発作，不整脈，血圧降下，血圧上昇，喉頭痙攣などがある．このうち，重篤な合併症としては**大量気道出血**，**リドカインショック**，**低酸素血症**などがあげられるが，気管支鏡により死亡に至るケースは0.006％と報告されている．

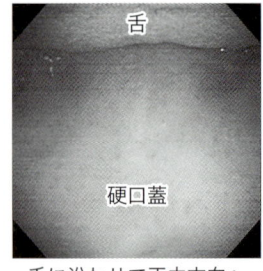

図3 気管支鏡が気管に到達するまで
（舌に沿わせて正中方向へ／喉頭蓋／声帯／気管）

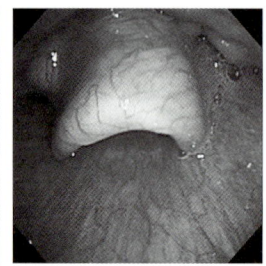

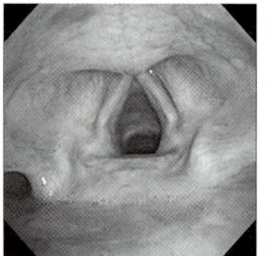

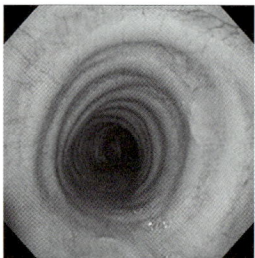

主な合併症に対する防止・対処法を以下に述べる．

❶ 気道出血

事前に採血検査で血液凝固能が正常であるか，また**抗凝固薬を内服していないか確認する**．
拍動している気管支壁や腫瘍（気管支壁動脈瘤などの可能性がある）**は生検しない**．
ボスミン生食（ボスミン0.1 mL＋生理食塩水20 mL），トロンビンなどの止血薬を出血部に散布する．大量出血を呈している場合は，片肺挿管（気管チューブを健側の主気管支へ挿入する）を行う．

❷ リドカイン中毒・ショック

患者の体重や年齢を考慮し，リドカイン投与量を最小限に抑える．
ショックに対する補液や昇圧薬の投与を行う．
重症例については，ただちに人工呼吸を開始する．

❸ 低酸素血症

処置中はパルスオキシメーターで血中酸素飽和度をモニタリングする．
必要に応じて投与酸素量を増やしたり，処置を一時中断したりする．

3 何がわかるか？

気管支鏡による観察で，気道障害の部位，原因，障害の程度などがわかる．病変の有無を検索するうえで，**正常の気管・気管支の解剖や粘膜の性状を習熟しておくことが重要となる**．

❶ 気道異物

義歯などはX線検査で容易に確認できる（図4）が，小児に多いピーナッツやキャンディーなどはX線透過性であるため，気管支鏡による異物の特定が必要となる．異物の場所や状態を確認し，そのまま鉗子で摘出可能かを判断する．比較的組織反応性の低い義歯や金属，プラスチック製の異物でも，発見が遅れれば次第に末梢側へと嵌入し，周囲に肉芽を形成して摘出困

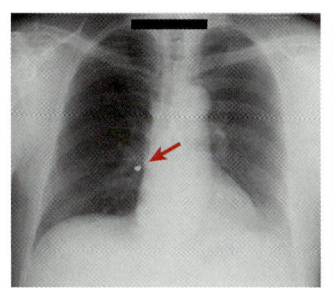

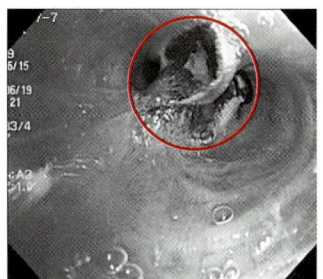

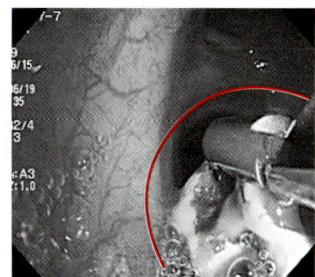

図4　歯科治療中にインレーを誤嚥した症例（p.10巻頭カラーアトラス参照）

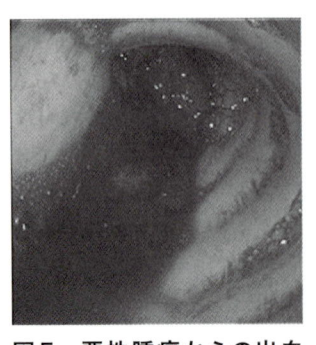

図5　悪性腫瘍からの出血（p.10巻頭カラーアトラス参照）

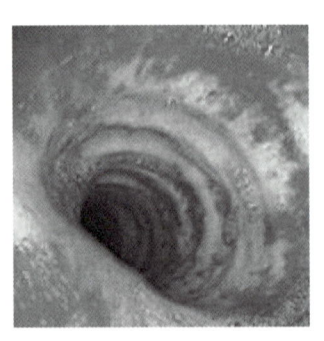

図6　気管支拡張症（p.10巻頭カラーアトラス参照）

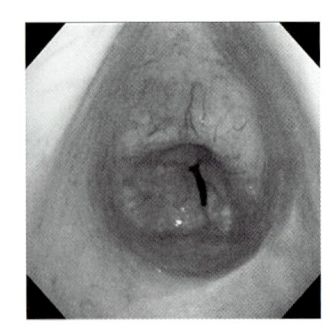

図7　高度気管狭窄（p.10巻頭カラーアトラス参照）

難となる．ピーナッツは時間経過とともに気管支内で膨張するため，それに伴って摘出も難しくなっていく．内視鏡用の鉗子で把持できないようであれば，改めて硬性鏡での異物除去を計画しなくてはならない．

❷気道出血

直視下の所見から出血部位の同定と出血の原因，出血量の評価が可能である．出血の原因としては，悪性腫瘍（図5）や気管支拡張症（図6），炎症性疾患，血管性病変などがある．容易にコントロール可能な出血であれば，血液の吸引除去，ボスミンやトロンビン散布による止血を試みるが，**大量出血を呈している場合は，気道確保が最優先事項となる**．

❸気道狭窄（図7）

狭窄の部位および原因，程度を確認し，それに対する治療法を選択する．拡張法としては，軟性気管支鏡もしくは硬性鏡下でのレーザー焼灼術や，ステント留置，閉塞する腫瘍のcore out（削除）などがある．高度の中枢気道狭窄例や，易出血病変に対しては，全身麻酔下に気道を確保したうえで行える硬性鏡下での治療が安全かつ有用である．

4 次にどうするか？

気管支鏡で病状を把握した後は，そのまま軟性鏡での処置や加療を行うべきか，改めて硬性鏡下での治療を行うべきかを判断する必要がある．

また気管支鏡抜去時には，**出血がおさまっているか，声門・喉頭の損傷や著明な浮腫がないか，などを確認しておく**ことが重要である．特に長時間にわたる処置や治療の後は，十分な呼吸・循環動態の観察が必要で，めまいやふらつきが出ることも多い．喉頭の麻酔が消失するまで，誤嚥防止のため，**2時間禁飲食**の期間をおくよう患者に指示をする．また，気管支鏡後の抗菌薬投与は必ずしも必要ではないが，出血を末梢肺に吸い込み，肺炎を発症するケースも少なくないため，必要に応じて投与を考慮する．

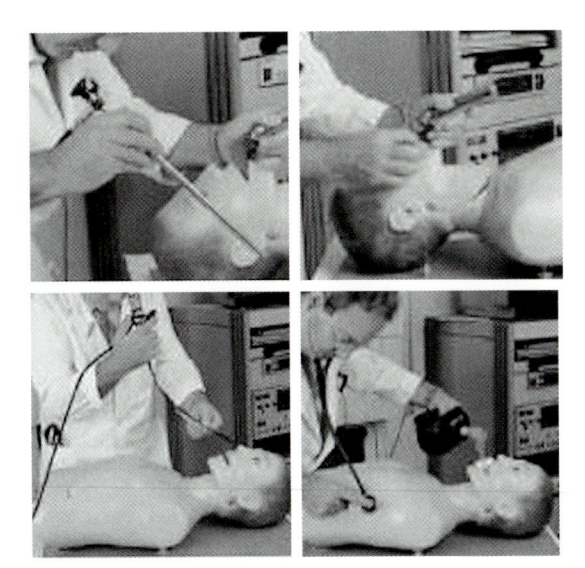

図8 気管支鏡シミュレーターを用いたトレーニング
写真提供:日本ライトサービス株式会社

5 どうトレーニングするか？

　実際の症例で数多く経験を積むことも重要であるが，シミュレーターを使用してのトレーニングも有用である．気管支鏡トレーナー（図8）を用いることで，気管支鏡の挿入を実践に近い形でトレーニングすることができる．経口だけでなく，経鼻挿入法にも対応しており，頭部を後屈させて気管支鏡を挿入しやすい体位をとることもできるため，さまざまなシチュエーションを想定した練習が可能である．

文献・参考図書

1) 「気管支鏡～臨床医のためのテクニックと画像診断　第2版」（日本呼吸器内視鏡学会 編），医学書院，2008
　↑気管支鏡を行うのであれば，1度は読んでおくべき一冊．

2) 相馬一亥:呼吸器系の手技　緊急気管支鏡. 救急医学，24（10）：1183-1190, 2000
　↑緊急気管支鏡の手技についてわかりやすく解説されている．

3) Watts, M. R., et al : Premedication for bronchoscopy in older patients: a double-blind comparison of two regimens. Respir Med, 99 : 220-226, 2005
　↑高齢者に対する気管支鏡検査について，前投薬に注目して比較検討している．

4) Colchen, A. & Fischler, M. : Emergency interventional bronchoscopies. Rev Pneumol Clin, 67 : 209-213, 2011
　↑硬性鏡も含め幅広く緊急気管支鏡手術について述べている論文．

第1部
第3章 鏡に強くなる！〜介助から実施まで

5 上部消化管内視鏡
手技と介助ができる

坂本直人，佐々木仁，渡辺純夫

Point

- 被験者の立場に立ち苦痛を与えないように心がける
- 1例1例，1病変1病変を大切にして良い写真をとる
  （上記の努力が内視鏡技術および診断学の向上につながる）
- 緊急内視鏡など，急ぐときほど落ち着いて冷静に対処をする
- 介助者は術者の一歩先を見据えて行動し，術者にアドバイスをする

■はじめに

　内視鏡は消化管病変の診断，治療に欠かせない検査であり救急医療の現場においても重要な役割を担うようになってきたが苦痛なく安全に確実に行うためには熟練した技術が必要である．術者および介助者の技量により被験者に与える印象が異なるだけでなく，緊急内視鏡時における止血術においてはその成否を分けることになる．内視鏡を行う医師はスコープ挿入経路の解剖学と生理学，内視鏡の構造と操作法を十分理解し技術を身につけ，細心の注意を払いながら慎重に行う必要がある．ここでは救急医療の現場で必要な症例を交えて記載する．

■適応と禁忌
適　応：上部消化管病変（潰瘍性病変，腫瘍性病変，異物など）が疑われるすべての疾患
禁　忌：全身状態がきわめて不良な場合
消化管出血等では患者の状態だけでなく，施設の設備体制，スタッフの技量などをもとに有益性と危険性を考慮して施行すべきか否かを判断する

1 手技の実際

❶設備とスタッフ

　内視鏡機器，モニタリング装置（血圧，心電図，酸素飽和度など），輸液，救急カートなどは必需品である．止血器具（局注針，クリップ，EVLデバイス，アルゴンプラズマ，止血鉗子など），異物除去などのための把持鉗子なども準備しておく．緊急内視鏡を行う施設では夜間や休日でも常時組織的に内視鏡に熟知した医師，介助者を確保し，検査ができる体制を整えておく必要がある．

❷ 同意書の取得

有用性のみならず，出血や穿孔などの偶発症や合併症についても十分に説明したうえで同意書を取得する．緊急時はより危険性が高いため，急変や急死などの可能性についても説明する．

❸ 前処置

① 病歴聴取で基礎疾患，内服薬，薬剤アレルギーについて確認する
② 通常の検査では前日21時以降の絶飲食とする
③ 必要な常用薬があれば検査の3時間くらい前までに服用する
④ 胃液消泡目的にガスコン®水50 mL内服
⑤ キシロカイン®ビスカス約10 mLを3〜5分間咽頭に含む
⑥ 必要に応じ鎮痙薬（ブスコパン®20 mgまたはグルカゴン10 mg），鎮静薬（ドルミカム®2〜5 mgまたはセルシン®1/2 A）を使用する

❹ 挿入法

① 上部内視鏡は下部に比べれば挿入自体は容易であるが苦痛なく入れるには細心の注意を払う必要がある．術者と介助者がコミュニケーションをとり，被験者がリラックスして検査を受けられるようにする
② バイタルサイン（血圧，脈拍，酸素濃度など）のチェックを行う
③ 被験者を左側臥位にしてマウスピースを噛ませて検査を開始する
④ スコープは右手で保持し，アングル操作は左手のみで行うのが基本である．スコープは先端から約20 cmのところを右手で軽く持つ．上下アングルは左手拇指，吸引・送気は左手示指・中指，左右アングルは左手中指・環指および拇指で操作を行う．また，画像のフリーズや撮影はボタンの設定する位置により異なるが，われわれは第1ボタンをフリーズ，第4ボタンを撮影にしているため，フリーズは左示指で撮影は拇指で操作を行っている．右手の回転操作（トルク）と左手のアングル操作の協調運動に加え微妙な吸引と送気で粘液を除去し良好な視野を確保しながら観察する
⑤ 軽いアップアングルで舌を超え，咽頭後壁に沿ってゆっくりとアングルを戻しながら進めると喉頭部に至り，声帯が正面に観察される（図1）．次に左梨状窩から食道入口部をすべら

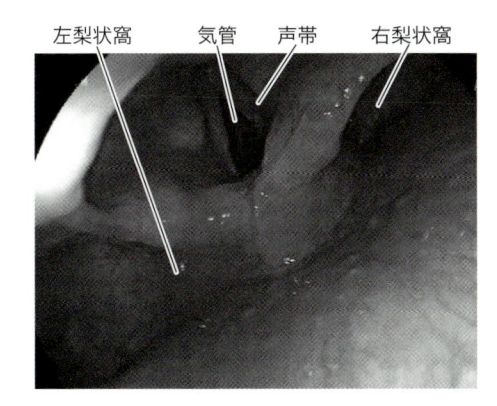

図1　咽頭・喉頭部（p.10巻頭カラーアトラス参照）

せるようにして正中側に向けて挿入する．きわめて稀ではあるが梨状窩を裂傷させる危険性もあるため，咳嗽や抵抗を感じたときには無理せずにいったん抜去して再挿入する
⑥ 緊張の強いときは嚥下運動を促し，それに合わせて挿入する．挿入後は唾液を飲み込まず自然に流すようにさせる
⑦ 食道に入れば，その先は軽く押すだけでEC junction，さらに胃内へとスムーズに入っていく．しかし，スコープを進めたり引いたりすることも苦痛となることを考慮し，壁に接触させないように管腔の中心を捉えて少ない動き（無駄のない動き）で全体を見ながら丁寧に進めて行く
⑧ 胃幽門から十二指腸球部への挿入がしにくいケースもあるが無理に押し込めば苦痛となるので，極力胃内の空気を吸引しながら，幽門部にアプローチし，蠕動で幽門が開くタイミングに合わせて，左手アングル操作を中心に滑らせるようにして入れるとよい

❺ 観察法の基本

① **パターン化**：食道・胃・十二指腸をくまなく観察し，すべての写真を残すために基本的には決まったパターンで写真を撮るとよい．パターン化することで見落としをなくし，経過の比較等も容易となる[1]．**しかし，胃の形や病変などは人により異なるため，臨機応変に対処する**
② **ソフトタッチ**：スコープの出し入れ，反転などすべての操作は無理に行わず解剖学的なイメージを頭に描きながら，ソフトに行うようにする．スコープ操作だけでなく，粘液等の吸引送気も別々に行うのではなく，両者を微調整しながら同時に行い，スコープ先端を壁に接触させないように心がける
③ **赤玉**：壁にぶつかり赤玉となってしまった場合は軽く送気しながら，ゆっくりと引き視野を確保する
④ **見落とし**：体部大彎は空気量が少ないと襞に隠れる小病変を見落とす可能性があるため，十分送気をする．逆に体部後壁は接線方向になるため，空気量を調整して観察するとよい．また，反転して観察することで見落としがないように注意する
⑤ **写真の撮り方**：写真の構図には幽門，胃角，噴門など目印になるものを入れるように心がけながら決まった順番に撮って行く（図2A〜C）

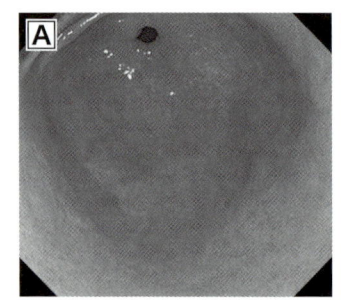

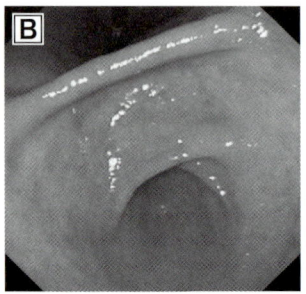

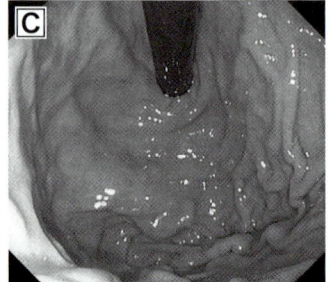

図2　胃幽門部，噴門部，胃角部（p.11巻頭カラーアトラス参照）
A）幽門部．B）胃角部．C）噴門部

⑥ **病変の観察**：病変があった場合は遠隔から徐々に近接して写真をとる．さらに，NBI観察や色素内視鏡観察を行う．色素は胃ではインジゴカルミン，食道ではルゴールを散布する．胃内にインジゴカルミンを散布することでコントラストが強調され病変の境界や表面性状が鮮明となる（図3A，B）．食道にルゴールを散布すると正常粘膜のみ染まり，異常な粘膜は不染体となり，表在型の早期食道癌の診断に有効であるが，ルゴールは刺激が強いので誤嚥しないように注意し，観察後はチオ硫酸ナトリウムを散布し中和する．なお，NBIの出現によりルゴールを散布しなくても食道癌の発見は比較的容易となってきている

⑦ **生検**：癌やリンパ腫などの悪性疾患を疑った場合は生検による病理学的診断が必要となる．正確な病理診断を得るためには正確な生検が必須であるが，接線方向などでは鉗子が滑りやすくわずかにずれる可能性があるので注意し，適切なアプローチをして狙撃生検する．また，生検した部位がわかる写真を残しておくと，病理結果を評価する上でも有用である

⑧ **検査後**：マウスピースを外し，唾液を吐き出すように促す．誤嚥防止のため，検査後1時間位は飲食をしないようにさせる

❻ 止血法の基本

1）状態を把握と対応

出血によりショックをきたすこともあるため，輸液ルートを確保しながら，患者の状態を把握し，必要があれば輸血等も行い循環動態を安定させる．痛みが強い場合は大動脈瘤の破裂やBoerhaave症候群などを考慮して事前にCT検査等を施行し，これらを除外したうえで内視鏡検査を行う．

2）出血部位の同定

血液や凝血塊などがあるなかで出血部位を同定するためには良好な視野を得る必要がある．送水機能のある内視鏡を用いて洗浄しながら観察を行う．また，屈曲部などの視野を確保するうえで透明フードを装着するのも有効である．食残や凝血塊により観察困難な場合は可能な範囲で体位変換も行うが，多量なときは3～4時間あけて再検査する．

3）止血法

内視鏡的止血法はクリップなどの機械的止血法，熱凝固法，薬剤による方法の3つに大分さ

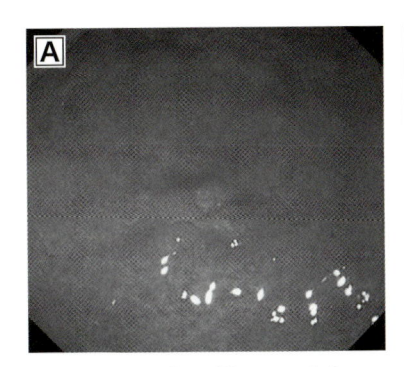

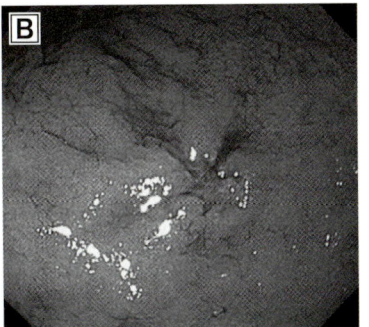

図3　胃体中部大彎のⅡc病変（p.11巻頭カラーアトラス参照）
A）通常観察像．B）インジゴカルミン色素散布像

れる．機械的止血法はクリップ法のほかに内視鏡的静脈瘤結紮術（endoscopic variceal ligation：EVL）があり，熱凝固法はヒータープローブ法，高周波電気凝固法，マイクロ波凝固法，レーザー照射法，アルゴンプラズマ凝固法（APC）などがある．薬剤による方法は局注法と散布法に分けられ，局注法はエタノール局注法と高張Naエピネフリン（HSE）局注法，内視鏡的硬化療法（endoscopic injection sclerotherapy：EIS）などがある．散布法にはトロンビン，アルギン散ナトリウム，スクラルファートなどが用いられる．

① **クリップ法**：組織障害の少ない機械的止血法．胃十二指腸潰瘍等の止血目的で使用する．出血している部位を正確に把握し，クリップで把持，止血する．最初のクリップが重要であり，凝血塊が付着している場合は水や把持鉗子で除去する．正確にクリップをかけられるように極力出血部位に接近して，吸引等で正面視させて十分に把持力が伝わるようにしてクリップをかける（図4）

② **内視鏡的静脈瘤結紮術（endoscopic variceal ligation：EVL）**：食道静脈瘤破裂等に対する止血法．静脈瘤自体を小さな輪ゴムで止めて血流を遮断し，廃絶する方法．クリップ同様最初の一発目が重要であり，出血点を吸引したことを確認してからligationする．EISに比し簡便で侵襲が少なくより確実な止血が得られるため，食道静脈瘤出血治療の第一選択となっている（図5）

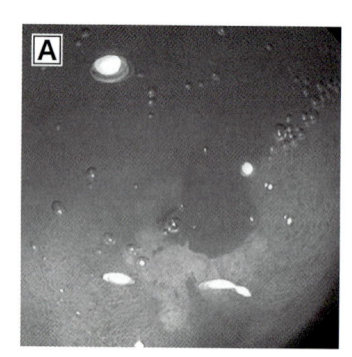

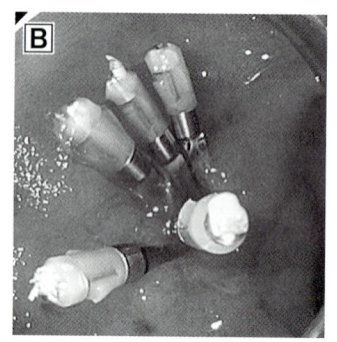

図4　胃潰瘍からの出血（p.11 巻頭カラーアトラス参照）
A）潰瘍から出血を認める．B）クリップにより止血

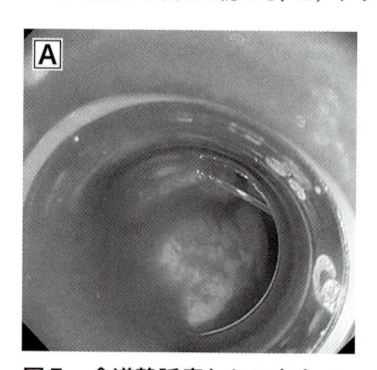

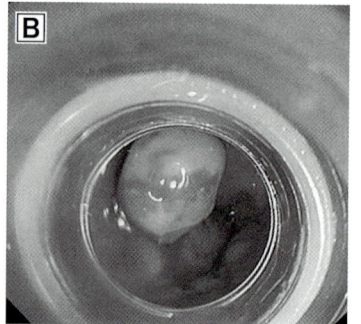

図5　食道静脈瘤からの出血（p.11 巻頭カラーアトラス参照）
A）食道静脈瘤から出血を認める．B）EVLにより止血

③ **ヒータープローブ法**：出血点をプローブ先端の面で押当てて血流をおさえて焼灼し，さらに血管に接するように軽く押し当て少しずつ移動させて焼却する．胃潰瘍では25〜30J，十二指腸潰瘍では20Jで血管が平坦化するのを目安に行う
④ **高周波電気凝固法**：高周波電流の通電による発熱で，血管壁の収縮および組織の焼灼凝固などを起こして止血する方法である．単極電気凝固子は組織障害の広がりにより穿孔の危険性も高かったが，現在使用されている双極電気凝固子をもつ止血鉗子は2個の電極の近傍にのみ電流が流れるため，止血効果は強く，穿孔の危険は少ない．鉗子により組織を把持した状態で高周波電流を通電する．止血鉗子は血管を把持したのを確認して焼灼する（図6）
⑤ **APC法**：イオン化されたアルゴンガスによる高周波電流が組織凝固を引き起こす．組織表面が均等に凝固され，凝固深度が大きくなることはない．多数の浅いびらん等から生じたoozing等に適しており，拍動性出血には適さない
⑥ **エタノール局注法**：無水エタノール（99.5％以上）により血管の収縮，凝固をはかる．少量（0.05〜0.2 mL）ずつ，浅く丁寧にくり返し局注して止血する．組織障害を引き起こすため，穿孔を生じる危険性もある．基本的にTotal量が1 mLを超えないようにする．
⑦ **HSE局注法**：HSE（10％ NaCl 20 mL＋0.1％エピネフリン1 mL）による血管の収縮，組織膨化による血管圧迫，血栓形成により止血する．安全性が高く容易な止血法であるが，再出血のリスクは高い．他の止血法が困難な際に一時的に用いられることが多い．
⑧ **内視鏡的硬化療法（endoscopic injection sclerotherapy：EIS）**：静脈瘤に対して，硬化薬である5％ ethanolamine oleate：オルダミン®4，1％ polidocanol：エトキシスクレロール®4を血管内外に局注して止血を図る方法であり，持続的な止血効果が高い．しかし，肝予備能を増悪させるため，緊急時に用いられることは少ない．

どの手法も有用であり，状況に応じて適切に手法を選択し，止血することが重要である．例えば，十二指腸潰瘍は壁が薄く柔らかいため，クリップ法が適しており，エタノール局注法は穿孔などのリスクが高い．一方，くり返した胃潰瘍，特に潰瘍底の中心部は瘢痕化し，固く，クリップはかけにくく，熱凝固法や局注法がより適している．クリップ法やEVL法は安全性が高く有効な手法であるが，最初の一発を失敗するとその後の処置が困難となることもある．HSE

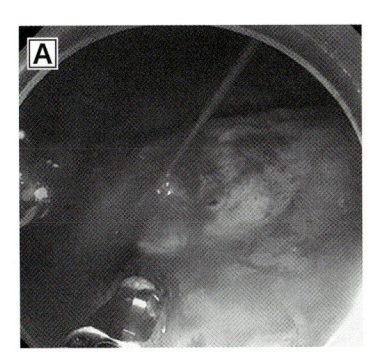

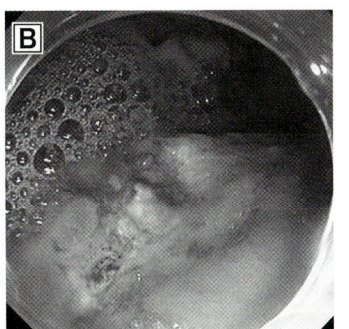

図6 胃潰瘍からの拍動性出血（p.12巻頭カラーアトラス参照）
A）潰瘍から拍動性出血を認める．B）止血鉗子により止血

局注法は簡便な手法であるが永久止血しにくい．いずれもしても，緊急内視鏡後は止血の確認等を含めて再チェックする必要がある．

また，原因に応じた薬物療法も有効である．止血剤の他，胃・十二指腸潰瘍やAGML等ではPPI等の酸分泌抑制剤が適応となる．食道・胃静脈瘤であれば出血は門脈圧亢進を伴うことが多く，プロプラノロール等のβ遮断薬硝酸塩などの適応である．

2 診断と治療

ここでは救急医療の現場で緊急上部消化管内視鏡を要する主な疾患である上部消化管出血，上部消化管異物，アニサキスなどの診断と治療について記載する．

❶ 上部消化管出血

吐下血は緊急上部内視鏡の適応となる最も代表的な疾患であり，胃・十二指腸潰瘍（図7 A〜D），急性胃粘膜障害（acute gastric mucosal lesion：AGML），Mallory-Weiss症候群，食道・胃静脈瘤（図8 A, B）などがある．

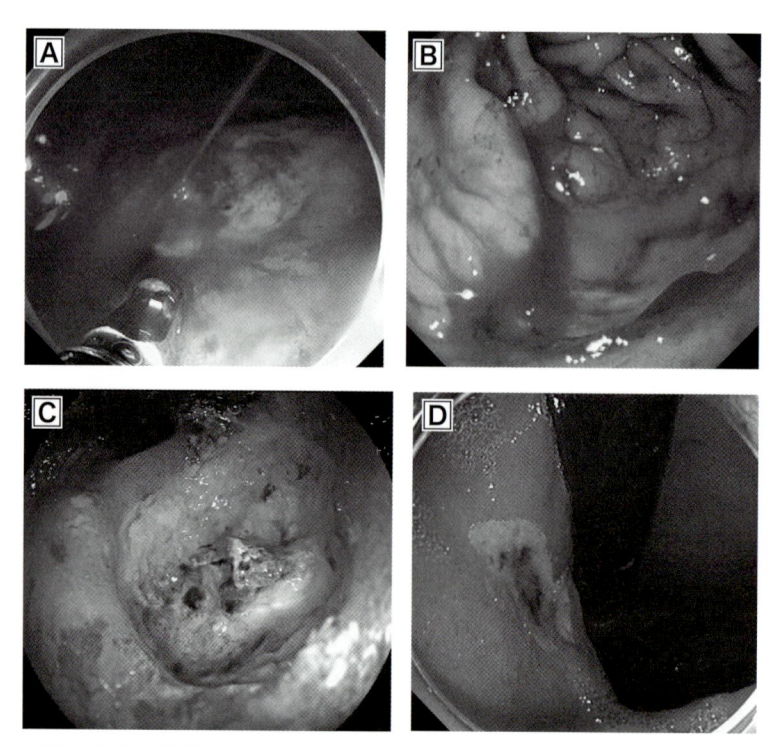

図7 出血性胃潰瘍（Forrest 分類）（p.12巻頭カラーアトラス参照）
A) Forrest Ⅰa（噴出性の出血），B) Forrest Ⅰb（湧出性の出血），C) Forrest Ⅱa（露出血管を認める潰瘍），D) Forrest Ⅱb

1）出血の原因を予測

ステロイドやNSAIDの内服があればAGMLなど，飲酒や咳などの嘔吐後の吐血はMallory-Weiss症候群，手掌紅斑や蜘蛛状血管腫など，肝硬変を示唆されれば食道・胃静脈瘤などを考慮する．近年，*Helicobacter pylori*（*H. pylori*）の除菌により，胃・十二指腸潰瘍をくり返すことは少なくなったが，既往があれば再発も疑う．

2）吐下血時の内視鏡検査

① **胃・十二指腸潰瘍の診断と治療**：胃および十二指腸壁の欠損が粘膜下層まで達した状態であり，原因は主に*H. pylori*，好発部位は胃角部小彎，分水嶺，十二指腸球部である．急性期には潰瘍辺縁に浮腫を伴っているために進行癌との鑑別を要することもあるが経過と生検により診断しうる．出血性胃潰瘍の評価はForrest分類が用いられ，予後と相関することが報告されている[2]（表1）．出血している状態（Forrest Ia および Ib）はもちろん，出血していなくても露出血管を認める潰瘍（Forrest IIa）は再出血の危険性が高いため，内視鏡的止血術の適応である．止血法には局注法，熱凝固法，クリップ法などさまざまなものがあるが，病変に応じて適切な方法を選択して行うのがよい．熟練した内視鏡医が行えば止血できないようなケースはほとんどないが，なかにはきわめて困難なケースもある．

内視鏡的止血処置が困難な場合にはIVR（interventional radiology）や緊急手術などが必要なこともある．実際にIVRや手術が必要となるケースはきわめて稀であるが，常にいくつかのオプションを頭に入れて客観的に状況判断をすることが重要である．

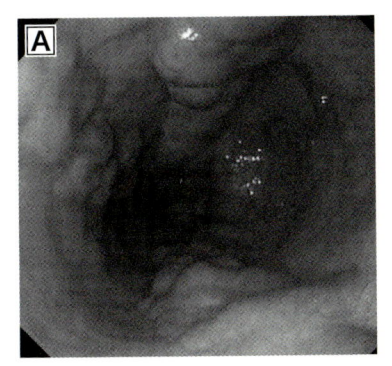

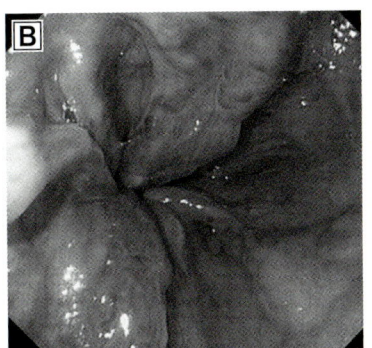

図8　食道静脈瘤（p.12巻頭カラーアトラス参照）
esophageal varices〔Ls,F3,Cb,RC(2+)RWM〕

表1　Forrest 分類

active bleeding（活動性出血）
Ia：spurting bleed（噴出性の出血）
Ib：oozing bleed（湧出性の出血）
recent bleeding（最近の出血）
IIa：non-bleeding visible vessel（露出血管を認める潰瘍）
IIb：adherent bleed clot-black base（凝血塊の付着・黒色潰瘍底）

② **AGMLの診断と治療**：急性の出血性びらん，出血性胃炎，急性胃潰瘍およびこれらの混在を認める症候群である．好発部位は前庭部で前後壁に対称性の潰瘍を認めることも多く，急性期には黒苔も認める．治療は胃・十二指腸潰瘍に準じる

③ **Mallory-Weiss症候群の診断と治療**：嘔吐や咳などによる急激な腹圧の上昇に伴う食道・胃接合部の裂創であり，同部に縦走裂創を認めることで容易に診断しうる．多くは自然治癒するが，活動性出血等を認めた際にはクリップ等で止血する．なお，同様の機序で致死率が高く緊急手術の適応となるBoerhaave症候群が発症することもあるので強い症状，深い創を認めたときには胸部CTを施行すべきである

表2　食道静脈瘤の分類（日本門脈圧亢進症食道静脈瘤学会 1996）

判定因子	記号	細分	
占拠部位	L	Ls	上部食道まで認める静脈瘤
		Lm	中部食道まで認める静脈瘤
		Li	下部食道まで認める静脈瘤
		Lg	胃部食道　　Lg-c：噴門輪に近接する静脈瘤 　　　　　　　Lg-f：噴門輪より離れて孤在する静脈瘤
形態	F	F0	静脈瘤として認めないもの
		F1	直線的な細い静脈瘤
		F2	連珠状の中等度の静脈瘤
		F3	結節状あるいは腫瘤状の太い静脈瘤
基本色調	C	Cw	白色静脈瘤
		Cb	青色静脈瘤　　　　　　　　　　※血栓化静脈瘤は -Thを付記
RC：red color sign		RWM	red wale marking（ミミズばれ）
		CRS	cherry red spot様所見
		HCS	hematocystic spot 出血・血豆様所見
発赤所見	RC	RC（−）	発赤所見をまったく認めない
		RC（＋）	発赤所見を限局性に少数認める
		RC（2＋）	RC（＋）と（3＋）の間
		RC（3＋）	発赤所見を全周性に多数認める ※telangiectasiaの有無をTE（＋）（−）で附記する．RWM，CRS, HCSはRCの後に附記する
出血所見		出血中の所見	噴出性出血 にじみ出る出血
		止血後の所見	赤色栓 白色栓
粘膜所見		E	びらん
		UI	潰瘍
		S	瘢痕

④ **食道・胃静脈瘤の診断と治療**：食道・胃粘膜下層の静脈の拡張により，肉眼的に粘膜が瘤状に隆起した疾患であり，肝硬変等の門脈圧亢進により生じる．占拠部位，形態，基本色調，発赤所見等をとり記載する（表2）．治療の適応は出血性静脈瘤，出血既往のある静脈瘤およびF2以上の静脈瘤またはred color sign（RC2以上）陽性の静脈瘤である．内視鏡的治療法には内視鏡的静脈瘤結紮術（endoscopic variceal ligation：EVL）と内視鏡的硬化療法（endoscopic injection sclerotherapy：EIS）がある．

❷上部消化管異物

異物の誤飲は高齢者や5歳未満の小児に多く，精神障害者，歯科治療中にも認められることがある．高齢者は医薬品の包装に使われるPTP（図9），義歯，魚骨などが多く，小児は硬貨やボタンなど身近にあるものが多い．詳細な聴取とX線やCT，内視鏡等の検査によって診断する．誤飲した異物が何か，大きさや形，素材などを確認する．X線非透過性の物質であればX線で，X線透過性の物質であればCT等で位置を確認し，異物の種類と存在部位により内視鏡的に摘除するかどうかを判断する．可能なら同じものを持参してもらうと比較しやすい．摘除する場合は透明フードやオーバーチューブ等の中に入れて回収し，EC junction，食道内腔，喉など傷つけないようにする．

❸アニサキス

サバ，イカ，タラ，イワシ，カツオなどの海産魚介類を生食したことにより経口感染し，急激な腹痛を生じる疾患である．病歴聴取により胃アニサキス症が疑われた場合は緊急内視鏡の適応であり，内視鏡的に粘膜の発赤，浮腫，びらんがあり糸くず様の白い虫体が胃粘膜に頭部を刺入している状態で発見されることが多い（図10）．治療は把持鉗子で虫体の刺入部に近いところを把持し，虫体が切れないようにゆっくりと摘除する．

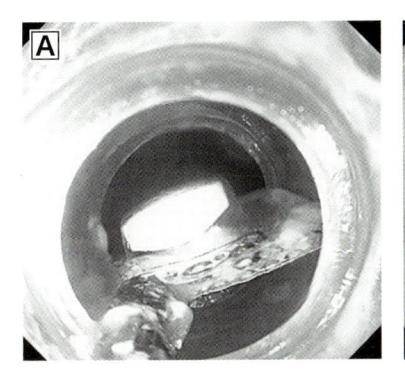

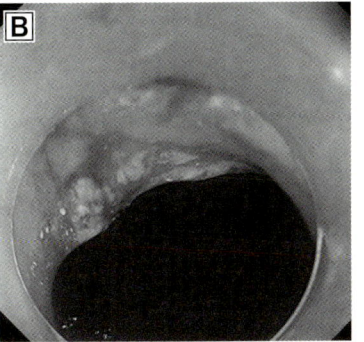

図9　PTPの誤飲（p.13巻頭カラーアトラス参照）
A）把持鉗子でPTPをつかみ，先端透明フード内に入れて回収．B）PTPが引っかかっていた部位の傷を観察

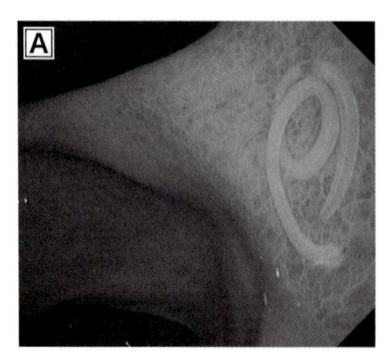

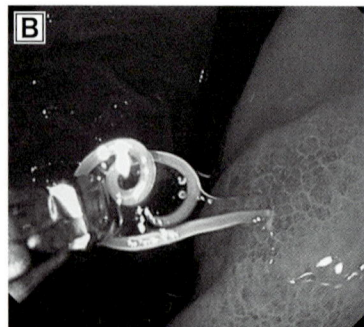

図10 アニサキス（p.13巻頭カラーアトラス参照）

3 介助者の心構え

　介助者は被験者の検査に対する不安や緩和をはかるだけでなく，術者が何を考え，何をしようとしているのか事前に判断し，素早く必要な物品を用意し対処し余裕をもって安全で円滑な検査および治療が行えるようにする．さらに，術者の判断が適切か否か客観的に判断し，助言を与えることも重要である．また緊急内視鏡検査においては術者をリラックスさせてあげることも重要である．

> **重要**
> 患者の気持ちに立って丁寧な検査を行うことが，正確な検査，診断を可能とするだけでなく，術者および介助者の技術の上達につながる．

文献・参考図書

1) 永原章仁 ほか：「消化器内科レジデントハンドブック」（渡辺純夫，北條麻理子 編），中外医学社，2008
2) Heldwein, W., et al. : Is the Forrest classification a useful tool for planning endoscopic therapy of bleeding peptic ulcers？ Endoscopy, 21：258-262, 1989

第1部
第3章 鏡に強くなる！〜介助から実施まで

6 直腸診と肛門鏡

森 浩介，志賀 隆

Point

- 直腸診，肛門鏡を用いた診察では，プライバシーに対する配慮が重要である
- 便潜血検査の化学法では偽陽性が多く，免疫法では上部消化管出血を検出できないことが問題となる
- 発熱，下血，腹膜刺激症状は直腸・肛門異物患者のRed flag signである
- 直腸肛門異物の摘出において，肛門鏡や鉗子だけではなく，膣鏡やFoleyカテーテル，気管チューブ，スプーンなどを上手く活用することが重要である

■はじめに

直腸診は内科診察の必須手技の1つである．下血・腹痛の精査のみならず，発熱の精査としても行うことがある．**禁忌は少ないが患者に精神的苦痛を与える手技であり，患者への配慮が重要である**．また直腸肛門内異物の検査・治療にも用いられる．

■適応と禁忌
適 応：●下血，腹痛・肛門痛の患者　●発熱患者　●直腸肛門部の腫瘍や異物を疑う場合
禁 忌：●好中球減少症の患者　●直腸肛門内に鋭利な異物が疑われるときの直腸診

1 手技の実際

❶用意する物

・感染防御用の手袋　・潤滑ゼリー　・4％キシロカイン®ゼリー　・肛門鏡（図1），光源
※プラスチック肛門鏡はディスポーザブルのため衛生的であり，また透明のものであれば粘膜の観察がしやすく有用である

❷直腸診（digital rectal examination：DRE）

① 患者のプライバシーに配慮した診察環境を用意する．手袋を装着する
② 左側臥位とし，膝を抱えるようにし臀部を突き出すような姿勢をとってもらう

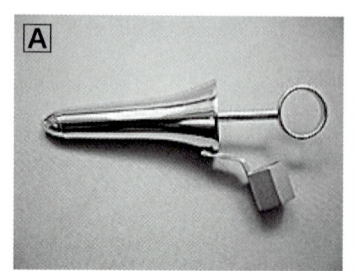

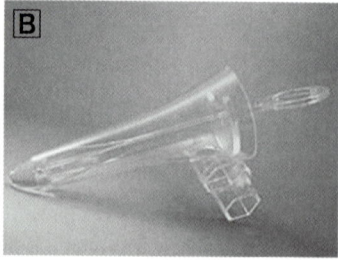

図1　肛門鏡
A) 通常の肛門鏡．B) ディスポーザブルタイプのプラスチック肛門鏡
株式会社ワールド・ワイド・メディカルホームページより転載

③ 直腸肛門部の解剖を考慮し，会陰部の視診を行う（図2）．外痔核，見張り疣や内痔核の脱出，肛門周囲膿瘍などがないか観察する（図3）
④ 右示指に潤滑ゼリーを塗布した後に，患者に声をかけゆっくりと指を挿肛する
⑤ 肛門内に腫瘤や硬便，異物が触れないか，圧痛を認めないかを診察する
　※特に前立腺，直腸前壁（男性なら膀胱直腸窩，女性では子宮，付属器，後腟円蓋や子宮仙骨靱帯の圧痛の有無を見ることができる）の圧痛に注意する
　※後壁側を0時，前壁側を6時とし0〜12時で部位を記録する
⑥ ゆっくりと指を引き抜き，指に付着する便の色と性状を観察する．必要であれば指先に付着した便を用いて便潜血を検査する．便潜血検査には大きく分けて化学法と免疫法の2つがある（表）．**化学法は上部・下部消化管出血問わず検出できることが利点だが，その偽陽性率の高さが問題である．Cochrane Systematic Reviewでは80％以上が偽陽性だったと報告されている**[3]

❸ 肛門鏡（anoscopy）

① 体位は腹臥位が望ましいが，左側臥位，砕石位でも可能である
② 血栓性痔核や裂肛などの疼痛が強い場合は4％キシロカイン®ゼリーを用いて事前に局所麻酔を行う（約30分間）[2]
③ 肛門鏡内筒が奥まで挿入されているかを確認し，潤滑ゼリーを十分に塗布する
④ 患者に声をかけながらゆっくりと挿肛する．この際内筒を少し押さえながら挿入するとよい
　※**途中で内筒が抜けた場合は一度すべて抜去した後に，再度内筒を挿入する**[2]
⑤ 肛門鏡を奥まで挿入できたら内筒をゆっくりと引き抜く
　※この際に肛門から大量の下血が一気に吹き出すことがあるため注意する
⑥ 光源で照らしながら，下血の量，便の性状，腫瘤・異物の有無，直腸，肛門粘膜などを観察する
⑦ ゆっくりと肛門鏡を引き抜きつつ観察を継続する．内肛門括約筋の収縮による力に少し抵抗を加えながらゆっくりと引き抜いてくる[2]

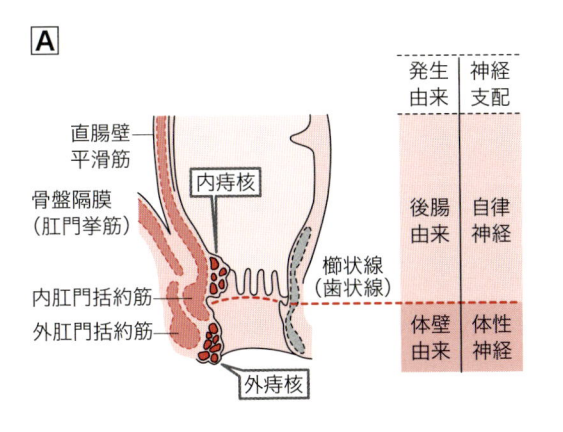

図2　痔核の形成部位（A）と肛門の構造（B）
文献1より引用

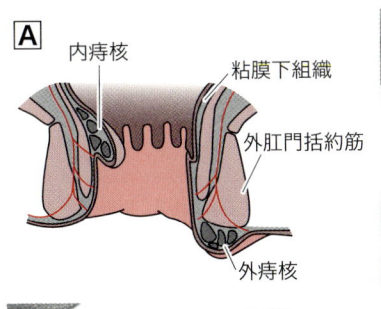

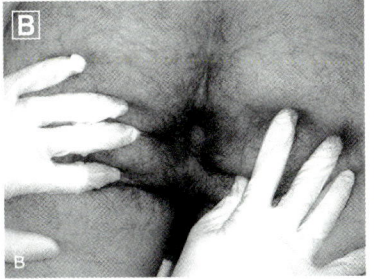

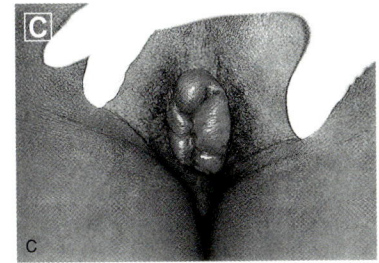

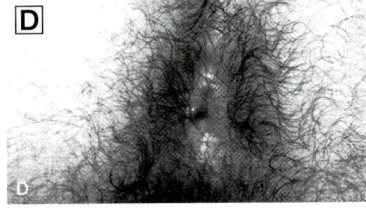

図3　痔核の部位と肛門部の視診
A）内痔核と外痔核の関係．B）血栓性外痔核．C）血栓性内痔核の脱出と嵌頓．D）外痔核
文献2より転載

表　便潜血化学法と免疫法の違い

	化学法	免疫法
原理	ヘモグロビンに含まれるペルオキシダーゼによる反応を利用（グアヤック法など）	ヒトヘモグロビンとの抗原抗体反応
利点	迅速・簡便 上部・下部消化管出血ともに検出できる	特異度が高い 食事制限不要
欠点	特異度が低い．食事や薬剤の影響を受ける	上部消化管出血を検出できない

2 合併症とトラブルシューティング

- 合併症は非常に少ない
- 患者のプライバシー・疼痛への十分な配慮，医療者側の感染防御が重要である

3 何がわかるか？

- 痔核・裂肛，ポリープ，もしくは下血が上部消化管出血由来かどうかなど
- 腹膜炎，特に骨盤部腹膜炎（骨盤部虫垂炎や骨盤内炎症性疾患など）
- 痔関連疾患，肛門周囲膿瘍など
- 前立腺炎，肛門周囲膿瘍，骨盤内炎症性疾患など
- 直腸肛門内腫瘍や異物の有無

4 次にどうするか？ 〜直腸肛門内異物が疑われる患者への対応[2,4〜6]

❶ 用意する物（前述した準備する物品に加えて以下のものを用意する）

- 膣鏡（もしくは肛門鏡） ・鎮静薬，鎮痛薬 ・1％キシロカイン®
- 気管チューブ，もしくは20〜26 FrのFoleyカテーテル×2本以上 ・大きいスプーン×2

❷ 診察・手技

① 腹痛，肛門痛，下血，発熱患者で疑う

② 可能な限り詳細な病歴聴取・身体診察を行う．この際に善悪の判断や感情を含めずに対応することが重要である[2]．病歴聴取・身体診察のポイントは以下の通りである[4]
　□ どこから入ったか（口からか，肛門からか）
　□ 異物は何か，大きさと性状，数
　□ 異物を挿入した時間
　□ 異物除去を試みたかどうか
　□ 過去にも同様の既往があるか
　□ **精神疾患の既往（精神疾患患者では鋭的異物のリスクが高い）**
　□ **発熱，腹痛，下血，腹膜刺激症状などの危険信号の有無**
　□ **性的・身体的虐待と性行為感染症のリスク評価**
　□ 違法薬物使用・輸出入の可能性

③ 原則腹部単純X線撮影を行う[5]．危険信号を伴う場合は必ず腹部CTを撮影し，free airの有無など腸管穿孔の評価を行うべきである

④ 腹膜刺激症状・腸管穿孔を伴う場合，鋭的異物，指で触れない場合，非協力的な患者の場合は外科コンサルテーションを行う．これら以外ではERで除去を試みる[2,3]．直腸S状結腸移行部より肛門側にあり，危険信号を伴わない鈍的異物はERで除去できる可能性が高い[2]

⑤ 患者を腹臥位，もしくは側臥位，砕石位とする．
⑥ **適度な鎮静・鎮痛**（深い鎮静では患者の協力を得られないため避ける），1％キシロカイン®を用いた肛門周囲ブロック（肛門括約筋の緊張を取るため）を行う[2]
⑦ 異物に合わせて適切な異物除去の方法を試みる（図4，5）

    a. **Valsalva法＋恥骨上部からの圧迫，指による除去**[2,4]
       ・肛門内異物を**仙骨から離れるように**先端を指で前方に移動させる

    b. **鉗子を用いた除去**[2]
       ・割れる可能性のある異物の場合は**鉗子の先端をガーゼなどで保護する**
       ・**必ず直視下で行う**

    c. **気管チューブ，Foleyカテーテルを用いた除去**[2,4〜6]（図4）
       ・さまざまな異物に対して使用できる
       ・異物の脇を通して奥まで挿入した後にカフ，もしくはバルーンを膨らませる．その後ゆっくりと引き抜く

    d. **大きいスプーンを用いた除去**[2]（図5）
       ・丸い異物に対して使用できる
       ・異物の両脇から挟み，ゆっくりと引き抜く

⑧ 除去後は腹痛の増強，下血，発熱に注意して経過観察を行う．S状結腸鏡を検討する[2]
⑨ 腹痛が出現・増強した場合，発熱・下血が出現した場合，除去できなかった場合は外科コンサルテーションを行う

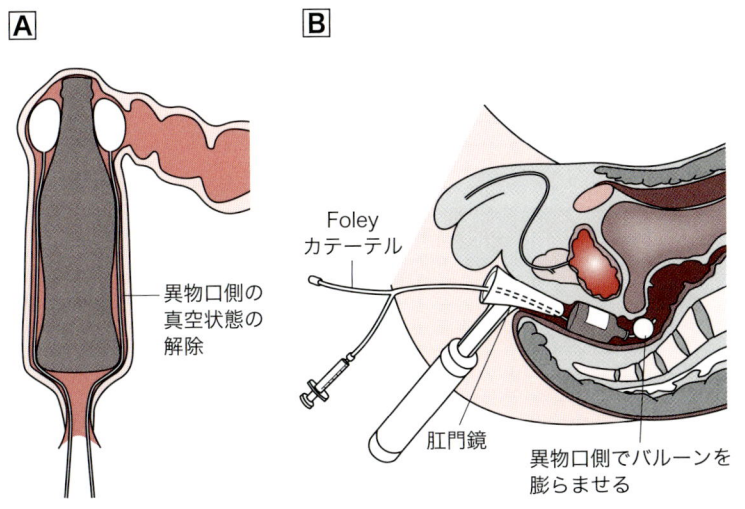

図4　Foleyカテーテルによるガラス瓶の摘出
文献2より転載

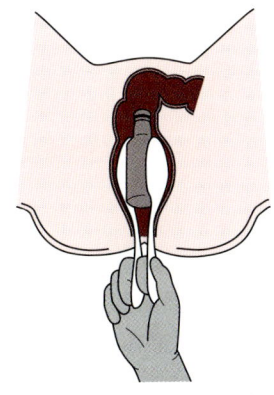

図5　スプーンを用いた異物摘出
文献2より転載

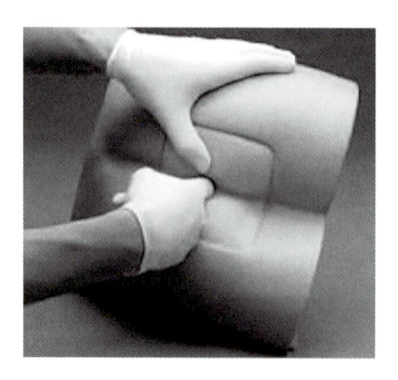

図6 直腸診シミュレーター
写真提供：日本ライトサービス株式会社

> **One More Experience**
>
> **知っておきたい異物除去のコツ**
> ・異物除去の際は肛門鏡の代わりに膣鏡を用いると便利である
> **・ガラス製異物の場合口側腸管との間に真空状態を作ることがある**
> 　→気管チューブ，もしくはFoleyカテーテルから異物より近位に空気を送り，真空状態を解除する[2, 4〜6]

5 どうトレーニングするか？

- 上級医にも必ず一緒に診察してもらい，所見を照らし合わせる
- シミュレーター（図6）を用いて解剖学を学び，肛門鏡，膣鏡の扱いに慣れること，異物除去のさまざまな方法を学ぶこと

文献・参考図書

1)「臨床につながる解剖学イラストレイテッド」（松村讓兒 著），羊土社，2011

2) CLINICAL PROCEDURES IN EMERGENCY MEDICINE fifth edition (Roberts, J. R. ed.), pp.798-810, SAUNDERS, 2008
　↑ERにおける手技の聖書といったらこれ．とても詳細に記載されている．

3) Hewitson, P., et al. : Cochrane systematic review of colorectal cancer screening using the fecal occult blood test (hemoccult), an update. Am J Gastroenterol, 103 (6) : 1541-1549, 2008

4)「救急・ERエッセンシャル手技」（北原　浩，太田　凡 監訳），pp.100-103, メディカル・サイエンス・インターナショナル，2008
　↑ERにおける手技を学ぶ救急後期研修医必携の書．簡潔にとてもよくまとまっている．

5) Tintinalli's Emergency Medicine A Comprehensive Study Guide, seventh edition (Tintinalli, J. E. ed.), pp.587-600, Mc Graw Hill, 2010
　↑ER医なら誰もが知っているTintinalli．言わずとも知れた名著．

6) Anderson, K. L. & Dean, A. J. : Foreign Bodies in the Gastrointestinal Tract and Anorectal Emergencies. Emerg Med Clin North Am, 29 : 369-400, 2011
　↑質の高いReview Articleと知られているClinical North Americaシリーズ．

Mini Lecture ⑩

ERでの医療安全の基本

中江晴彦，平出 敦

■はじめに

ERほどリスクに満ちた場所はない．突然の病気や怪我に戸惑う患者や，不慣れな研修医が診療に四苦八苦している．

ここで医療安全を確保するということは，患者の安全（patient safety）はもちろん，スタッフ全員の安全を保障することも含めて考えることが重要である．

ER診療に関与する医師は，まず自施設での医療安全の取り組み（含感染対策）について十分理解し，突発的な出来事に対しても裏付けや根拠にもとづき対応できるように準備しておくことが必要である．

ここではこうした裏付けや根拠となる事柄について解説する．

1 届け出の必要なもの

❶感染症法に基づく届け出

A) すべての医師がただちに最寄りの保健所に届け出を行うもの
　1，2，3，4類感染症とその疑いのあるもの
B) すべての医師が7日以内に最寄りの保健所に届け出を行うもの
　5類感染症の一部
C) これら以外に，指定医療機関に患者発生した場合届け出を行う感染症がある．
　自施設がどのような義務を負っているのかを，感染制御部や厚生労働省ホームページ[1]で最新情報を確認しておくことが重要である

❷食中毒の届け出

「食品，添加物，器具若しくは容器包装に起因して中毒した患者若しくはその疑いのあるものを診断し，又はその死体を検案した医師は直ちに最寄りの保健所長に届け出なければならない」（食品衛生法58条1項）．

❸異状死体の届け出

医師法21条で，「医師は，死体又は妊娠4月以上の死産児を検案し異状があると認めた時には，24時間以内に所轄警察に届け出なければならない」とされている．詳細は次項を参照．

❹麻薬患者の届け出

麻薬中毒患者と診断した場合，すみやかに各都道府県知事に報告する義務を負う（麻薬および向精神薬取締法第58条の2）．

Mini Lecture ⑩

> **MEMO ❶ 覚せい剤の届け出**
>
> 覚せい剤保持者または中毒患者は一般には通報義務はない．しかし明らかな不法行為であるため，**医師の身分が公務員である場合**は通報の義務を負う（刑事訴訟法第239条）．

❺犯罪被害者の来院

A） 暴力行為による被害者

暴力行為によって死亡した場合，異状死体の届け出の義務により届け出る．一方生存例では通報義務はなく，患者が通報に同意した場合に通報する．

B） 児童虐待

児童虐待が疑わしい場合，すみやかに福祉事務所あるいは児童相談所に通告する（児童虐待の防止等に関する法律第6条）．

C） 配偶者からの暴力（いわゆるDV）

配偶者からの暴力によって負傷しまたは疾病にかかったと認められるものを発見したときは配偶者暴力相談支援センター（女性相談センター）に情報提供し，同センターまたは警察官に通報することができる（配偶者からの暴力防止及び被害者の保護に関する法律第6条）．

D） 高齢者（65歳以上）に対する虐待

高齢者の虐待には，暴力のみならず放置や暴言やわいせつ行為をも含んでおり，発見した場合，被害者の承諾の有無を問わず，市町村へ通報の義務がある（高齢者虐待の防止，高齢者の養護者に対する支援等に関する法律第7条）．

❷診断書の書き方

❶診断書

医師法によって，診察をした医師は，請求があった場合に正当な理由がなければ診断書の交付を拒んではならないとされている（医師法第19条第2項）．

正確な患者氏名，生年月日，診断名，入院（加療）期間など確認し，また診療録の内容と齟齬のないように記載することが重要である．

特に交通事故や暴力行為の被害者に発行する場合，必ず上級当直医（可能なら各科専門医）と相談して確認を受ける．

❷死亡診断書 （死体検案書）

死亡診断書（死体検案書）には，人間の死亡を医学的・法律的に証明することと，死因統計作成の資料という2つの意義がある．死亡診断書は死亡に立ち会った医師が死亡を診断した場合に作成し，死体検案書は死亡に立ち会わなかった医師が死体を検案した場合に作成する．よっ

て検案書の死亡時刻は医師の死亡確認時間ではなく，遡って死に至ったと判断した時刻になる．

その他，記載方法においての詳細は，厚生労働省「死亡診断書（死体検案書）記入マニュアル」[3]を参照する．

❸ 異状死体について[3]

一般に病死・自然死以外の死亡者はすべて異状死体としての対応が求められる．また医師法21条で異状死体は**24時間以内**に**所轄警察**に届け出なければならないと定められている．

警察官が来院したら，届け出医師は検視に立ち会い，診療録に担当警察官の所属や階級，氏名，やり取りを詳細に記録に残す必要がある．

検視の結果，死因が明らかで，社会的にも問題がない場合は死亡診断書（状況によって死体検案書）を作成することができる．しかし死因に不明，不審な点があった場合は司法，または行政解剖となるため，診断書は作成しない．

> **MEMO ❷ 死亡時画像診断（Ai）の普及**
>
> 近年，死因究明の手法の1つとして，遺体を傷つけることなく実施可能な死亡時画像診断（autopsy imaging：Ai）の活用が広がりつつある．

❹ 警察との対応

医師は患者情報に対して守秘義務が課せられている（刑法134条　秘密漏洩罪）．この除外条件には，法令上の義務，官公署の命令指示，本人の同意がある．

警察からの問い合わせに対しては，警察（裁判所など）の正式な命令指示ないし，本人の同意なしで情報開示すれば秘密漏洩に当たるので注意が必要．

特に患者本人の同意がない場合，必ず『捜査関係事項照会書』などの正式書類の提出が不可欠である．血液，尿などの患者検体の提出依頼も同様に『捜索差押令状』が必要である．これがなければ医師は守秘義務によって証言ならびに押収を拒否することができる．

> **重要**
>
> 家族や警察を名乗る電話での病状問い合わせには，電話口での病状説明はしないこと．必ず来院を促し相手の身分を確認のうえ，行うことが重要である．

5 クレーマー対応

❶ 暴力を伴わない患者からのクレーム

医療安全部に連絡し，事務方を含む複数で患者側の言い分を十分聞き取る．訴えの内容に応じて対応者を決め十分な説明（インフォームド・コンセント：IC）を行う．

しかし，くり返しの説得にもかかわらず『退去を求めても病院から出ていかない』行為は刑法130条　建造物侵入罪，不退去罪に相当し，無理難題を主張し『土下座や謝罪を強要』したら刑法223条　強要罪にあたるため警察への通報が可能である．

❷ 暴言，暴力による医療妨害行為の場合

暴力，暴言や院内備品を壊すなどの行為があれば，すみやかに警察に通報する（原則110番通報）．同時にガードマンや事務職員を招集して，患者やスタッフの安全を確保する．

6 医療事故発生時の対応

院内緊急コールを発動し，患者の救命を第一として全病院的に対応する．

また患者，家族に対して時機を逸することなく経緯，原因などについて十分な説明と誠実な対応を心がける．診療録も発見から処置，各種データの推移，IC内容などを継時的に記録しておくことが重要である．

参考文献・参考図書

1) 厚生労働省ホームページ：感染症法に基づく医師の届出のお願い　http://www.mhlw.go.jp/bunya/kenkou/kekkaku-kansenshou11/01.html
　↑厚生労働省のホームページはほかにも有益情報があり，最新情報を確認しておく．
2) 「高齢者虐待の防止，高齢者の養護者に対する支援等に関する法律」
3) 「平成24年度版死亡診断書（死体検案書）記入マニュアル」（厚生労働省 編）http://www.mhlw.go.jp/toukei/manual/dl/manual_h23.pdf
　↑これも厚生労働省ホームページからダウンロード可能である．
4) XIII章 救急医療の質の評価・安全管理，XIV章 救急医療と医事法制．「救急診療指針　改訂第4版」（日本救急医学会 監，日本救急医学会専門医認定委員会 編），へるす出版，2011

Mini Lecture ⑪

チームSTEPPS®：エビデンスに基づいたチームレーニング
チームで安全な医療を実践するために

種田憲一郎

■ はじめに

　日常の診療において，特に救急患者が発生したとき，あなた一人で対応できるのだろうか．ほとんどの治療・ケアは複数の医療人によって実施されている．これらのメンバーとチームとして協働するために必要な能力（**チームコンピテンシー**）は何であろうか．あなたはその能力を学んできただろうか．安全で質の高い医療の実践には，従来の医学的な知識やスキルを学ぶだけでは不十分であり，チーム（ワーク）・スキルを体系的に学ぶことが必要である．

1 チームメンバーは誰か

　あなたの医療機関において，あなたが担当する患者の治療・ケアにかかわるメンバーはいったい誰であろうか．あなたは誰に協力してほしいだろうか．このとき患者・家族は入っているのだろうか．私達は患者・家族も疾病の治療に一緒に取組むチームのメンバーとして，またはパートナーとして考えている．また入院患者のいる病棟がある病院においては，複数のチームによって患者のケアは支えられている（multi-team system：MTS）．

2 協働するために必要な能力は何か

　さまざまな**チームトレーニング**があるが，米国国防総省（Department of Defense：DOD）とAHRQ（米国医療研究品質局）の協力のもとエビデンスに基づいて開発された「**チームSTEPPS®（チーム・ステップス）**」がある．"チームSTEPPS®"とは，「Team Strategies and Tools to Enhance Performance and Patient Safety」の略で，医療の質・患者安全向上のためのチームワーク・システムである．

　ここで提案されているチーム医療の実践に必要な**コンピテンシー**（顕在化能力，業績直結能力）は，「リーダーシップ」「状況モニター」「相互支援」「コミュニケーション」の4つである．これらのコンピテンシーは個々に独立したものでなく相互に強く関連し合っている（図1）．また安全な医療の実践に必要な同様のスキル（状況認識，意思決定，コミュニケーションとチームワーク，リーダーシップ）を**ノン・テクニカル・スキル**とよぶグループもある．

　チームのメンバーがこれら4つのコンピテンシーを実践することで，「知識」「態度」「パフォーマンス」の3つの側面からアウトカムが得られる．すなわち「知識」として患者ケアにかかわる状況に関してチームメンバーの間で共通理解が得られ（**メンタルモデルの共有**），「態度」として相互の信頼とチーム志向が生まれ，そして最終的に，適応性・正確性・生産性・有効性・安全性の面から，チームの「パフォーマンス」が向上するとされている．

Mini Lecture 11

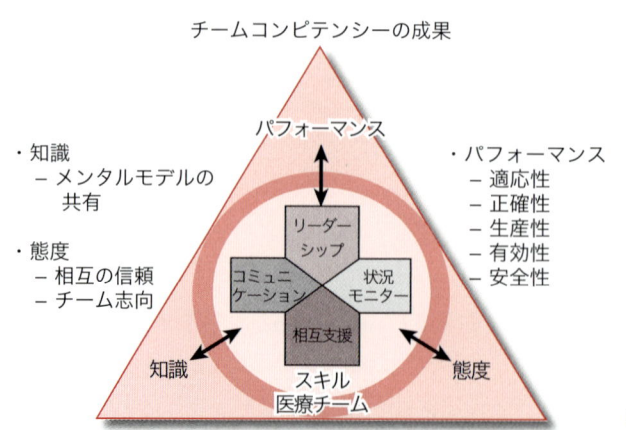

図1　チームSTEPPS®

3 なぜチームトレーニングが必要か

　チーム・スポーツにおいては，チームの選手一人ひとりが個人としてのトレーニングをすることはもちろん，チームとしてのトレーニングも行っている．2012年の「なでしこジャパン」の活躍は，個々人の体格・スピードなどは諸外国の選手よりも劣っていたかもしれないが，「チームとして」戦えたことで素晴らしいチームパフォーマンスが発揮されたようであった．

　ふりかえって，医療において，個々の医療人が，例えば医師が医学的知識・技術だけを学べば（個人技の訓練），チームとしての訓練なしに，他の医療人とともに安全でかつ最適な「チーム医療」が患者に提供できるのだろうか．それは困難であることが，多くの医療事故によって示唆されている．そして米国科学アカデミーのIOM（米国医学院）から1999年に出された報告書「To Err is Human（人は誰でも間違える）」にも，医療界における多職種によるチームトレーニングの必要性がすでに言及されている．

4 チーム・コンピテンシーを実践するためのツール

　すでに紹介した"チームSTEPPS®"で提案されるチームに求められる4つのコンピテンシーを具体的に実践するためのいくつかのツールを以下に紹介する．

❶デブリーフィング（ふりかえり）

　チームとして業務開始時のブリーフィング（打合せ）に加えて，業務が終了する際に**デブリーフィング（ふりかえり）**をすることが必要である．また業務の途中で，患者の急変や緊急入院など予定していなかった課題が発生した際には関係者を一堂に集めて協議し（「ハドル」と呼ばれる），状況認識の共有・業務の再配分等を実施することが提案されている（図2）．

❷I'M SAFE チェックリスト

　他のチームメンバーの行動を気にかける（相互モニター）と同時に，個々のメンバーの責任として以下の項目について自己管理も必要である：Illness（病気），Medication（薬），Stress（ストレス），Alcohol and Drugs（お酒と薬物），Fatigue（疲労），Eating and Elimination（食事と排泄）

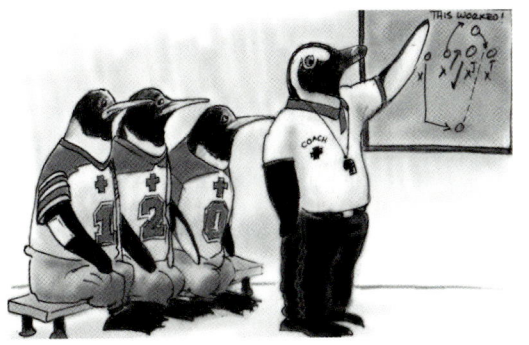

図2 デブリーフィング チェックリスト
文献1より転載

項　目	
コミュニケーションは明確でしたか？	☑
役割と責任は理解されていましたか？	☑
状況を継続して把握していましたか？	☑
業務量の配分は適切でしたか？	☑
業務の支援を提供したり，要求しましたか？	☑
エラーがありましたか？ あれば回避されましたか？	☑
うまくいったことがありましたか．また変更し改善すべきことがありましたか？	☑

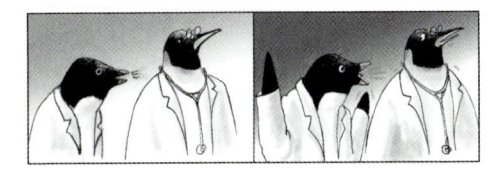

図3 2回チャレンジルール
文献1より転載

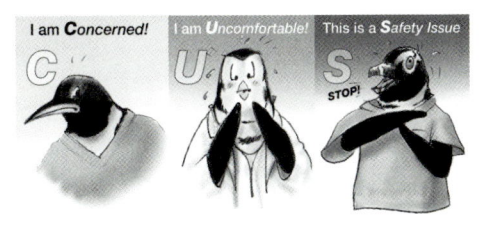

図4 CUS
文献1より転載

❸ 2回チャレンジルール

何かを相手に伝える際に，最初に無視された場合，確実に聞こえるように，少なくとも2回は，関心事をはっきりと声に出して述べる．相手のチームメンバーも認識しなければならない．もしも，まだ結果が容認できない場合には，より強力な行動をとり，管理者や指揮命令系統を活用する．チームメンバーが重大な違反を感じたり，また発見したりしたときは「業務を中断する」ことをすべてのメンバーができるようにする（図3）．

❹ CUS（カス）

患者の安全などにかかわる事項を相手に伝える際に，以下のような具体的な表現を使って相手に伝える：「気になります（Concerned）」，「不安です（Uncomfortable）」，「安全の問題です（Safety）」．「中断して検討してください」（図4）

❺ DESC（デスク）スクリプト

チームとして協働する際に対立は避けられない．チームメンバーの間での対立を解決するための建設的な取り組みの1つとして，「Iメッセージ（私は…と思う）」を活用し，次の項目を相手に伝える：Describe（具体的なデータを提供し，問題となっている状況や行動を説明する），Express（その状況に対する懸念を表明する），Suggest（代案を提案し，同意を求める），Consequences

Mini Lecture ⓫

(意見の一致をめざして，チームで決めた目標をもとに，結論を述べる）．また伝える際には敬意をもって対応し，人前ではなくプライベートな場所で話をする等，相手への配慮も必要である．

❻ SBAR（エスバー）

患者の状態などに関して，即座の注意換起と対応が必要である重要な情報を効果的に伝達する方法：Situation（状況：患者に何が起こっているか？），Background（背景：臨床的背景と状況は何か？），Assessment（評価：何が問題だと思うか？），Recommendation and request（提案と依頼：それを解決するには何をすればよいか？）

これらのツールの導入に関しては注意が必要である．まずはチームとして必要な4つのコンピテンシーの全体像を理解したうえで，患者安全を推進するためのあくまでも1つのツールとして導入することが必要である．SBARに関しては，特に誤った評価や提案などがなされたとき，これを「間違っていたじゃないか！」と対応するのではなく，まずは「（患者安全のために）報告してくれてありがとう」，そして次回からはどのように評価し，どのように提案するとより良いのか，を指導・学習する機会とすることが重要である．

■おわりに

実はここで紹介した多くの内容は決して新しいものではないと個人的には考えている．あなた自身も，もしかしたらチームの他のメンバーとすでによく協働していて，ここで紹介したチーム・コンピテンシーやそれを実践するためのツールも無意識のうちにすでに実践していると感じているかもしれない．しかしながら，チームメンバーのなかにはチームとしての働き方を学んできていない同僚もいるのではないだろうか．その学びのばらつきが，最悪の場合には医療事故のほとんどを引き起こしていると考えられる．チームとしてのスキルは生来，皆がもっているものではない．したがって学ばなければ実践できない．

ここで紹介されている内容はチームに関するさまざまな研究のエビデンスにもとづいている．医療の現場で働くすべての人が体系的にこれを同じように学び，皆が同じように実践することがチームSTEPPS®の提案である．そしてチームSTEPPS®の最終的にめざす**患者安全文化**（患者の安全を最優先する）が醸成されたとき，患者にとって安全な組織であるだけでなく，そこで働くすべてのスタッフにとっても安心して働ける職場となる．チームSTEPPS®の成果として人手不足や離職率の改善なども報告されている．

文献・参考図書

1) TeamSTEPPS Home　http://teamstepps.ahrq.gov/
2) 種田憲一郎：チームSTEPPS　日本の医療施設でどう応用するか？チームとしてのよりよいパフォーマンスと患者安全を高めるためのツールと戦略．医療安全．24：38-44，2010
3) 種田憲一郎：安全文化．「医療安全学」（日本医学教育学会／医療の質・安全学会合同ワーキンググループ教材作成部会 監，森本 剛 ほか 編著），pp.50-53，篠原出版新社，2010
4) 種田憲一郎：（シリーズ：指導医のために）診療の安全と質を向上させるツール．日内会誌．100：226-235，2011

Mini Lecture ⑫

レセプト再考

鍬方安行

■はじめに

　医療保険制度は，医療を受ける側の視点からみれば，しばしば高額となる医療をいつでも安心して受けられる保証であるが，医療を提供する側からみれば，診療の対価すなわち診療報酬を得るためのシステムである．この制度下に，医療機関が一患者ごと，ひと月あたりの診療報酬の合計を請求するための明細がすなわち，診療報酬請求書（レセプト）である．

1 国民皆保険制度

　日本の医療は，国民皆保険制度をとっており，すべての国民が何らかの医療保険に加入する仕組みになっている（表）．また，労働中に生じた疾病・外傷は，労災保険（雇用者負担）で，交通事故は自賠責保険（支払い上限を越えた分は，加入していれば任意保険）でカバーされる．このほか特定の疾病群（原爆被災者，難病指定を受けたもの，国の指定した災害被災者など）を対象とした基金がある．

2 診療報酬

　医療費を公正にするため，医療行為・検査などの公定価が決められており，これを診療報酬という．診療報酬は点数で表記する．加入保険によって1点の評価額に差があるが，ほとんどの保険では1点10円である．**医療資源の対価は，診療報酬・薬価・特定治療材料費・給食費の合計である．**薬価・特定治療材料費も診療報酬同様に中央社会保険医療協議会（中医協）で決定され，定期的に改訂を重ねている．

表　わが国の医療保険制度

保険制度	被保険者	保険者
健康保険	民間会社のサラリーマン	健康保険組合 政府（政府官掌健康保険）
船員保険	船員	政府
共済組合	公務員，私学教職員	共済組合
国民健康保険	健康保険・船員保険・共済組合加入者以外の一般住民 退職者医療の対象者	市区町村
老人保健	70才以上の老人・65才以上で一定の傷害のある人	市区町村

Mini Lecture ⑫

❸ 診療報酬請求の仕組み

　上記の診療報酬の合計を各症例のレセプトとして作成し，医療機関ごとにまとめて月1回，支払いを保険者に請求する．この際，各医療機関がA社の健保組合やB市（国民健康保険）に別個に請求していたのでは，手間がかかりすぎる．このため，診療報酬支払基金という決済期間が医療機関と保険者の間に介在し，支払業務を円滑化している（図1）．また，支払基金では，レセプトの内容がわが国の規約通りであるかどうかを審査するという重要な業務を行っている．審査員は，原則として委嘱をうけた医師であり，不適切な請求については査定（減点）したのち，請求点数を確定して保険者側に支払いを通知する．

❹ 出来高制とDPC制

　診療報酬請求には，出来高制とDPC制がある．**出来高制とは，診察，投薬，注射，処置，手術，検査，画像診断，理学療法，入院など項目別に，診療行為に対して設定された診療報酬点数を積み上げてゆき，その総点数を請求する制度**であり，すべての外来診療，およびDPC制以外の入院診療に適用される．**DPC制とは**，診断群包括評価という方式で，入院診療報酬の改革制度として平成16年度（2004年度）より導入が始まった．出来高制とは異なり，**「最も医療資源を必要とした診断名」により診療報酬が決定される仕組み**で，これに特定の治療法を行ったかどうかや重症度などを加味して当該症例のコード指定（DPC）を行い，そのコードに対応した1日あたり定額の診療報酬（包括）点数を割りあてる．さらに，入院初期に日額点数を15％増額し，逆に入院後半の点数を15％削減することで，入院期間短縮の動機付けをしている．

❺ 出来高レセプト作成上の注意点

　図2にレセプト提出から診療報酬支払いまでの経過を示す．**最終的に支払いをする保険者および彼らの委託するレセプト点検業者は医師ではないので，単独の病名から奥深い病状忖度はしない**．機械的に適応病名と投与された薬剤，実施された検査などを照合して適否を判断する．彼ら非医師とわれわれ医師の共通言語は，ICD-10に収載された病名・症候名だけ，というのが現実である．査定減額を最小限にとどめるには，基本的な主病名をあげたのち，使用する薬剤，実施する処置・手術・検査が保険請求と適合する病名を逐次入力する必要がある．結果と

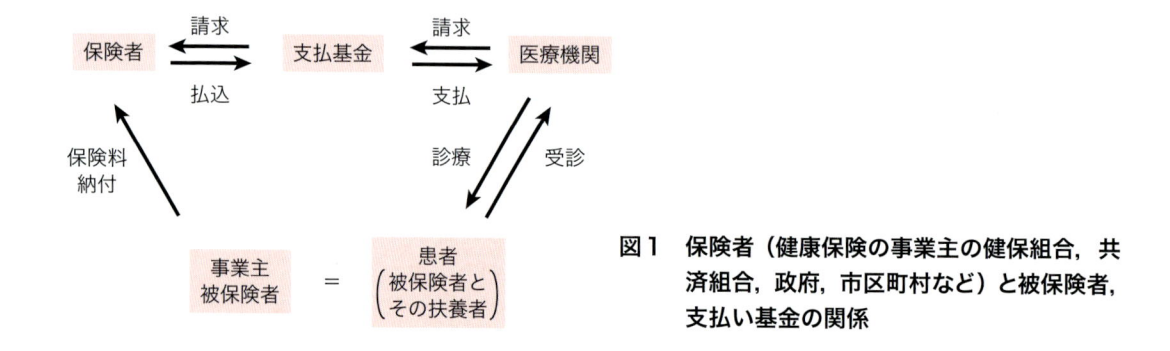

図1　保険者（健康保険の事業主の健保組合，共済組合，政府，市区町村など）と被保険者，支払い基金の関係

して1症例のレセプトに多くの病名が並ぶことになり，マスコミはこれをしばしば「病名だらけ」と称するが，これは的を射た批判ではなく，病名逐次入力は合理的な出来高レセプト作成に必要なプロセスと考えてよい．

❻ DPC制レセプト作成上の注意点

DPC制レセプトでは，まず主たる傷病名，入院の契機となった傷病名，最も医療資源を必要とした傷病名の3つを入力することになる．救急領域で特に留意すべきは，入院の契機となった傷病名と，最も医療資源を必要とした傷病名が，しばしば一致しない点である．特に**重症感染や臓器不全など，経過中に手厚い治療を要する合併症を発症した例などでは，病状を適切に表現できる形でいかに上手に「最も医療資源を必要とした診断名」を選択するかによって，診療報酬が大きく左右される**．また，実施した手術・処置や副傷病名，重症度分類によっても診療報酬が大きく変化するので，的確な入力が求められる．正確な診療報酬評価を得るためには，医事課職員との緊密な連携が必要である．

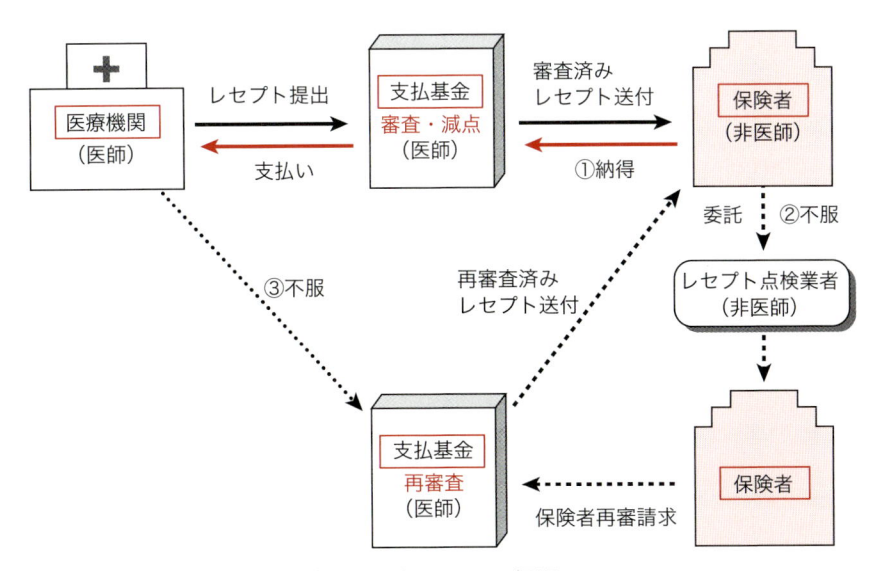

図2　レセプト提出から診療報酬支払いまでの経過

レセプトは，医療機関から各都道府県の支払基金に提出され，審査員（医師）による審査を受ける．ここで，保険診療として認められないと審査されたものは，査定・減額される．審査を経たレセプトは保険者へ送られる

① 保険者が審査の内容に納得すれば，支払い基金より医療機関あて診療報酬が支払われる
② 保険者が審査内容に不服をもったレセプトは，保険者あるいは委託先の点検業者によりさらに減点できる可能性のある項目について，支払基金へ保険者再審査請求を行う．再び審査員が審査を行い，容認（保険者の言い分を認め，減点を追加する）か原審通りかを判定したのち，保険者へ渡される
③ 医療機関にも，審査内容への不服がある場合，医療機関再審査請求の道が開かれている．しかし，現状では保険者再審査請求にくらべその数・額とも圧倒的に少なく，審査への影響力は医療機関より保険者の方がはるかに強い

7 再審査請求

　保険者側，医療機関側とも，支払基金での審査結果には，再審査請求という手段によって不服を申し立てることができる（図2）．保険者側はもっと厳しい査定を求めて，医療機関側は査定を受けた診療内容の復活のため再審査請求をする．医療経済の原則として，保険者に資金が乏しくなれば，当然保険者再審が増加する．現状において，再審査請求は点数ベースで，保険者の方が医療機関より30～40倍多い．保険者再審が著しく増加すると，多大な審査労力のため基金の機能が麻痺しかねず，効率的審査の観点からも批判を免れない．結果的に保険者再審を少なくするために，支払基金での審査は厳しくなる傾向にある．不本意な査定をうけた場合，医療機関側も積極的に再審査を請求する姿勢が重要である．

重要

「疑い」では治療できない

診療とは，病態・傷病を疑って検査をし，その結果，診断して治療するものである．「MRSA肺炎疑い」の病名で喀痰のMRSA細菌培養・同定検査は保険請求できるが，リネゾリドの投薬はできない．請求すれば減額査定となる．リネゾリドの投薬は，投薬開始日かそれ以前に「MRSA肺炎」と診断していることが条件となる．

文献・参考図書

1）「医科点数表の解釈　平成24年4月版」，社会保険研究所，2012
　↑診療の対価，すなわち診療報酬について，医科のものを網羅的にまとめたものが医科点数表である．歯科版もある．本書は，医科点数表に加えて，適用範囲や，疑義照会に基づく解釈を追記した，いわば医科点数辞典のようなものである．

2）「JAPIC 医療用医薬品集 2012」〔（財）日本医薬情報センター編〕，（財）日本医薬情報センター，2012
　↑医療用医薬品の能書内容の要点を，薬品の一般名の五十音順にならべたもの．医薬品の辞書と考えてよい．

3）「DPC点数早見表　診断群分類樹形図と包括点数・対象疾患一覧　2012年4月版」，医学通信社，2012
　↑文字通り，DPC点数早見表である．

4）「血液製剤の使用にあたって 第4版」（厚生労働省 編），じほう，2009
　↑本邦の保険診療における医療用医薬品使用の原則は，能書に記載された内容を遵守することである．しかし，血液製剤（赤血球濃厚液，濃厚血小板液などの輸液用製剤とアルブミン液，免疫グロブリンなどの血漿分画製剤）に限っては，能書よりも厚生労働省の定めた最新の使用基準（通達）が優先する．本書には，最新の血液製剤使用指針が記載されている．

第2部

ERで必要な整形・外傷治療のエッセンス

第2部
第1章 整形外科的手技の苦手を克服〜骨折・捻挫に強くなろう！

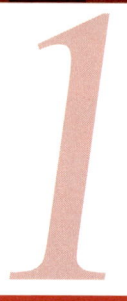

1 ERでの朝まで待てない上手なコンサルテーション

林 励治, 川井 真

Point

- 外傷例では整形外科的なもの以外の見逃しに注意を
- 治療の遅れが重篤な後遺症を引き起こすような疾患を見逃さない
- 整形外科にいつ引き渡すべきか意識しながら評価を
- ER医として対応可能な整形外科的スキルの習得をめざそう

■ はじめに

　ERの場において，整形外科領域，特に外傷は避けて通れない分野である．交通事故による頸椎捻挫や四肢外傷は当然ながら，主たる症状が一過性意識消失やてんかん発作など内科的なものであっても二次的に外傷を伴うケースはいくらでも存在する．

　整形外科的疾患のみであれば最初から整形外科医に診療を委ねてしまうこともできるが，何らかの他領域疾患を合併していることは多い．一定の整形外科外傷についてはER医にて対応できるスキルを身に付けるとともに，整形外科医に急ぎ引き継がねばならないケースを見逃さないというスキルも習得する必要があると考える．

　整形外科外傷を中心に，非外傷性だがERにやってくる整形疾患についても少し言及し，整形外科コンサルテーションを視野に入れながらの診断・治療について考える．

1 「ER医の」整形外科外傷初期対応

　整形外科外来のように受傷から一定時間置いて来院するわけではない救急搬送のケースが多いため，思わぬ合併症が隠れていることがある．受傷機転の聞き取りなどからリスクをピックアップして，整形外科的疾患以外の見逃しを避ける必要がある．

❶ 受傷機転は？

　救急搬送例については救急隊からの事前情報で受傷機転がある程度わかるので，高エネルギー外傷に対する備えができる．しかしウォークイン症例のなかにも，思いもよらない激しい受傷機転のものが混ざっており，病歴聴取の途中で容態が悪化して慌てることがある．うっかり長時間待合室で待たせたあげく容態急変という事態を避けるためにも，事前のトリアージや，診

表1　重篤になりやすい受傷機転

- 同乗者の死亡
- 車外に放出された
- 車の横転
- 車が高度に損傷している
- 救出に20分以上要した
- 運転者が離れていたバイク事故
- 以下の歩行者・自動車事故：車に轢かれた／5m以上跳ね飛ばされた
- 機械器具に巻き込まれた
- 体幹部が挟まれた
- 高所墜落（約6m以上）

察開始時の聞き取りでハイリスク例を拾い上げる努力が必要である（表1）．

MEMO❶　JTAS

救急外来における緊急度判定と適切な診療科への振り分けを目的に，カナダのシステムを参考に日本の実情に合わせたものとして緊急度判定支援システム（Japan Triage and Acuity Scale：JTAS）が作成され，2012年度より広く使われはじめている．多忙なERの場で来院した患者に即応できない場合に，トリアージナースによる緊急度評価によって危険な病態の患者が後回しになるリスクを回避するシステムだが，その緊急度評価のシステムはER医にも当然ながら有用な示唆をあたえてくれる．概要だけでも目を通しておくことをお勧めする．

❷ JATEC

外傷患者では，つい頭や四肢といった一見して明らかな受傷部位に気を取られてしまい，生命に直結する重篤な損傷を見逃しかねない．この見逃しをなくすべく標準化された診療指針が「外傷初期診療ガイドライン JATEC」である．ABCDEの primary survey から入る診察プロセスはときに煩雑と感じられるが，相応の受傷機転の場合にはまず最初にきちんと評価する必要がある．secondary survey への移行はそのうえで．

限局した部位のみに力が加わったことが明らかな外傷では，もちろん最初から局所の評価で診察を始めることもある．全身評価から入るべき症例なのかどうかを見極める，というところまで含めて短時間に効率良く評価することが実際のERでは求められる．

2　上肢外傷（表2）

❶ 肩を傷めた

「肩」という表現を患者がする場合，項部近くから肩甲骨・上腕近位までどこをさしている

表2 上肢外傷のコンサルテーションのタイミング

患者の訴え	脱臼・骨折部位	コンサルテーションのタイミング
肩を傷めた	鎖骨骨折	翌日に整形外科外来
	肩鎖関節脱臼	翌日に整形外科外来
	上腕骨頸部骨折	解剖頸骨折は整形外科当直医コンサルテーション 外科頸骨折は翌日に整形外科外来
	肩関節脱臼	ローリスクな手技による整復を試みて、戻せなければすぐ整形外科当直医コールを．戻れば翌日で可
	腱板損傷	翌日で可
肘を傷めた	肘頭骨折	翌日で可
	橈骨頭・橈骨頸部骨折	シーネ固定ができれば翌日で可
	肘関節脱臼	整復できれば翌日で可．できなければすみやかに整形外科当直コンサルテーション
	上腕骨果部骨折	すみやかに整形外科コンサルテーションが好ましい
手首・手掌を傷めた	橈骨遠位端骨折	翌日で可．転位が大きい場合やギプスシーネが使えなければ整形外科当直医コールを
	手根骨骨折	翌日で可
	中手骨骨折	翌日で可
手指を傷めた	末節骨骨折	翌日で可
	中節骨・基節骨骨折	翌日で可．開放骨折や神経・血管・腱損傷を伴うものはすみやかにコンサルテーション
	手指関節脱臼	整復して翌日で可．整復できなければすみやかにコンサルテーション
	手指切創（腱損傷・神経損傷・血管損傷を伴うもの）	動脈損傷はすみやかにコンサルテーション．それ以外は施設によっては翌日で可
	リストカット	血管・神経・腱の損傷があればすみやかに整形外科・形成外科コンサルテーション
	上腕骨骨幹部骨折	神経障害なく固定ができれば翌日受診
	橈骨・尺骨骨幹部骨折	可能であれば即日

のか言葉だけではよくわからないことがある．明らかな変形があればすぐわかるが，外見上の変化が軽微な場合には実際に患者に疼痛部位を指差させて確認してから理学所見の手順に移るのがよい．多忙な場面で簡単に話を聴いて先にX線撮影指示などとすると，鎖骨近位や肩甲骨など，骨傷部位が撮影範囲から外れてしまい取り直しなどということになる．

　鎖骨骨折は中1/3の単独損傷ではクラビクルバンド固定で保存的治療とすることが多い．外側1/3の骨折はバンドで保持できず，三角巾で肘を持ち上げるようにして帰宅させるが，後日手術を必要とする頻度が高い．

　上腕骨頸部骨折は，三角巾＋バストバンド固定で帰宅させる．解剖頸骨折や脱臼位のまま戻

らないようなものは即日コンサルテーションを．

❷肘を傷めた

　肘は，直接打撲でも伸展位で手掌をついた場合でも，骨折や脱臼などを起こす関節である．前腕が2本の骨からできているため，肘周囲で1本が折れたり外れたりすれば，他方も手関節周囲でトラブルを起こしやすい．肘の症状を訴える患者では手関節周囲の所見もとり，疑いがあればそちらも画像検査実施とする用心深さが求められる．

　肘の脱臼は比較的容易に戻る．X線で骨傷がないと確認できれば整復操作をすみやかに実施する．

❸手首・手掌を傷めた

　高齢者の転倒による橈骨遠位端骨折で高頻度にER受診がみられる．緊急性を求められる損傷が少ないものの，適切な初期治療によって翌日までの患者の痛みが軽くすんだり，腫脹を抑えて手術までの待機期間を短くできたりと，ER医の貢献度は大きい．

　橈骨遠位端骨折は，転位が小さなものはギプスシーネ固定で帰宅し翌日整形外科で．ギプスシーネが使えなかったり，転位が大きく徒手整復操作に自信がなければ整形外科当直コールを考える．

❹手指を傷めた

　転倒に伴う打撲や，鈍的・鋭的な損傷，機械への巻き込まれなど，手指の外傷の受傷機転は枚挙にいとまがない．

　他部位の骨折に比べ，開放骨折疑いだからと恐れなければならないことが少ないのが手指骨折のいいところ．逆に気にしなければならないのが感覚障害・血流障害・腱断裂の頻度が高いこと．いずれもベストは最初から手の外科を扱える整形外科医・形成外科医が対応することだが，神経と腱だけであればER医がマーキングだけして仮閉創して翌日につなげることもできる．血管再建だけは待ったなしなので，即応できるコンサルテーション先を押さえておくことが好ましい．

3 下肢外傷（表3）

❶股関節を傷めた

　股関節周囲で最も気になるのは，やはり大腿骨頸部骨折だろう．高齢者の転倒や交通事故の症例では高頻度に発生する．しかしよく所見をとっていくと，実際には股関節ではなく殿部に疼痛が生じているものや，仙骨部分に痛みを訴えるものなどもみられる．画像検査でどこを撮影部位に加えなければならないか，ざっと所見をとったうえで検査依頼をしないと，思わぬ見逃しを起こす．

　大腿骨頸部骨折は，転位がごくわずかで初診時にはっきりせず，歩行継続させ大きく転位してしまうことがあるため，少しでも不安があれば翌日にも整形外科再診を指示して経過を追う

表3 下肢外傷のコンサルテーションのタイミング

患者の訴え	脱臼・骨折部位	コンサルテーションのタイミング
股関節を傷めた	大腿骨頸部骨折	即日．はっきりしない場合は翌日に整形外科外来
	大腿骨大転子骨折	可能であれば即日
	股関節脱臼	即日
膝を傷めた	膝蓋骨骨折	横骨折は即日が原則，転位のわずかな縦骨折は翌日でも可
	大腿骨果部骨折	即日
	脛骨プラトー骨折	即日
足首を傷めた	足関節骨折	原則として翌日で可．脱臼を起こしているようなケースは即時コンサルテーション
	脛骨天蓋骨折（Pilon骨折）	即日
	踵骨骨折・距骨骨折	即日が好ましい
足部を傷めた	末節骨骨折	翌日で可
	中節骨骨折・基節骨骨折	転位が大きいものは即日
	中足骨骨折・リスフラン関節脱臼	即日
脚を傷めた	大腿骨骨幹部骨折	即日
	脛骨骨幹部骨折	転位あれば即日．全く転位のないものはシーネ固定で翌日紹介も可
	腓骨頭骨折・腓骨骨幹部骨折	歩かせられれば翌日で可
	アキレス腱断裂	翌日で可．ただし手術もありうることを説明しておく

ことが好ましい．

　股関節脱臼は非骨折例ではなかなか整復できず，腰椎麻酔や全身麻酔下での整復操作となることが多い．寛骨臼後壁骨折例も含め，すみやかに整形外科コールとする方がよいだろう．

❷ 膝を傷めた

　膝周囲の損傷は，交通外傷において高頻度で生じやすい．明らかな骨傷がみられないケースで，痛みや腫脹がみられるものは，打撲・捻挫でくくっていいものなのか，半月板や靱帯の損傷が起きているのか，初診の段階ではよくわからないことが多い．画像検査で明らかな骨傷がないが痛みが強いものは，松葉杖免荷歩行で帰宅させることが望ましい．また関節動揺が強いものはニーブレースなどの外固定具があると痛みが抑えられて帰宅させやすい．松葉杖が使えない高齢者などでは，入院を考慮することになる．

❸ 足首を傷めた

　高頻度に捻挫を起こすのが足首の特徴で，歩行者・自転車などの交通事故でもいくつか合わさった損傷の1つとしてよくみられる．しかしそういった受傷のなかで，重度の損傷を伴う骨折のパターンがあるため，X線などで慎重に評価する必要がある．

　内果・外果を痛めた足関節骨折では，良好な整復位でのシーネ固定となる．同じような骨折に見えて，脛骨の荷重面が壊れるPilon骨折は事情が異なる．緊急で創外固定手術の適応となるケースもあるので，即日整形外科へコンサルテーションを．

　踵骨骨折は墜落で足から着地したときに生じやすい．即日で麻酔をかけて行う整復手技の適応となることもあり，すぐにコンサルテーションが好ましい．また高所墜落での受傷例では，股関節や脊椎に骨傷を認めるケースも多い．

❹ 足部を傷めた

　引っかける，踏まれる，ひねるといった受傷機転で足部は損傷を受ける．趾先の軽微な損傷は比較的わかりやすいが，中足骨から足根骨にかけての複雑に骨が重なり合うエリアは整形外科医でもX線をみて正常像だと断定しかねることがある．

　車など重量物によるrun overでリスフラン関節周囲の骨折が疑われるようなケースでは手術が必要になることもある．軟部組織の圧挫が初見で想定したよりもはるかに悪いことも多いため，そういった受傷機転の症例では整形外科へのコンサルテーションはすぐに行った方がよい．それ以外はシーネ固定で翌日外来でも遅くない．

❺ 脚を傷めた

　関節部分以外での下肢の外傷として，代表的なものをあげる．

　大腿骨と脛骨の骨幹部骨折については，転位があるものは整形外科に渡すほかない．骨折形態によっては即日で手術治療に入ることもある．

　大腿骨については外固定しづらいため，わずかな転位でも保存的に治療を進めることが困難となる．脛骨は場合によってはギプス固定で整復位を保てることもあるので，免荷歩行ができればシーネで翌日紹介も選択しうる．帰宅させるにあたっては，**コンパートメント症候群についての説明**を忘れずに．

　腓骨については，腓骨頭・骨幹部の単独骨折は保存的治療の適応となることがほとんどなため，松葉杖歩行できれば帰宅させ翌日コンサルテーションとできる．腓骨神経麻痺を起こしているような例ではすぐにコンサルテーションを考える．

　アキレス腱断裂は，スポーツ中の踏み込み動作などで生じて来院することが多い．そのまま転倒して足関節骨折を合併するなどなければ，軽度下垂足位でシーネ固定として松葉杖歩行で帰宅させ，翌日の外来につなげることができる．手術治療の是非が整形外科医間でも争点になる疾患なので，どちらもありうることを説明しておくと無用なトラブルを避けられる．

4 体幹外傷 (表4)

❶ 首を傷めた

　　　　ER対応する救急搬送症例で，実際に診察する頻度が高いのはおそらく交通事故による頸椎捻挫だろう．警察の現場検証に小一時間つきあってから救急要請などという，かなり診療のモチベーションが下がる搬送依頼もみられるが，侮らずに基本をおさえた診療を行う心構えが望ましい．

　　　　頸椎損傷，特に軸椎骨折など**C1-2間の損傷確認**のため，開口位X線の確認および疑わしい症例ではCTでの評価を心がける．

❷ 胸を痛めた

　　　　受傷機転がはっきりしていたり，体動による誘発や圧痛点の明快な胸痛で，整形外科的なものを考える．

　　　　代表は肋骨骨折だろう．X線ではっきり確認できる肋骨骨折があれば確定．はっきりしない場合はその旨を患者に伝え，後日わかってくることがあることも説明しておくとトラブルを防げる．気胸や血胸などがないかも画像上で確認しておく．血胸はじわじわ溜まって呼吸苦が出現し，翌日受診時にようやく画像でわかることもあるので注意が必要．

　　　　下部肋骨の前縁で骨折を疑うようなpin pointの疼痛点があるがX線上は骨として写らないものを，肋軟骨骨折として肋骨骨折に準じて治療を進めることがある．

　　　　胸骨骨折も，前胸部正中にpin pointの圧痛点があり骨折が疑わしいが，X線でなかなかはっきりみつけられないことがある．転位が小さいものは，縦隔の異常に注意して問題なければ大丈夫．胸鎖関節脱臼で鎖骨が体幹にめりこむような転位のものについては，縦隔損傷のリスクが高いためCT等でしっかりと評価して，コンサルテーションをかける適切な科を見極める必要がある．

❸ 腰を傷めた

　　　　腰椎圧迫骨折は，若年・壮年層の高エネルギーな受傷機転の場合はそのまま入院で床上安静

表4　体幹外傷のコンサルテーションのタイミング

患者の訴え	骨折部位	コンサルテーションのタイミング
首を傷めた	頸椎捻挫	後日
	頸椎損傷	即日
胸を痛めた	肋骨骨折・肋軟骨骨折	翌日で可
	胸骨骨折	翌日で可
腰を傷めた	胸椎・腰椎圧迫骨折	若年・壮年層の高エネルギー受傷は即日．低エネルギーもしくは明らかな受傷機転のない高齢者は翌日で可
	骨盤骨折	原則は即日

の必要がある．脊柱管に骨折がおよぶ破裂骨折では，緊急手術となるケースもあるのですぐにコンサルテーションを．

同じ腰椎圧迫骨折でも骨粗鬆症に伴う高齢者の楔状・魚椎様変形などでは，入院臥床に伴う認知症の進行や寝たきりとなってしまう方が全人的な被害が大きいため，自宅安静で通院治療を選択することが多い．

骨盤骨折は，1つにひっくるめて表現されてしまうが，骨盤輪を破綻させる不安定骨折や寛骨臼骨折など緊急入院で対応が必要なものから，尻餅で坐骨にわずかにヒビが入った程度のものまで，実際の重症度には大きな幅がある．股関節脱臼を伴うようなものは緊急で整復を要するなど明らかなものもあるが，ER医が単独でその評価をすることが困難なことも多く，骨折をみつけたら整形外科医に相談してから方針を決める方がよいだろう．

> **重要**
>
> 脊椎圧迫骨折だけでなく，椎間板ヘルニアなど脊柱管を狭窄させる疾患において，**膀胱直腸障害の出現は緊急対応のサインである**．排尿・排便感覚の有無を問い，疑わしいものがあれば肛門括約筋の収縮などチェックを怠らないように．もし障害が出現していればすぐに整形外科コンサルテーションとなる．

5 非外傷性整形疾患（表5）

ひとくくりにしてしまうのは乱暴な話だが，ERにやってくる代表例を考える．

上肢の末梢神経障害は，頸椎椎間板ヘルニアや変形性頸椎症に伴う神経根症でみられる．また末梢での圧迫・拘扼によるサタデーナイト症候群とよばれる，下垂手なども受診することがある．これらはいずれも急ぎの問題とはならず，経過観察・後日再診で対応できる．中心性頸髄損傷は判断に迷うが，手指の触覚過敏で何も触ることができないような状態では帰宅させが

表5　その他の外傷のコンサルテーションのタイミング

種類	骨折・損傷部位	コンサルテーションのタイミング
非外傷性整形疾患	上肢の末梢神経障害	翌日
	下肢の末梢神経障害	歩行できれば翌日．動けなければ即日
	痛風・偽痛風	翌日で可
	足壊疽	翌日で可．炎症が急速に拡大中のものは即日
小児外傷	肘内障	翌日で可
	骨端線損傷	即日が好ましい
	小児肘関節周囲骨折	即日
	若木骨折	変形が強ければ即日

たく，またMRI評価まで安易に頸部の運動制限が解除しがたいケースもあるため入院でみることが多い．

下肢の末梢神経障害は，腰椎レベルでの神経根症などで生じることが多い．膀胱直腸障害がみられれば即時コンサルテーション．そうでなければ原則として帰宅させてよいが，下肢に力が入らず歩けないものや，痛みが強いものは，入院とせざるをえないことも多い．

痛風・偽痛風発作も救急外来に現れる．受傷機転のない母趾つけねの痛みが痛風の典型例だが，**膝からはじまるものも思いのほか多い**．消炎鎮痛薬でしのぐことになるので，当日はNSAID処方で翌日までがんばってもらうよう伝えて帰宅させる．

足壊疽もなぜかERへやってくる．dry necrosis（乾性壊疽）なら翌日受診でよいが，蜂窩織炎を伴い敗血症になりかかっているようなものは緊急対応の必要がある．

■おわりに

整形外科疾患のコンサルテーションについては，施設ごとの体制で大きく異なる．今回は，ER部署がオーバーナイトベッドはもっていて，整形外科医の配置はオンコール呼び出しというような想定で記述した．入院は初日からすべて各科に割り振る体制や，より容易に整形外科医に救急外来へ来てもらえる全科院内当直体制のケースなどでは，コンサルテーションの敷居を下げてよいだろう．

紙面の都合で**開放骨折，血管・神経損傷を伴う症例**については記述しきれなかったが，いずれも急ぎ整形外科医の診察を依頼することが望ましい．また**小児外傷**についても今回は割愛せざるをえなかったが，ERで対応に苦慮することが多いので代表的なものを学んでおくことが望ましい．

初期対応をどこまでERが引き受けるかは，事前に各科と相談しておくことで連携がスムーズにいくので，「こんなことで呼びだして…」と言われて不愉快な思いをしたり，「ERが勝手な初期対応をしたから」と治療がうまく進まない言い訳にされたりといったトラブルを避けるためにも，あらかじめ自施設での診療の流れを確認しておくことをお勧めする．

文献・参考図書

1）「救急診療指針 改訂第4版」（日本救急医学会 監，日本救急医学会専門医認定委員会 編），へるす出版，2011
　↑改訂で外装が青から赤に変わりました．

2）「緊急度判定支援システム JTAS2012ガイドブック」（日本救急医学会 ほか 監），へるす出版，2012
　↑Web上のシステム利用権を外した正規・廉価版です．iOSアプリもあります．

第2部
第1章 整形外科的手技の苦手を克服〜骨折・捻挫に強くなろう！

2 固定法の種類と特徴
三角巾，包帯，副子

矢内嘉英，加藤　宏

Point

- 三角巾は，主に鎖骨や上肢骨折時に使用し，肘を屈曲して前腕を若干持ち上げた水平な位置で保持する
- 巻軸包帯は，末梢から中枢に向かい，きつすぎないように巻く
- 副子固定は，受傷部位や目的に応じて，ソフトシーネ，ギプスシーネ，アルフェンスシーネを選択する
- 包帯や副子固定後は，神経・循環障害や皮膚トラブルに注意して観察を継続する

■はじめに

　救急外来では，骨折，脱臼，捻挫など筋骨格系外傷の患者に多く遭遇する．これらの四肢外傷は，初期治療の適否が機能予後に少なからず影響するため，整形外科専門医でなくても基本的な処置は理解・習得しておくことが望まれる．本項では，臨床の現場で多く用いられる三角巾，巻軸包帯，副子（シーネ，スプリント）の固定法について記述する．

■適応と禁忌

適　応：・**三角巾**：鎖骨・上肢（上腕，前腕，手関節）の骨折，肩関節脱臼整復後
　　　　・**巻軸包帯**：四肢打撲，捻挫，ガーゼや副子の固定
　　　　・**副子**：四肢骨折，脱臼整復後，軟部組織損傷（一時固定，最終固定）
禁　忌：特になし

1 手技の実際

❶三角巾（図1）

① 三角巾を，最大辺が体幹中央に縦に沿い，頂点が曲げた肘側に向かうように当てる
② 三角巾の一端を損傷側の肩にかけ，手から前腕までを包み込む
③ 反対側の一端を健常側の肩に回して両端を結ぶ
④ 肘の外側に余った部分を結んで肘部分をフィットさせる

⑤ 三角巾をつけた上から，損傷肢ごと弾性包帯やバストバンドで固定してもよい（肩関節脱臼整復後，上腕骨近位部骨折など）

❷ 巻軸包帯（図2）

① 通常は伸縮包帯か弾性包帯を使用し，部位に応じた幅（4号～10号程度）を選択する
② 包帯幅の1/2～2/3を重ねながら，末梢側から中枢側へ向けて巻いていく（らせん帯）．巻き始めと巻き終わりは同じ場所に重ねて巻く（環行帯）
③ 手指や足趾の先端は露出しておく．また，2巻以上続けて使用する場合，第2包帯の端は第1包帯の端の下に入れて巻く

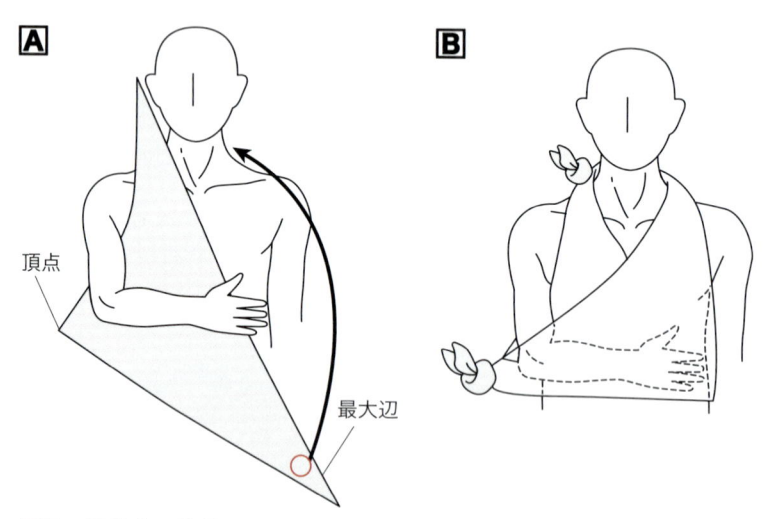

図1 三角巾の装着
A) 肘関節を90°か前腕がやや頭側にくるように屈曲して吊り上げる．B) 結び目は後頸部正中から少し外しておく．肘の余った部分は，ねじって結ぶか安全ピンでとめる

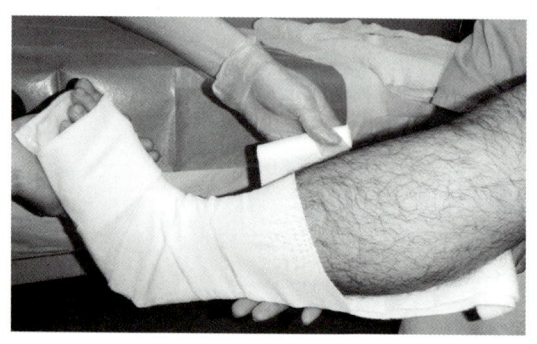

図2 巻軸包帯の巻き方
引っぱらずにコロコロ転がしながら体表面に適合させるように巻く

❸ 副子（シーネ，スプリント）

① 受傷部位や目的に応じて各種副子を選択する．**ソフトシーネ（金網副子）**は，採型がきわめて簡便であり，プレホスピタルでの固定，軽度の安静固定，専門診療を仰ぐまでの緊急一時的な固定に適する（図3）．**ギプスシーネ**は，一般に，水硬性ファイバーグラス（プラスチックギプス）をフェルトパッドでカバーした製品を指す（図4）．**アルフェンスシーネ（アルミニウム副子）**は，通常，手指など末梢部に用いる（図5）

② 患肢・指を良肢位（機能肢位，**MEMO**）とし，シーネを適度に採型してあてがう

③ 弾性包帯を末梢側から巻いて固定する．固定範囲は，損傷部位の隣接関節を含めた2関節固定を原則とする

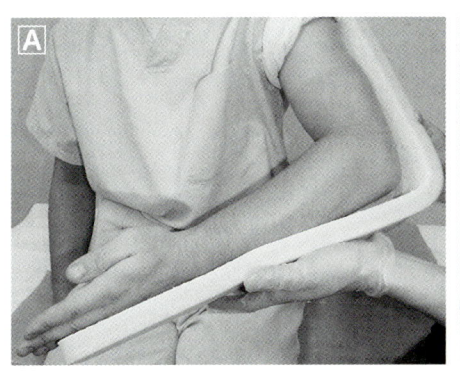

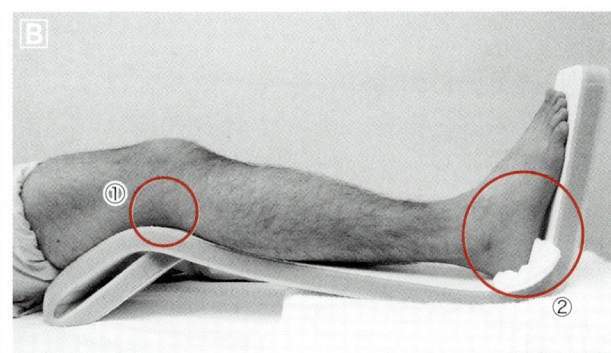

図3　ソフトシーネ固定
A）上肢の固定．肘関節はほぼ90°屈曲，手関節は中間位か軽度伸展位で固定する
B）下肢の固定．膝関節は軽度屈曲位，足関節は中間位（底背屈0°）で固定する
①腓骨頭や②踵にシーネがあたる場合は，パッドをあてるなどして褥瘡や神経麻痺を予防する

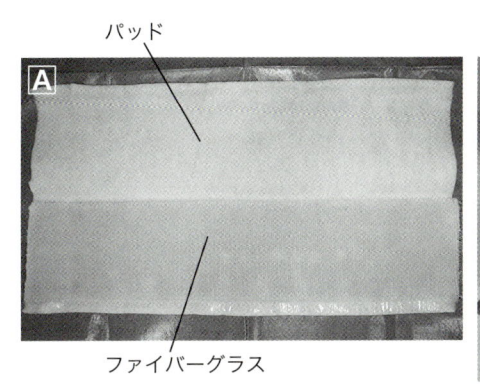

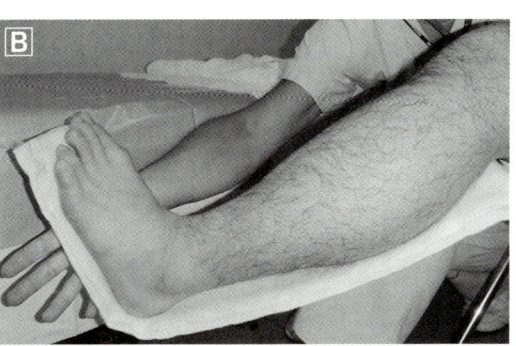

図4　ギプスシーネ固定（オルソグラスⅡ®）（p.13巻頭カラーアトラス参照）
他の副子に比べて身体への密着性，固定性とも優れる．水に浸すと4分程で硬化する．硬化の際は多少の熱を発することを患者に説明しておくとよい

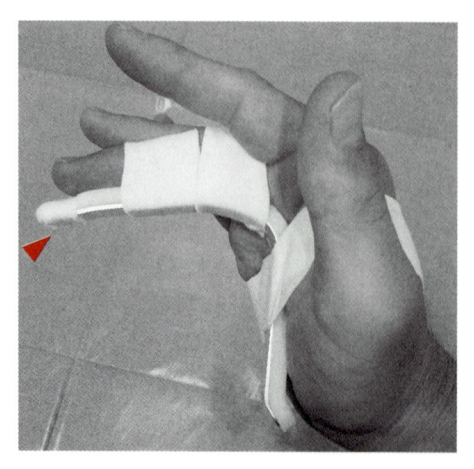

図5　アルフェンスシーネ固定
部位や範囲に合わせてハサミで切断する．切断面をテープで保護し，皮膚を傷つけないようにする（▶）．テープで皮膚に固定してから包帯を巻く

> **MEMO ❶ 良肢位**
>
> 　機能肢位（functional position）ともよぶ．関節の可動域が消失した場合に，日常生活や仕事を行ううえで機能障害が最も少ない関節の肢位（機能的に便利な肢位）である．例えば，肘関節は屈曲90°（前腕回・回内0°），手関節は伸展10〜20°，膝関節は屈曲10〜15°，足関節は底屈・背屈0°が良肢位である．

2 合併症とトラブルシューティング

❶ 褥　創

　副子との接触や圧迫で皮膚に障害が生じる場合がある．特に骨突出部（肘頭，尺骨茎状突起，腓骨頭，踵など）は褥瘡が発生しやすく，パッドを当てるなどの対処を施す（図3）．

❷ 拘　縮

　拘縮を防ぐには，長期固定を回避するほか，患肢・指を可能な限り良肢位で固定することが大切である．固定を要さない関節は積極的に運動を促す．

❸ 末梢神経障害

　四肢の過度な締め付けや局所の圧迫は，末梢神経障害の要因となる．特に下肢の外固定時は，腓骨神経麻痺に注意して腓骨頭部に固定具が接触しないように配慮する．**コンパートメント症候群**は，骨折や動脈損傷が主因となるが，外固定も発症の付加的要素となり得る．いずれにしても，急性期は包帯やシーネを強く巻きすぎないよう留意する．

❹静脈血栓塞栓症

外傷そのものに加え，外固定による損傷肢の非動化も深部静脈血栓の原因となる．可及的早期に関節可動域訓練を開始することが，拘縮のみならず血栓症予防に重要となる．

3 次にどうするか？

① 受傷部位の腫脹防止や治癒促進を図るため，外固定による安静（**R**est）と包帯による圧迫（**C**ompression）に加えて，局所の冷却（**I**cing）と挙上（**E**levation）を行う．これを，四肢外傷の応急処置における **"RICE"の原則** とよぶ．

② 外固定後も，適切な肢位の維持や適度な圧迫がなされているかに注意する．そして，末梢の神経機能，循環，皮膚の状態を定期的に評価・観察する．疼痛や腫脹が増強する場合や，神経・循環障害（しびれ，知覚異常，運動障害，末梢拍動減弱など）が疑わしいときは，ただちに外固定を解除する．

③ 腫脹が予想される患者で帰宅させる場合は，しびれや感覚障害などが出現すればすぐに再来するように指導する．

4 どうトレーニングするか？

包帯や副子固定は実地の実技であり，経験を積む以外に上達する道はない．そのため，技量の向上には，積極的に手技を実践することが最も大切であるが，より早い習得をめざすには，上級医の指導も欠かせない．まずは手技をよく観察して覚え，次に助言を仰ぎながら自ら行い，手技終了後に的確なチェックを受けることをくり返すことが重要である．

3 解剖から考える整復固定①
脱臼・捻挫・靱帯損傷

香取庸一

Point

- 脱臼は，可及的早期に整復する
- 合併損傷（おもに神経，血管）を見逃さないこと
- 靱帯不全による機能障害を理解し手術療法を新鮮損傷時に修復するか二期的に再建するか判断する

■ はじめに

　四肢関節における脱臼，靱帯損傷は日常診療においてたびたび遭遇する外傷である．その原因としてスポーツ，交通外傷，労災事故などによることが多く，特に関節脱臼のほとんどは高エネルギー外傷である．ERでは多発外傷の一部として処置することが多いため，的確な診断のもと迅速な初期対応が要求される．本項では代表的な脱臼，靱帯損傷を解説する．

MEMO 1　脱臼・靱帯損傷（捻挫）とは

　関節の生理的可動範囲を超えた運動を強制されたり，非生理的方向に運動することによって起こる関節包や靱帯の損傷を**捻挫（sprain）**といい，さらに強い外力が作用すると，対応する関節面の適合性が完全に失われた**脱臼**を生ずる．また，**亜脱臼**とは相互関節面の適合性が部分的に保たれている状態である．さらに脱臼により損傷された軟部構成体の修復・治癒が不十分であると関節不安定性が残存し，軽い負荷でも容易に再脱臼する状態，すなわち**反復性脱臼**へ移行する．

1　股関節脱臼（図1）

❶病　態

　股関節は骨盤の臼蓋（ソケット）と大腿骨骨頭（ボール）よりなる骨性に安定した関節である．脱臼の原因は高エネルギー外傷であることがほとんどであり，多くが骨折を伴う．

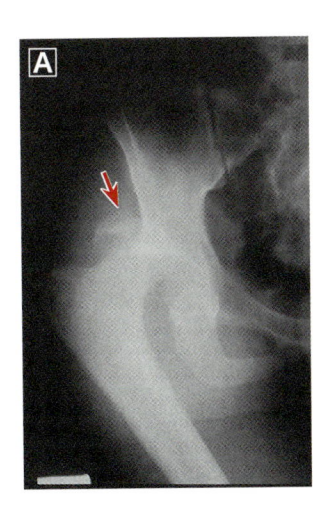

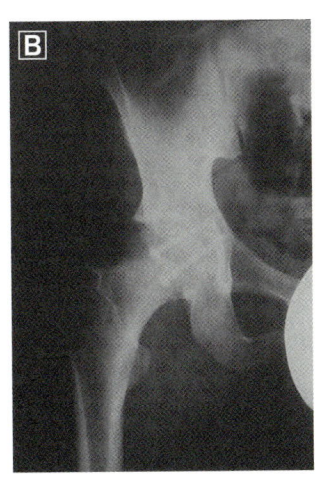

図1　34歳男性　交通外傷
A）股関節後方脱臼骨折．B）徒手整復後，臼蓋後縁の骨片（→）は観血的に整復固定を行った

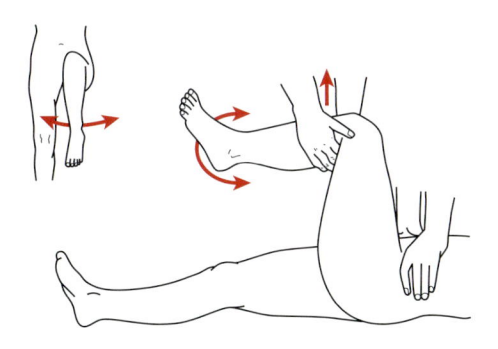

図2　股関節後方脱臼の整復法（Allis法）

❷診　断

外見上後方脱臼の場合，下肢は短縮し股関節軽度屈曲・内旋・内転位を呈する．単純X線撮影，CT検査を行う．最も多いのが後方脱臼であり，受傷機序としてダッシュボード損傷（dashboard injury）がよく知られている．

❸治　療

整復のポイント：麻酔下に可及的早期に愛護的な整復が必要である．仰臥位で下腿を牽引しつつ股関節を90°まで屈曲させ，さらに膝関節を屈曲させたまま上方に牽引，さらにゆっくり内外旋をさせて整復する（Allis法）（図2）．中心性脱臼は鋼線牽引による整復位保持が必要である．

骨傷がない場合でも免荷（2～3カ月）を必要とする．

観血的治療の適応：①徒手整復不能例　②坐骨神経麻痺合併例　③整復位保持困難なもの　④関節内骨折例

❹合併症

坐骨神経麻痺，大腿骨頭壊死，変形性関節症などがある．

2 膝関節脱臼（膝関節複合靱帯損傷）（図3, 4）

❶ 病　態

　　外傷性膝関節脱臼は，主要靱帯のうち少なくとも2つ以上が損傷され，また合併する**血管損傷**や**コンパートメント症候群**に対する緊急処置が先行し，その後に靱帯損傷に対する治療が必要となる．前方脱臼，後方脱臼で全脱臼の約7割を占める．

❷ 診　断

　　単純X線検査にて，脱臼様式や骨傷の有無を判断する．膝窩動脈損傷の診断が重要であり，

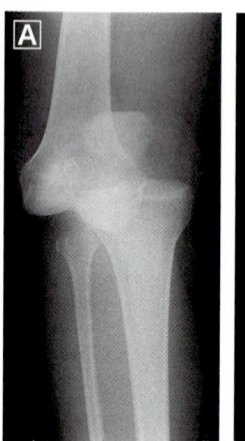

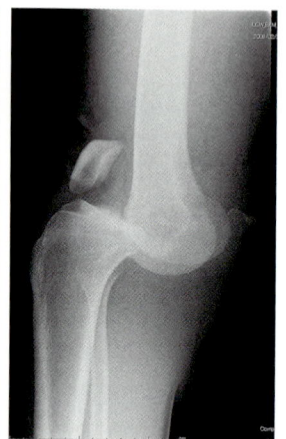

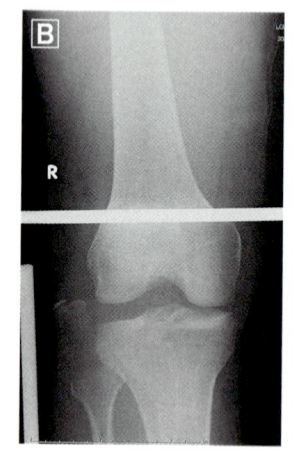

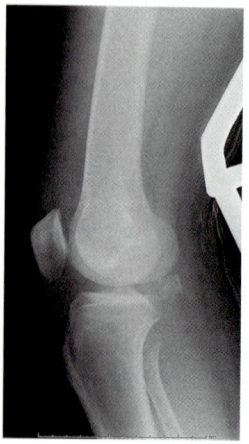

図3　29歳男性　交通外傷
単純X線．A）膝関節前方脱臼骨折．B）徒手整復後．内外側側副靱帯，前後十字靱帯損傷を認めた

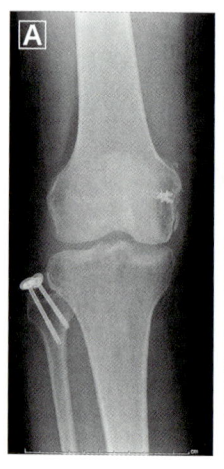

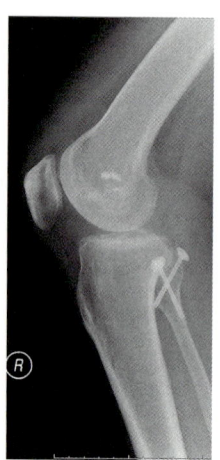

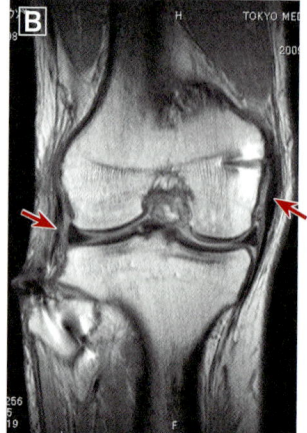

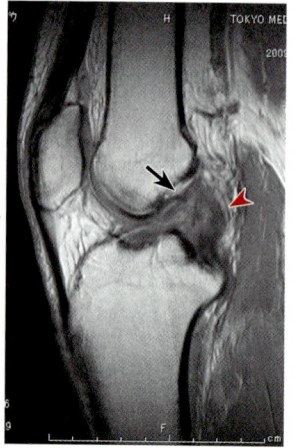

図4　29歳男性　交通外傷（図3と同一症例）
A）術後単純X線：MCL縫合術を行い外側支持機構は腓骨頭骨折を整復固定することで修復術を施行した．B）術後MRI：内外側側副靱帯（→）は修復されているが，ACL（→），PCL（▶）ともに実質部断裂を認める

疑われる場合は血管造影を行う．神経損傷は腓骨神経損傷がほとんどである．MRI検査は**靭帯・半月板・軟骨損傷**の診断に必須である．

❸ 治　療

　　整復のポイント：長軸・末梢方向への牽引で比較的容易に整復できることが多い．軟部の介在による整復不能例では緊急手術の適応である．

　　整復後の靭帯損傷に対する治療法は，従来整復位で約3〜6週のギプス固定とする保存療法が主体であったが，保存療法の後に残存する不安定性に対する二期的再建術を行うとする考え，近年では新鮮例に対する手術療法（十字靭帯の再建術＋側副靭帯の修復術）を推奨するものなどさまざまである．いまだ議論の分かれるところであるが，いずれにせよ**繊維性癒着（arthrofibrosis）**による**関節拘縮**が大きな問題となる．活動性，年齢を考慮し判断する必要がある．

❹ 合併症

　　膝窩動脈損傷合併例ではすみやかな血行再建，必要に応じ**減張切開術**の追加を行う．腓骨神経損傷合併例では一過性の麻痺は少なく予後不良とされ，重度の後遺症に対しては腱移行術，神経移植術，関節固定術などが選択される．

> **MEMO ❷　経過観察時の注意点：遅発性の血行障害**
>
> 　　受傷直後は血行が良好であっても膝窩動脈内壁損傷があると血栓を形成し徐々に血流障害が発症するため慎重な経過観察が必要である．また膝窩動脈損傷放置例では**阻血性壊死**に陥り90％以上が切断にいたる．回避するためには受傷後6〜8時間以内に完全な血行の再開が必要である．

3 足関節靭帯損傷（足関節脱臼）（図5〜7）

❶ 病　態

　　足関節は脛骨と腓骨から形成されホゾ構造に距骨滑車部がはまり込む安定した関節を形成している．脱臼例は骨折を伴うものがほとんどである．足部の内がえし捻挫（回外内旋強制）によって起こる外側靭帯損傷の頻度が高く，外力の程度により，**前距腓靭帯・踵腓靭帯**の順に損傷し，**後距腓靭帯**は強靭であるため損傷は稀である．また足部の外がえし捻挫（回内外旋強制）では**三角靭帯**単独損傷が起こることは少なく，三角靭帯完全断裂は高エネルギー外傷の場合であり**遠位脛腓靭帯損傷**や骨折を合併する．

❷ 診　断

　　病歴聴取により受傷機転を，触診により腫脹，圧痛点，各種ストレステストにて不安定性を検査する（新鮮例では不安定性は検査しにくい）．単純X線撮影にて骨傷の有無を診断，骨折型

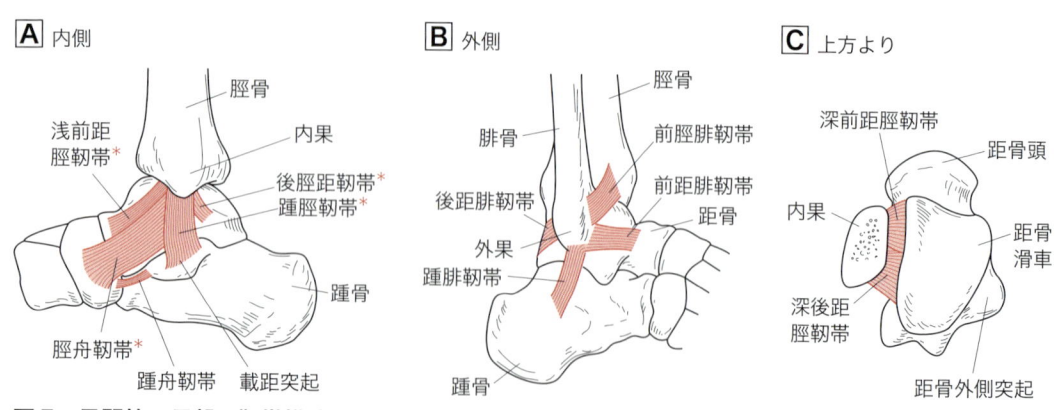

図5 足関節・足部の靭帯構造
＊三角靭帯

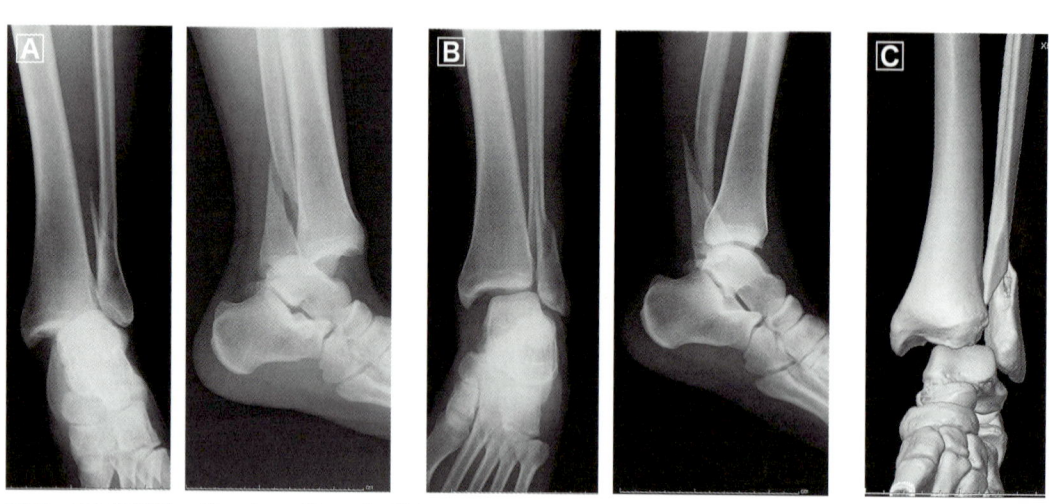

図6 19歳男性　サッカープレー中受傷
A) 単純X線像：足関節脱臼骨折．距骨は後方に脱臼し，三角靭帯と脛腓靭帯損傷を認める．B) 徒手整復後の単純X線とC) 3DCT

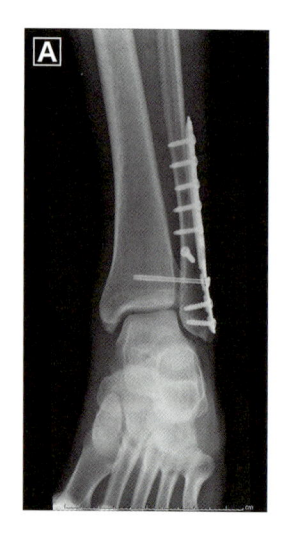

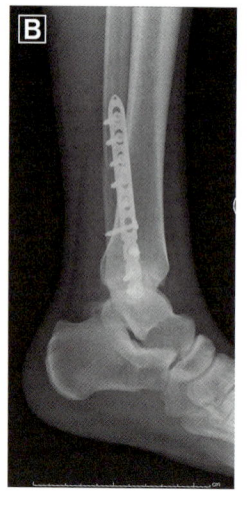

図7 19歳男性　サッカープレー中受傷（図6と同一症例）
術後単純X線：腓骨の整復固定術と三角靭帯・脛腓靭帯の修復術を施行した

の詳細を診断するにはCT，3DCT，**距骨軟骨損傷**を疑う場合はMRIが有効である．さらに各種ストレスX線撮影により不安定性の詳細を検討する．

> **MEMO ❸ 成長期（若年者）の足関節捻挫の特徴**
>
> 骨端線閉鎖以前の若年者では靱帯より靱帯付着部の方が脆弱であるため，外側靱帯や三角靱帯付着部での裂離骨折の形態をとることも少なくない．

❸ 治　療

　整復のポイント：脱臼した距骨は脛骨遠位関節面に対しさまざまな方向へ脱臼している．長軸・末梢方向へ牽引し距骨と脛骨関節面を適合させることがポイントとなる．

　非脱臼例（靱帯損傷）では受傷後ただちに**PRICE療法**を開始すべきである〔Protection（保護）＋ RICE（rest, ice, compression, elevation）〕．不全損傷に対してはバンデージ，サポーター等の固定のみでよいが，完全断裂例では下腿以下ギプス固定を約3週行う．随時荷重は構わない．不安定性が高度なもの，骨軟骨損傷や裂離骨折を合併しているものは一次修復術を選択する．

4 肩関節脱臼（図8）

❶ 病　態

　肩関節（肩甲上腕関節）は関節窩の面積は骨頭の1/3〜1/4にすぎず，骨性支持に乏しく，その安定性は周囲の軟部組織に依存しているため最も脱臼頻度の高い関節である．ほとんどが外傷性で**前下方脱臼**であり前下方の**関節唇剥離（Bankart lesion）**が生じると，**反復性肩関節脱臼**に移行する．スポーツでの受傷が多く肩関節が外転・外旋・伸展強制される，手をついて上腕骨の長軸方向に力が加わるなどの外力により脱臼が生じる．

❷ 診　断

　病歴聴取による受傷機転の聴取と身体所見で診断が可能であるが，脱臼時，整復後の単純

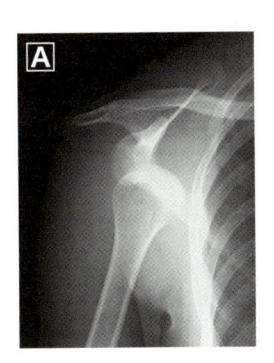

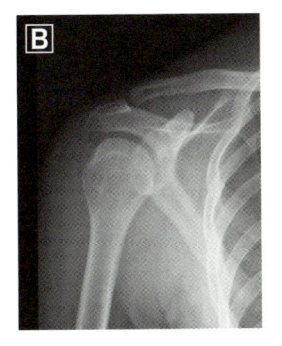

図8　19歳男性　ラグビープレー中受傷
単純X線像．A）肩関節前下方脱臼．B）整復後

X線検査は重要である．さらにCT，MRI検査も関節窩や上腕骨頭の骨傷の有無，関節唇や関節包損傷の評価に有用である．

❸ 治 療

整復のポイント：前方脱臼の整復方法としては，Hippocrates法，Kocher法などが広く知られているが，愛護的な整復という点では腹臥位で約2 kg程度の重錘で下方に牽引する**Stimson法**（図9）や仰臥位で解剖学的な長軸方向（ゼロポジション）へ牽引する**挙上法**（図10）による整復の方が望ましい．いずれの方法も患者を落ち着かせ，疼痛を極力与えずに時間をかけて行うことが重要である．整復後は解剖学的な整復位保持のためデゾー肢位で約3週固定する．

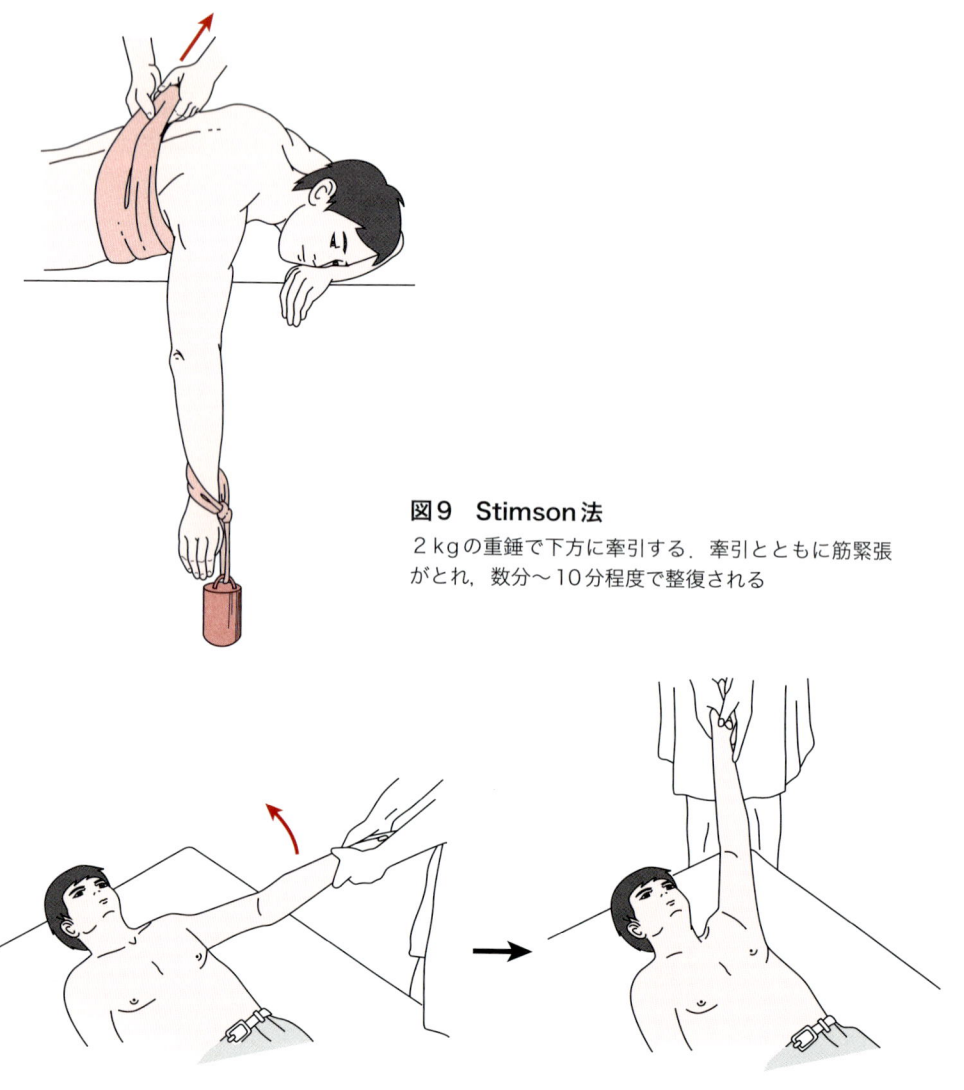

図9 Stimson法
2 kgの重錘で下方に牽引する．牽引とともに筋緊張がとれ，数分〜10分程度で整復される

図10 挙上法
牽引をかけつつゼロポジションまで挙上する

> **MEMO 4** 整復操作の注意点と手術適応
>
> 整復困難な場合は麻酔下での整復に切り替える．暴力的な整復操作による骨折・神経麻痺を生ずることがあるため注意を要する．**腋窩神経麻痺**，**上腕骨頭大結節の裂離骨折**を伴う場合がある．
>
> 反復性脱臼移行症例，若年者発症例，スポーツ競技者は手術療法を考慮すべきである．

5 肘関節脱臼（図11, 12）

❶病 態

肘関節脱臼とは，橈尺骨が一体となって，上腕骨に対して脱臼するものをさすが，腕尺・腕橈・橈尺関節のいずれの関節も脱臼を起こしえる．骨性安定性として腕尺関節が最も重要で特に**尺骨鉤状突起**は最も多い後方脱臼（約85％）の抑止力となっている．肘関節伸展位で手をつき，肘関節の過伸展を強制され，**内外側側副靱帯**が断裂して発症する．また，橈骨頭の単独脱臼はきわめて稀であり，ほとんどは**内側側副靱帯損傷**が合併する．

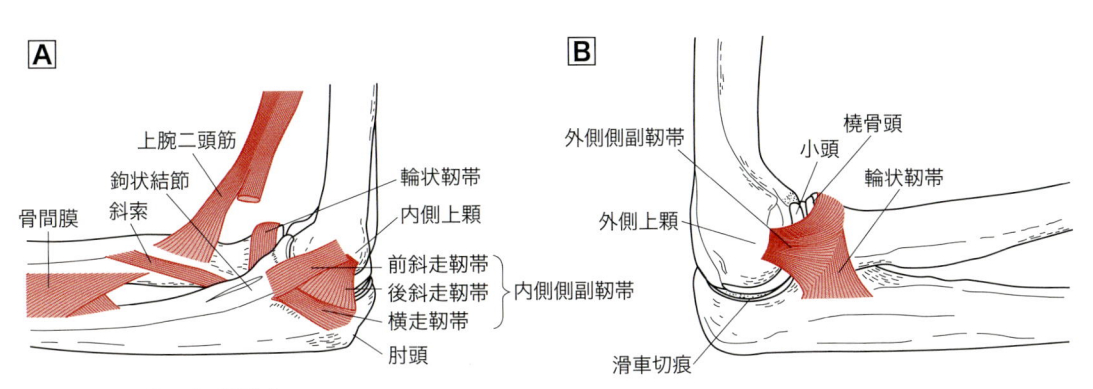

図11 肘関節の靱帯構造
A）内側側副靱帯．B）外側側副靱帯

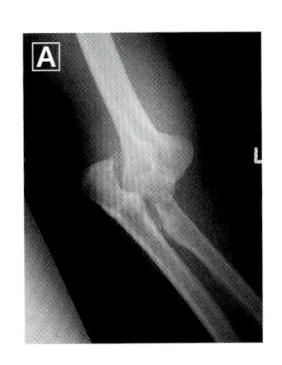

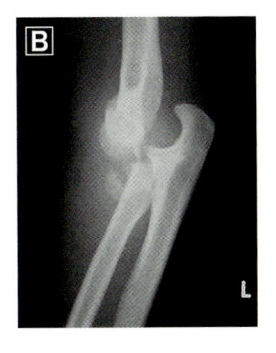

図12 40歳男性 転倒した際，肘関節過伸展位で手をつき受傷
単純X線像：肘関節後方脱臼骨折．橈骨頭の粉砕骨折を伴う骨折である

❷ 診　断

後方脱臼は外観より容易にわかるが，単純X線は必ず撮影し，靭帯損傷の有無は約20°屈曲位でのストレス撮影，MRI，脱臼骨折ではCT検査を追加する．

❸ 治　療

整復のポイント：後方脱臼では単純な末梢方向牽引（**De Palma法**）で容易に整復されることが多い．

整復直後に少なくとも約30°まで伸展しても再脱臼しないことを確認し，肘関節90°屈曲位にて2週間前後の固定の後，可動域訓練より開始する．

容易に脱臼するものは手術療法を考慮する．

❹ 合併症

肘関節の脱臼・脱臼骨折では神経損傷は8〜25％に合併すると報告されている[1]．

MEMO ❺　脱臼整復のタイミングと意義（整形外科医の観点から）

関節が脱臼すると関節を形成する骨ならびに関節軟骨に対する血行障害は必発である．さらに関節軟骨面に対する脱臼位で引き起こされる機械的刺激による軟骨損傷も同様である．したがって脱臼後二次的に起こる骨壊死，軟骨損傷を極力回避するためには脱臼整復は可及的早期に行うべきである．また関節内骨折，靭帯機能不全により整復位保持困難例はただちに手術療法を行うか，合併症のため待機期間が必要であれば鋼線牽引，創外固定等により整復位保持を考慮すべきである．

文献・参考図書

1) 阪田泰二 ほか：肘関節周辺における骨折・脱臼による神経麻痺症例の検討．整形・災害外科，29：1557-1564，1986

4 解剖から考える整復固定②
骨折，牽引，創外固定

山田賢治，山口芳裕

Point

- 骨折の初期対応の目標は骨折部を安定化させることである
- 牽引や創外固定は，骨折部安定化のための低侵襲な手段である
- 必要な牽引力の大きさに応じて，介達法と直達法を使い分ける
- 創外固定は，待機的または根治的手段として治療に用いられる

■はじめに

　骨折に伴う症状として，骨折部の痛み，転位による骨折部の変形，骨支持性の喪失に伴う不安定感や機能障害，骨折部骨髄や周囲軟部組織からの出血などがあげられる．これに対し骨折の初期対応の目標は，疼痛を最小限にすること，鋭利な骨折端による周囲組織の二次損傷を回避すること，骨折部周囲の出血を制御することにあり，骨折部を安定化させることが重要である．

■適応と禁忌

長管骨を例にあげて考えてみる．

牽引療法：骨幹部は骨皮質が厚く骨折の形態は大きく横骨折，斜骨折，第3骨片を伴う粉砕骨折に分けられる．整復位が得られない横骨折，自家筋力により短縮変形を伴う斜骨折や粉砕骨折では安定性を獲得するのが困難であり，持続的な牽引の適応がある．成人では持続牽引により整復位を維持し，内固定手術を待機する場合が多い（術中は牽引手術台も用いられる）．小児では仮骨形成までの時間が成人と比較し早いため，牽引療法により骨癒合に導く場合も多い．牽引帯の装着部位や鋼線刺入部位に皮膚の感染症や病変がある場合，床上安静が保てない場合に禁忌となる．

創外固定法：骨折部の安定化に牽引力が必要で，床上安静が保てない場合や，早期離床が必要な場合，開放性骨折などに対して適応がある．骨端部は骨皮質が薄く海綿骨が豊富で関節の構成に関与しており，関節内骨折で転位が大きい場合には，ligamentotaxis（MEMO 1）により創外固定を行う適応がある．内固定手術までの待機的な目的と，骨折根治目的と二通りの適応がある．創外固定法の適応については絶対的な禁忌はないが，**後療法への協力**が十分得られるかどうか見極める必要がある．

> **MEMO ① ligamentotaxis**
>
> 「靱帯性整復」と訳されている．骨折部遠位に牽引力をかけることで，靱帯や関節包から骨片に整復力が加わり，整復位が得られる（図1）．

1 骨折安定化の手段〜牽引と創外固定

骨折安定化の手段としてまず外固定法があり，侵襲度が低い順から牽引，創外固定，内固定手術という選択肢がある．

❶牽　引

牽引は，自家筋力による短縮変形に対抗するため，体幹や四肢の**長軸方向**に「引っ張る」のが基本となる．骨折整復時のように最大牽引力で間歇的に加える場合と，持続的に加える場合に分けられる．持続的な牽引では，**必要な力の大きさに応じて**，皮膚と牽引帯との摩擦を利用する介達法（皮膚牽引法）と，直接骨に鋼線を貫通させる直達法の2種類の方法を使い分ける（図2[2]）．手技的に容易な鋼線貫通部位として，脛骨粗面部や踵骨がある（図3[3]）．

❷創外固定

創外固定は，骨に刺入した複数の太いピンや鋼線同士を金属製の支柱で体表面から連結し，安定化させる方法である．骨折部に加えられた**牽引力を維持し，整復位置を保持することが可**

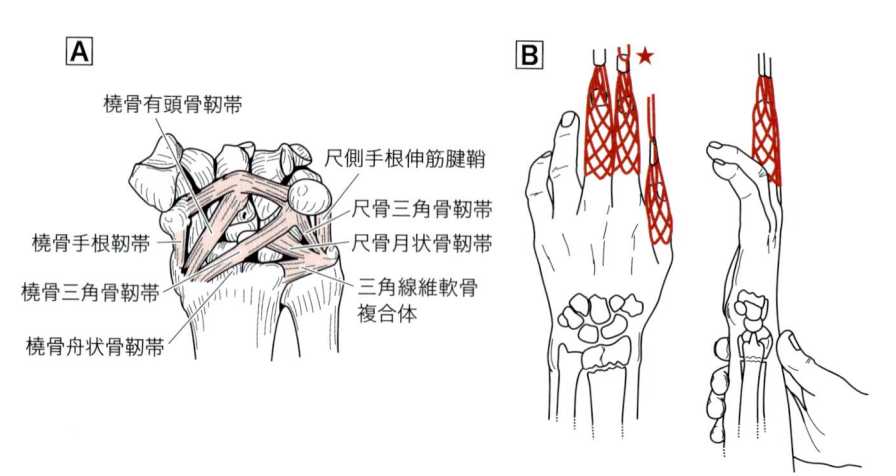

図1　ligamentotaxisによる橈骨遠位端骨折の整復
A）手関節掌側部の主な靱帯．B）チャイニーズ・フィンガートラップ（★）にて手関節靱帯を介して遠位骨片を牽引し，背屈変形を整復する．粉砕骨折の場合には，この状態から創外固定を実施する（図4B）．文献1より引用

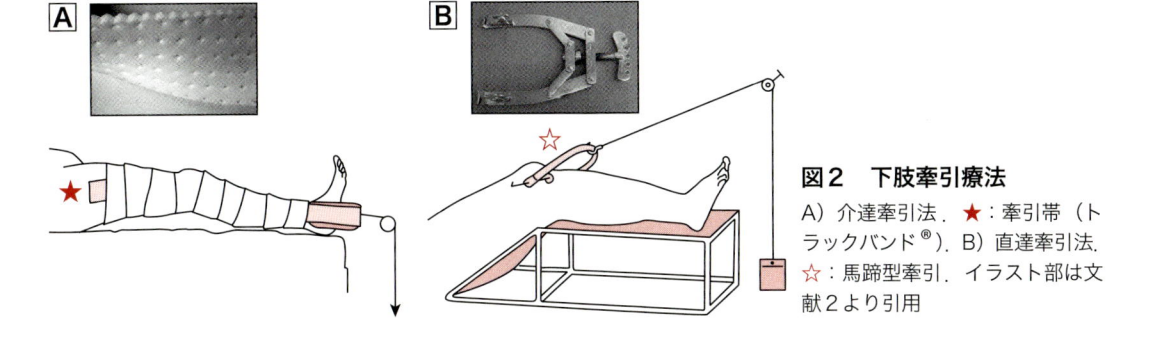

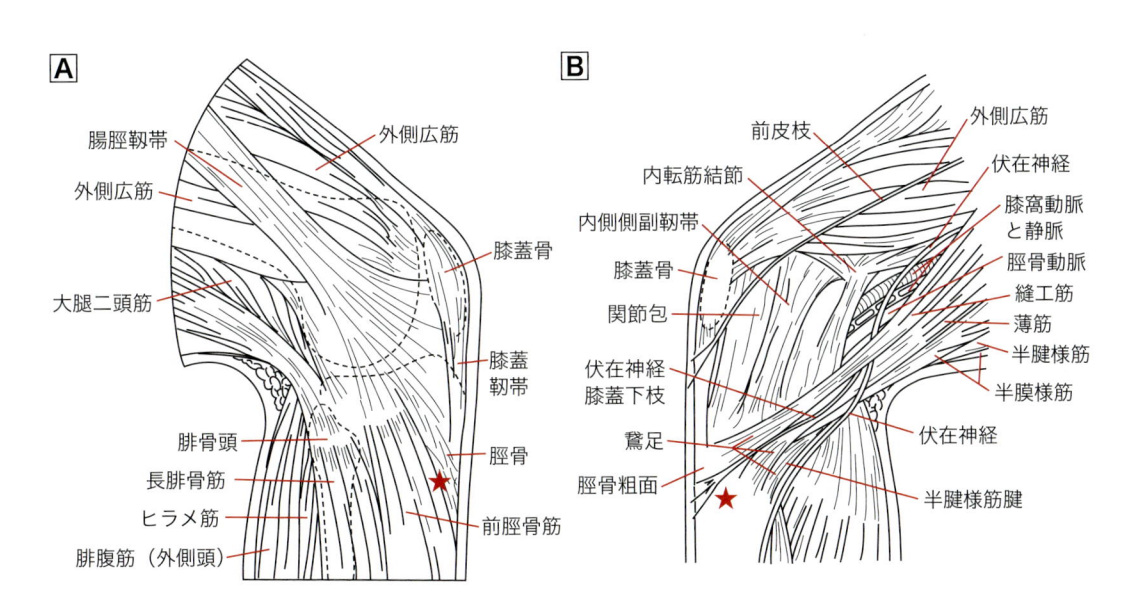

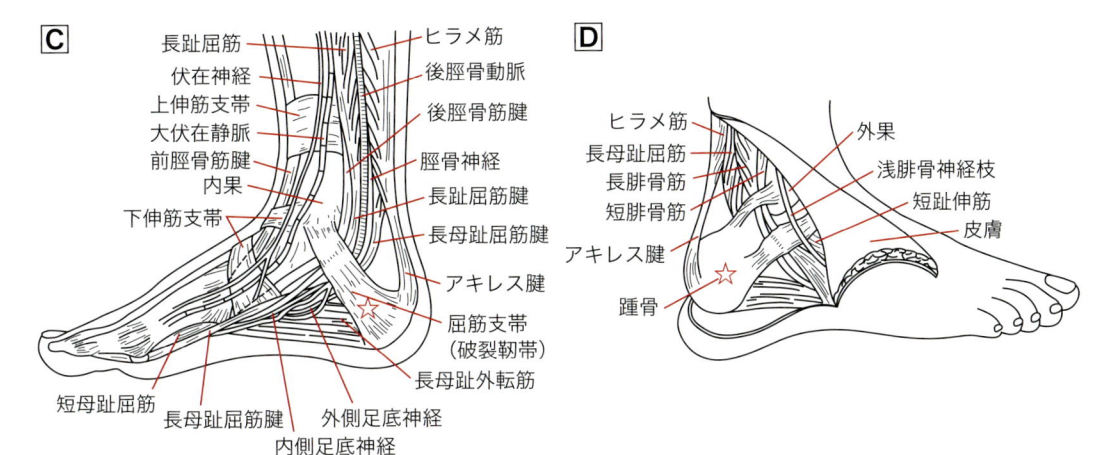

図2 下肢牽引療法
A）介達牽引法．★：牽引帯（トラックバンド®）．B）直達牽引法．☆：馬蹄型牽引．イラスト部は文献2より引用

図3 鋼線の刺入部位の解剖（脛骨粗面，踵骨）
A）右膝外側．★：刺入部は脛骨粗面隆起部から約1～2 cm後方を選ぶ．B）右膝内側．★：貫通部．伏在神経の走行に注意する．C）足関節内側．☆：刺入部．踵骨辺縁より2 cm前方2 cm頭側．足根管内の神経血管束に注意．D）足関節外側．☆：貫通部．解剖図は文献3より引用

能である．骨折近位部と遠位部に装着する場合と，2つの長管骨にわたって装着する場合がある（図4）．ピンの刺入法やフレームの組み方によって種類があり，二次元的，三次元的な整復位の保持が可能である[4]（図5）．ピンには螺子が切ってありドライバーで回転して刺入するため，神経や血管の走行が近接している部位では巻き込み損傷に注意が必要である．金属製の支柱には，延長機能がついたもの，圧迫力が加わるもの，MRI撮影が可能なものなど，さまざまな工夫が施されたものがある．

2 手技の実際

❶ 直達牽引療法

左膝脛骨粗面部に対する鋼線刺入手技[2]．

① 脛骨粗面部の鋼線刺入予定部位を確認し（図3 A，B），マーキングを行う
② 刺入部周囲を消毒し，広めの覆布で清潔野を確保する
③ 局所麻酔薬10 mL程度を用いて23 G針で局所浸潤麻酔を行う（図6 A）．針先を鋼線刺入予定部位の骨膜に当て，**骨膜周囲に十分な浸潤麻酔を行う**．「反対側にも同様に行う」
④ 径2.4 mm以上のキルシュネル鋼線を駆動式ドライバーに装着し，**内側から**皮膚を貫通させて先端を骨に当てる．ドライバーにより**鋼線を回転させて**骨を貫通させる（図6 B）牽引の際に下肢が外旋したり，方向が長軸からずれたりしないように，鋼線の**適正な刺入角度を維持**するように注意する．必要に応じて対側皮膚に追加麻酔を行う（図6 C）
⑤ ブラウン架台などを利用して足を挙上させ，馬蹄型牽引を装着（図2 B）後，重錘5kgで牽引を開始する．X線コントロール下に重錘を調整する

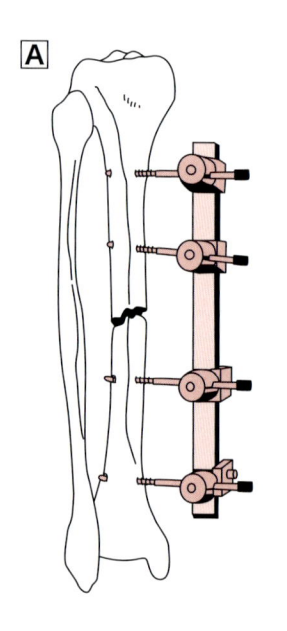

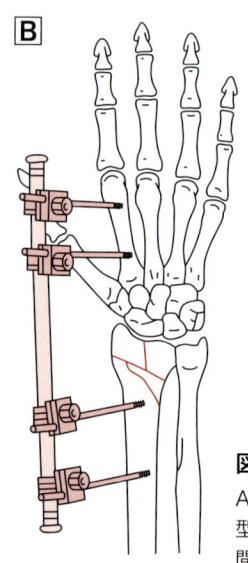

図4 創外固定法
A）骨折した脛骨の骨折部を挟んで装着（non bridge型）．文献2より引用．B）骨折した橈骨と第2中手骨間で手関節を越えて装着（bridge型）．文献5より引用

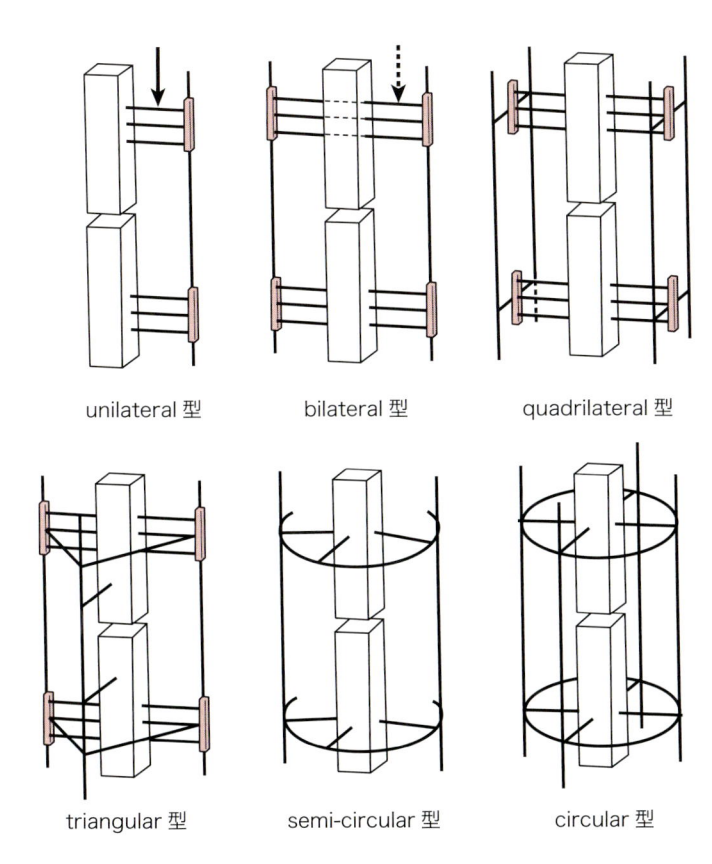

図5 創外固定法の種類

unilateral 型　bilateral 型　quadrilateral 型
triangular 型　semi-circular 型　circular 型

貫通ピン（破線矢印）とハーフピン（矢印）の組み合わせで，種々の枠組み法がある．立体的な固定ほど強度が高い．文献4より引用

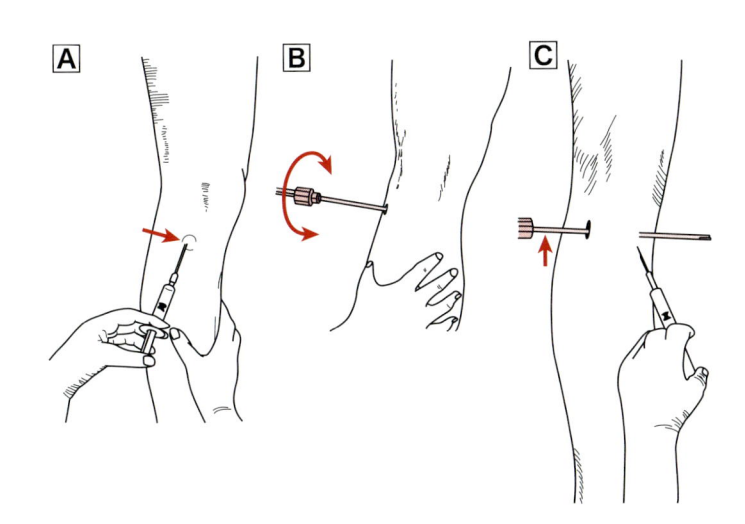

図6 脛骨粗面部に対する鋼線刺入手技

A）マーキング部への局所浸潤麻酔．
B）駆動式ドライバーで鋼線を回転刺入．C）必要に応じて対側に局所麻酔を追加．文献2より引用

❷創外固定法

脛骨骨幹部骨折に対する創外固定ピン挿入手技（要約）[6]

① 脊椎麻酔または全身麻酔下に原則仰臥位とし，X線透視を準備する．透視下に整復位が得られることを確認し，患側下肢を消毒し清潔野を確保する

② テンプレートを利用してピン刺入部位と刺入方向（図7）を決定し，**皮膚に小切開**を加えて**ペアンで鈍的に皮下を剥離**し骨膜を露出する

③ スクリューガイドにトロッカーを挿入して，切開創から骨膜に到達する（図8 A）．トロッカーを除去しドリルガイドとドリルを挿入，透視下に反対側の骨皮質をわずかに貫く程度にドリリングする（図8 B）

④ 固定器本体を皮膚から2 cm程度離して装着したときに，クランプの把持孔から1.5 cm程度突出するピンの長さを選定する（図8 C）．選定したピンを専用のTレンチに装着して，

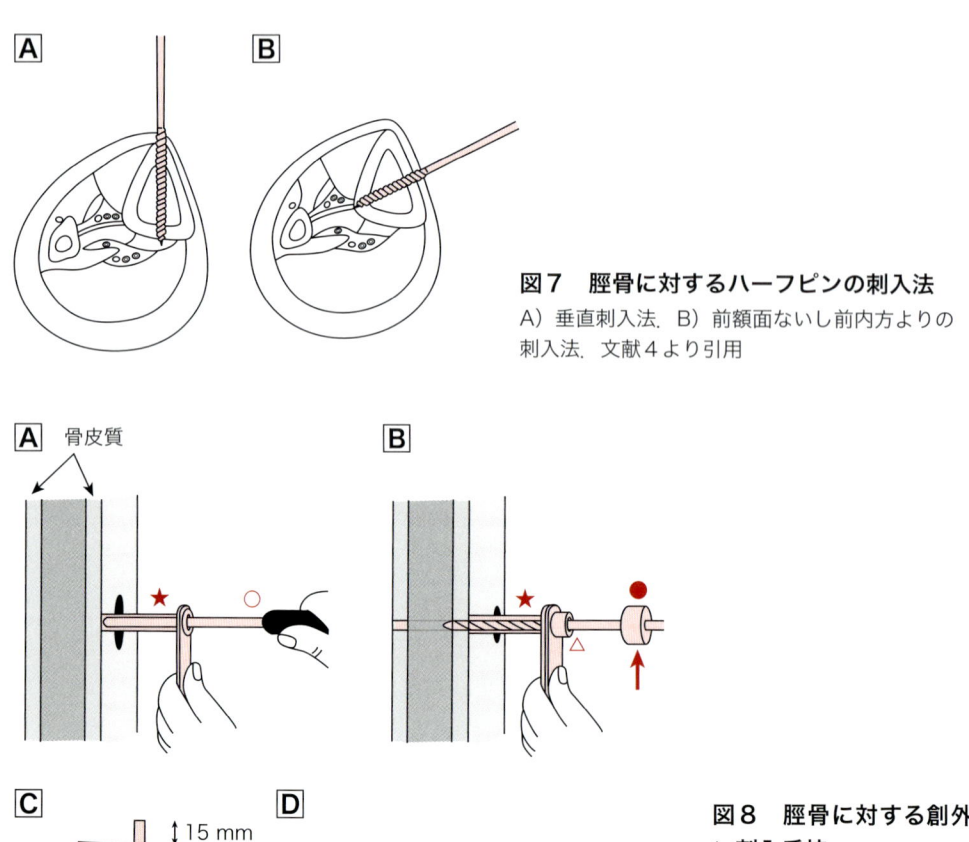

図7　脛骨に対するハーフピンの刺入法
A）垂直刺入法．B）前額面ないし前内方よりの刺入法．文献4より引用

図8　脛骨に対する創外固定ピン刺入手技
A）皮膚切開とトロッカーの挿入．★：スクリューガイド，○：トロッカー．B）骨皮質のドリリング．△：ドリルガイド，●：ドリル．C）ピンクランプおよび創外固定器の装着．D）Tレンチを用いたピンの挿入．文献6より引用

ドリルガイドとドリルを抜去し，**直ちに回転挿入する**（図8 D）．ピンの先端を骨皮質から2〜3 mm程度突出させる

⑤ 付属のガイド器具を利用して順次ピンを一定の間隔で刺入する
⑥ 創外固定の本体を装着し，透視下に整復位を保持して固定する

One More Experience
多発外傷患者における骨折治療

多発外傷患者では，生命を脅かす外傷の治療が優先されるため，合併した骨折の治療の優先度は低い．低侵襲かつ簡便な創外固定を用いて一時的な骨折部の安定化を図り，全身状態が安定した後に根治的手術を行うというのがdamage control orthopaedics（DCO）である[7,8]．

3 合併症とトラブルシューティング

介達牽引では，骨突出部でバンドの摩擦による水泡形成や表皮剥離などの**皮膚のトラブル**が生じるため注意が必要である．直達牽引では，鋼線刺入部の感染，骨刺入部の緩みや骨折に注意する．床上安静を強いられるため，褥瘡や深部静脈血栓症などの合併症に注意する．継続が困難な場合には他の方法へ変更する．創外固定ではピン固定部の緩みに伴う整復位の後退，**ピン刺入部の感染**に注意が必要である．透視下の再固定や，ピン刺入位置の変更で対応する．

4 次にどうするか？

牽引療法，創外固定法の開始後は，小児などの例外を除き内固定手術への早期移行の準備を行う（MEMO 2）．根治目的で創外固定を行う場合は，定期的なX線撮影により整復位の保持状態や骨癒合の進行状態をチェックする．

MEMO 2 待機的手段としての創外固定

創外固定からプレート固定[9]，髄内釘固定[10]への変更が一般的である．2週間以内の固定変更（conversion）が推奨されている[10,11]．

One More Experience
創外固定の長所，短所[4,10]

創外固定には①侵襲が小さい，②周囲軟部組織の温存，③骨折部に異物を留置しない，④強固な固定，⑤創の観察や処置が容易，⑥早期の機能訓練が可能，⑦手技が簡便，⑧固定の除去や抜釘が容易，などの長所がある．短所は，①ピン刺入部の感染リスク，②骨癒合まで抜釘不可，③入浴を含めた長期間の日常生活制限，などがある．

5 どうトレーニングするか？

経験のある医師の手技を見るため積極的に助手につき，準備から設置までイメージトレーニングをする．次に指導を受けながら**くり返し実践**する．トラブル対処法を含めた具体的な手技のイメージができあがれば，単独で完遂する自信がもてるようになる．

文献・参考図書

1) Operative Hand Surgery, 2nd Ed.（Green, D. P. ed.），Churchill Livingstone, 1988
2) 「図解骨折治療の進め方　第2版」（小野啓郎 監訳），pp.239-277，医学書院，1994
   ↑2008年第3版改訂．骨折治療の入門書．
3) 「カラーアトラス整形外科手術の切開と新入路」（渡辺好博 監訳），p182,193,221,226，西村書店，1989
4) 井上四郎：総論．「創外固定法テクニックマニュアル」（井上四郎，山野慶樹 編），pp.1-9,28-44，南江堂，1993
5) Manual of internal fixation（Müller M. E., et al.），Springer, 1991
6) 佐藤栄一 ほか：オルソフィクス創外固定システムの使用上のコツ．「特集：創外固定術のコツ」．MB Orthop, 17：70-76，2004
   ↑特集号なので一読を推薦．
7) 大泉 旭 ほか：多発外傷に対する初期治療：DCO（Damage Control Orthopaedics）と創外固定法．「特集：四肢外傷創外固定法の実際」．MB Orthop, 25：1-11，2012
8) Nowotarski, P. J., et al.：Conversion of external fixation to intramedullary nailing for fractures of the shaft of femur in multiply injured patients. J Bone and Joint Surg, 82-A：781-788, 2000
9) 木浪 陽 ほか：下腿開放骨折に対する初期治療：プレート固定を前提とした創外固定．「特集：四肢外傷創外固定法の実際」．MB Orthop, 25：13-21，2012
10) 内野正隆 ほか：下腿開放骨折に対する初期治療：髄内釘固定を前提とした創外固定法．「特集：四肢外傷創外固定法の実際」．MB Orthop, 25：22-27，2012
11) Della Rocca, G. J. & Crist, B. D.：External fixation versus conversion to intramedullary nailing for definitive management of closed fractures of the femoral and tibial shaft. J Am Acad Orthop Surg, 14：S131-135, 2006

5 解剖から理解する関節穿刺と関節内注射

関根康雅，根本　学

Point

- 関節穿刺は，関節炎の鑑別には欠くことのできない検査である
- 単関節炎では，化膿性関節炎を疑ったら関節穿刺を行うべきである
- 関節内注射は，比較的容易に行えるが，落とし穴もあり，注意して行うべきである

■はじめに

　関節痛の患者には，整形外科外来だけでなく救急でもしばしば遭遇する．とりわけ，化膿性関節炎は見逃したくない関節疾患である．関節穿刺をマスターしておけば，関節液を採取し，調べることにより診断が可能になり，穿刺排液自体が治療となる場合もある．
　本項では，シミュレーターを用いて関節穿刺と関節注射について解説する．

■適応と禁忌

適　応：関節穿刺の適応は，変形性関節症，結晶誘起性関節炎（痛風や偽痛風），関節リウマチ，化膿性関節炎，外傷などの鑑別と治療

禁　忌：特にないが，抗凝固療法中や易感染性が疑われる患者．穿刺部位に汚染がある患者には注意を要する．

1 手技の実際

●患者へのアプローチ

- 病歴聴取にて既往，常用薬，アレルギーの有無を確認する
- 検査の目的と内容，合併症について説明する
- 皮膚の消毒は穿刺部位を中心に，できるだけ広く行う．**消毒は2回以上！**

❶肩関節穿刺　関節注射

1）**前方からの穿刺**（図1）

①患者は仰臥位で，患肢は横（体側）に置いておく

②鎖骨とその下にある烏口突起を指で確認し，その1 cm下（人差し指で1横指）を穿刺点とする

③穿刺点から針を床と垂直に進めていくと，おおよそ3 cmほどで関節内に到達する．上腕骨頭にあたってしまい関節に入らないときは，腕をゆっくり回旋させて骨頭を動かして滑り込ませる

2) 後方からの穿刺（図2）

①患者は坐位で少し頭を下げさせる

②肩峰角を親指で確認し，人差し指は烏口突起の先端方向を指しておく

③肩峰角の下　約1.5 cm（人差し指で1横指）を穿刺点とする

④穿刺点から人差し指の方向（烏口突起の先端）へまっすぐ3 cmほど進める

⑤骨に当たらず深く入っていくところが関節裂隙である

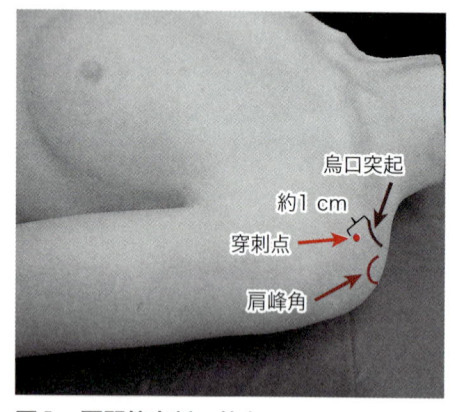

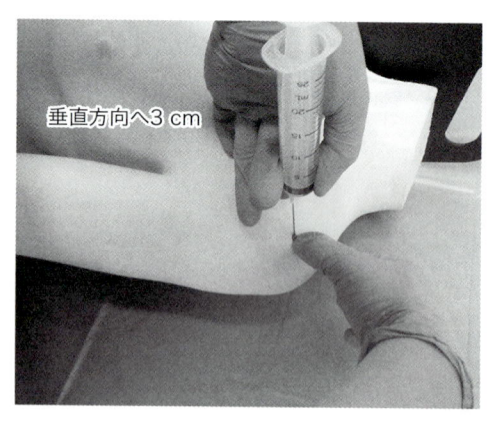

図1　肩関節穿刺　前方

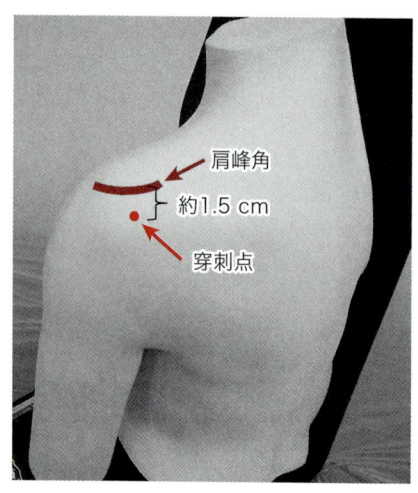

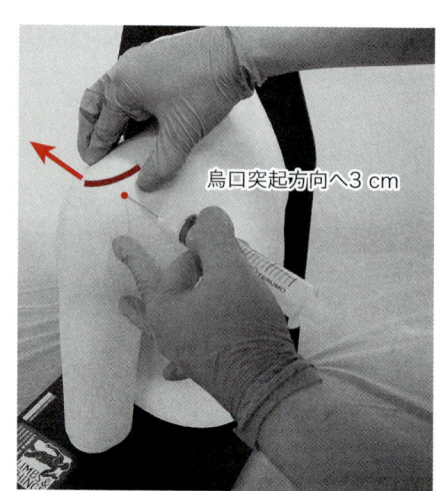

図2　肩関節穿刺　後方

❷ 肘関節穿刺　関節注射（図3）

①患者を坐位とし，肘関節90°屈曲で患側前腕を手台に乗せる
②上腕骨外側上顆と肘頭との間にある陥凹を指で触れ，そこを穿刺点とする
③肘筋を介して上腕小頭，肘頭，橈骨頭に囲まれた関節裂隙に入る．針先が関節包に入ると抵抗が消失する
④通常成人では23G針が根本近くまで入る．針先で軟骨を傷つけないように関節包内に入ったら針先を動かさないようにする

※気の弱い人はイスに座ったまま注射をすると，迷走神経反射で倒れることがあるので，患者にはその旨を確認し，仰臥位で穿刺または関節注射を行う．その場合は，肘関節を屈曲させ，前腕を体につけ軽度回内させた体位をとる

❸ 手関節穿刺　関節注射（図4）

①患者を坐位とし，肘関節90°屈曲で患側前腕を手台に乗せる．手関節部に枕（四角巾）をあ

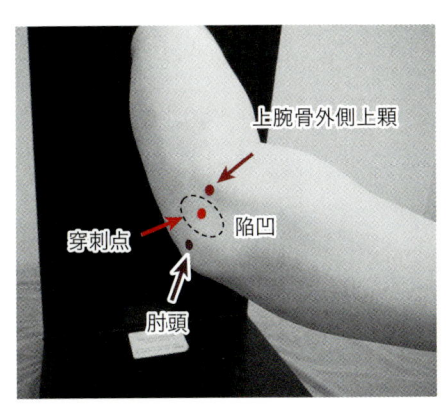

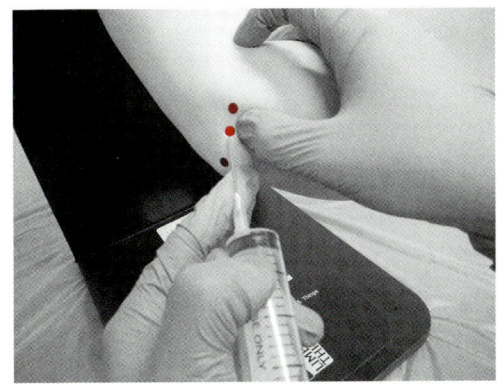

図3　肘関節穿刺

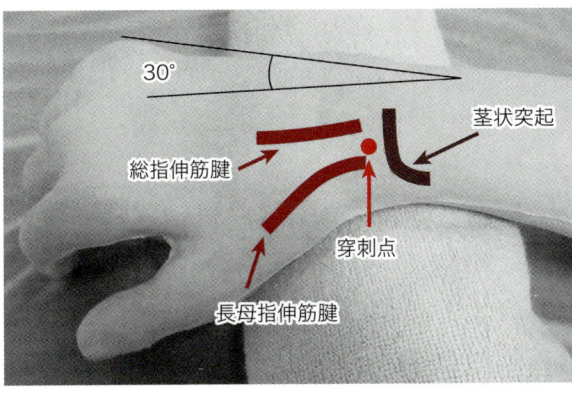

図4　手関節穿刺

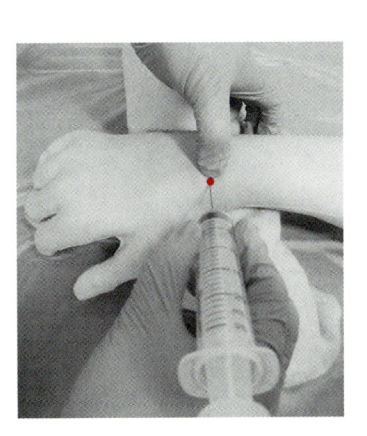

てがい，手関節を30°程掌屈する
② 橈骨茎状突起から約1.5 cm（人差し指で1横指）遠位で，長母指伸筋腱と総指伸筋腱の間にある陥凹を指で触れ，そこを穿刺点とする
③ 骨に当たらず深く入っていくところが関節裂隙である．
　関節内に針が到達していれば薬液は抵抗なく注入でき，そのままの位置で注射器を外すと薬液の流出が確認できる

※肘関節と同様に，気の弱い人は，仰臥位で穿刺または関節注射を行う．その場合は，
　① 仰臥位で肩は90°外転させ，肘関節は伸展で，手掌は下を向ける
　② 手関節部に枕（四角巾）をあてがい，手関節を30°程掌屈する
　③ 回内位で手関節を屈曲させると，橈骨手根骨間関節が開大する

❹ 膝関節穿刺　関節注射（図5）

① 穿刺を行う患側を外側にし，ベッドの端ギリギリのところに仰臥位にする．
　ズボンをまくり上げて施行しようとすると，きつくなった部分の脂肪がよってきて邪魔になる．また消毒範囲も狭くなってしまうので手間でもズボンは脱がせて処置を行う
② 膝の下に小さい枕をいれ，膝関節は20〜30°の屈曲位をとらせる（膝関節内容量が最大になる）

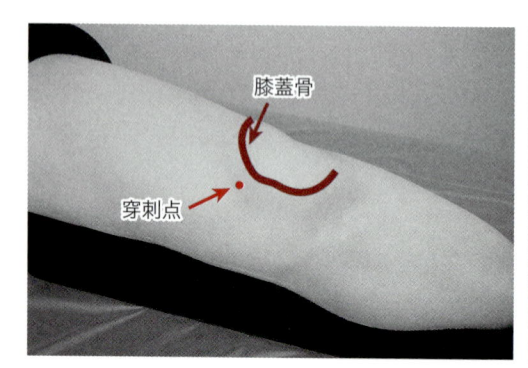

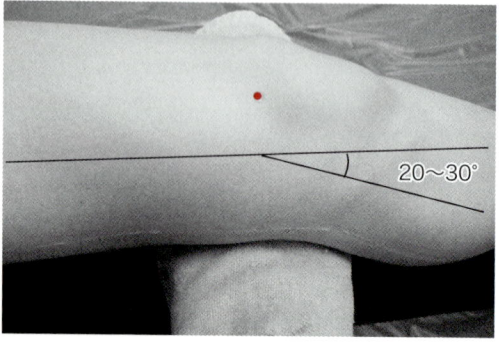

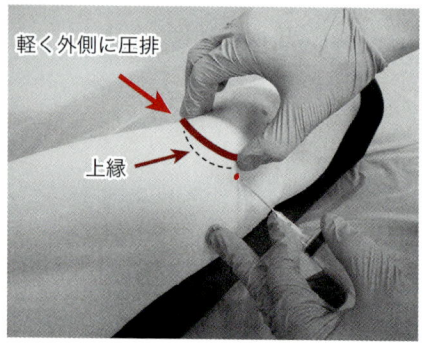

図5　膝関節穿刺

③膝蓋骨上縁で，1横指外側を穿刺点とする．膝蓋骨内側縁を外側に軽く圧排し，大腿膝蓋関節裂隙を開大する

④膝蓋骨の下を狙い床面と水平に皮膚→皮下と針を進めると，関節包を貫く感覚があり抵抗感がなくなる．無理なく関節内に進める．深く刺入しすぎると滑膜組織内に針が入り，関節液の吸引ができない場合もあるので，吸引ができないときは軽く手前に引いてみる

2 合併症とトラブルシューティング

❶感染症

関節穿刺や注射は，効果は大きいが，一方で，関節腔内は通常は無菌領域であり，関節穿刺や注射の操作により感染を誘発する危険もある．このことは手技を行う医師ばかりではなく，事前の準備や介助につく看護師も十分に注意をしなくてはならない点である．

●トラブルシューティング

手技を行ううえで皮膚の消毒は穿刺部位を中心に，できるだけ広く行う．**消毒は2回以上！**

❷局所麻酔中毒

急性中毒：静脈内投与による急性中毒では，15～30秒以内に舌の痺れ，めまい，視野狭窄，意識消失，血圧低下，全身痙攣などの症状があらわれる（過量投与では5～20分後に症状が出現する）

アレルギー：薬剤投与後まもなく，発疹，発赤，掻痒感，悪心嘔吐　アナフィラキシー様症状が出現する

●トラブルシューティング

・静脈内投与をさけるために，関節注射を行う際は血液の逆流がないこと確かめてから薬剤を注入する

・局所麻酔中毒やアレルギーだけでなく，痛みによる失神やショックなどを念頭において，**万一の際には迅速な対応ができるようあらかじめ準備をして処置を行う**ようにする

表　関節液の白血球数「Rule of 2（2の法則）」

白血球数（/μL）	原因
＜200	正常
200～2,000	非炎症性（例：変形性関節症）
2,000～20,000	炎症性（例：関節リウマチ）
＞20,000	化膿性または結晶性関節炎

文献1より引用

3 次にどうするか？

● 関節液が混濁していたら…

関節穿刺液が黄色透明の場合は，変形性関節症のことが多い．混濁している場合は白血球数が重要となる．白血球数の大まかな数値は20,000/μL以上では，化膿性関節炎を疑う（表）[1]．化膿性関節炎は緊急性が高いため，即座に整形外科医へのコンサルテーションを要する．感染を疑ったら関節液の培養と血液培養を2セットとることも忘れないようにする．

One More Experience

股関節穿刺，関節注射（図6）

股関節痛もしばしば遭遇する機会があると思う．このとき，単純性か化膿性股関節かを鑑別することは非常に重要であり，股関節穿刺ができればその診断は容易になりうる．

① 前方穿刺の場合は，上前腸骨棘，長内転筋外縁，鼠径靱帯で囲まれたScarpa三角の内側部の大腿動静脈・神経の存在に注意を払う必要があり，X線透視下で行う方がよい

② X線透視台の上に仰臥位に寝かせる．下肢は伸展で股関節は軽度内旋位とする

③ 処置をしながらイメージ透視装置の画面がよく見えるように画面の位置を工夫する．手技に習熟するまでは，注射器でなく，スパイナル針で穿刺を行うとイメージが見やすい

④ 直接関節裂隙に刺入する場合は，鼠径靱帯より2～3cm遠位で，大腿動脈の外側約2cm（親指で1横指）を穿刺点とする

⑤ 透視下にて，大腿骨頸部の中央を骨頭下に向かってゆっくり刺していく．抵抗がなくなったところ（2～4cm）で，内筒を抜いて関節液の流出を確認する．
関節包を破り，骨に当たった感触があれば，針をそのままやや後退させてみると関節液の流出が得られることがある

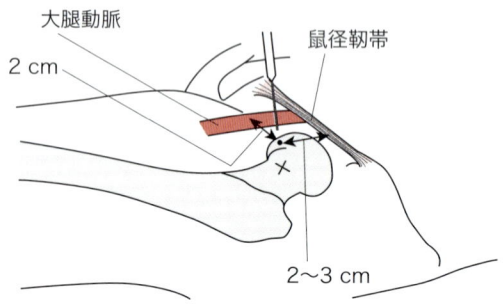

・皮膚の刺入点　×股関節の刺入点

図6　股関節穿刺
文献2より引用

文献・参考図書

1）金城光代：関節痛．レジデントノート，12（11）：1985-1992, 2010

2）「局所麻酔法・ブロック療法ABC」（龍 順之助 編），p.135, メジカルレビュー社, 2001

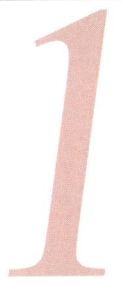

総論：この傷はどう治す？
テープで止める？縫う？針，糸，縫い方は？

権東容秀

Point

- まず創傷の状態を把握する（深さ，異物の有無，血管，神経損傷の有無）
- 浅い傷では，洗浄により異物や細菌を取り除いた後，保護材で創の乾燥を防いで表皮化を待つ
- 縫合を行う場合は血行状態を考えて縫合する（適切なデブリードマン，バイト，ピッチ，結びの強さ）
- 高度汚染創では開放のまま治療し，良好な肉芽が形成された後に縫合や植皮で閉鎖する
- 縫合糸は頭皮では4-0，顔面では6-0，関節可動部以外の上肢は5-0，体幹，下肢，関節可動部は4-0ナイロンを使用する

■ はじめに

　日常診療において外傷に遭遇した際に創傷には必ず遭遇する．このとき適切な初期治療をきちんとしないと，治癒遅延，感染，壊死，瘢痕形成，瘢痕拘縮などをまねく一因となる．この項では創傷の判断と対処方法に関して解説する．

1 治療のながれ

　キズといってもさまざまな種類がある（表1）．キズの評価を行わないと適切な治療が進まない．出血に気を取られないで，まず患者の病歴から受傷機転を聴取して実際に損傷部位を見て評価を行う．予防接種歴やアレルギーの有無，常用薬も診療録に記載する．

❶ 合併症のチェック

　病歴聴取は大切で受傷状況はたくさんの情報をもっている．例えば見ためは鋭利できれいそうな切創でも食肉を切っていた包丁による損傷の場合は感染の可能性は高くなる．フロントガラス損傷で顔面に多発挫創がある場合は細かいガラス片が埋没している可能性がある，刺創，杙創の場合は先端が体内に残留している可能性がある．異物の可能性がある場合は必ずX線で確認を行う．咬創では動物自体の予防接種の有無などを聴取する．刺創の場合は表面の損傷は小さくても内臓臓器損傷の可能性があり，詳細に身体所見をとり必要に応じてエコー，CT画像

表1　キズの種類

傷とは真皮の連続性が保たれているもので，創とは真皮の連続性が断たれているもの	
挫傷（ざしょう）	打撃などの外力により内部の軟部組織が損傷したもので，体表に創がないもの
擦過傷（さっかしょう）	擦り傷（すりきず）．体表に創があるが，擦過「傷」と呼ぶのが一般的である
挫創（ざそう）	打撃などの外力により組織が挫滅した損傷．切創と違い創縁は不整であることが多い
切創（せっそう）	切り傷（きりきず）．ナイフのような刃物で切り裂いた線状の損傷
裂創（れっそう）	打撃やねじれ，過伸展（かしんてん）などにより裂けた損傷
割創（かっそう）	斧等の鈍器により，裂創が皮膚組織すべてを引き裂き，骨等の内部組織が露出するような損傷
挫滅創（ざめつそう）	摩擦による損傷で，真皮や皮下組織・それ以下のレベルまで損傷したもの．あるいは急激な圧力による同様な損傷
銃創（じゅうそう）	銃器の弾丸や火薬による損傷
爆傷（ばくしょう）	爆発による損傷．ただし，爆傷は熱傷や衝撃による内部的損傷を伴う
刺創（しそう）	刺し傷（さしきず）．細長い鋭器で突き刺した損傷
杙創（よくそう）	刺創以外で，鈍的な物体が人体を貫通する損傷
咬創（こうそう）	動物にかまれた損傷

検査などを行う．画像検査では並行して骨折の確認を行う．

❷ 診　察

　　視診：汚染の程度，異物の有無，変形の有無，出血の程度，臓器露出の有無
　　触診：運動機能の評価，知覚機能の評価，皮下異物の有無，骨折の有無

　指や四肢で動脈性の出血がある場合は神経損傷をきたす可能性があるために盲目的に鉗子でクランプしてはいけない．圧迫止血を行う．局所圧迫で困難である場合，四肢なら中枢の動脈の圧迫を併用すると止血しやすい．
　関節可動，知覚の評価を行い，腱，筋，神経の損傷の評価を行う．このときいずれかに問題がある場合は専門医にコンサルテーションする．骨折を合併している場合は創処置の後に固定もしくは専門医にコンサルテーションする．

❸ 処　置

　創感染を防ぐには細菌数を減少させ，創部の組織に十分な血行を確保することが求められる．そのために洗浄とデブリードマンを行う．汚染が強く，処置を行っても感染が避けられないと判断したら開放創として処置を行い，後に閉鎖の計画をすみやかにする．また創が清浄化できても腫脹や皮膚欠損により縫合閉鎖できない場合はそのまま軟膏処置で開放創とするか，腱，骨露出創の場合は人工真皮等を貼付して二期的に閉鎖する．

2 洗浄，デブリードマン

❶ 麻　酔

処置は痛みを伴うので，そのままでは十分な処置ができないために必ず麻酔下に行う．このときまでに必ず知覚の評価を済ませておく．運動機能は痛みで動かすことができない場合があるので麻酔後に改めて再評価を行う．

創の場合は創内より局所麻酔注射を行った方が痛くないという意見があるが汚染創の場合は菌を周囲へ広げる可能性があるために周囲より局所麻酔を行うか，伝達麻酔を行う．

❷ 消毒と洗浄

皮膚には常在菌が生息し，外傷で皮膚の連続性が断たれた場合はすぐに創内に菌が進入する．つまり新鮮創であってもそこに細菌は存在する．

このような場合の創が洗浄処置によって1次治癒が可能となる．Eleckら[1]の実験によれば感染とは1gあたり10^5個以上の細菌が存在している状態と定義されているが，異物や壊死組織の存在下では1/500の細菌数で感染を引き起こすといわれている．Direら[2]によれば創の洗浄効果は洗浄液の種類よりも洗浄圧に相関するといわれており，18G針の先を曲げてシリンジで洗浄すると水圧がかかり簡便である（図1）．

洗浄に用いる液体は一般的に生理食塩水を用いる．一般水道水は微量の塩素を含有しており蛇口が汚染されていなければ感染を助長する危険性はなく多量の水量を確保できるので有用と考えられ経済的であるが，低張性なので長時間使用すると組織の膨化が起こることと痛みがある点に留意したい．また場所を考えないと周囲を汚染するので注意する．

❸ 創傷用の消毒剤

消毒剤は多々あるが基本的に組織を障害せずに殺菌することはできない．

そのためいずれの消毒剤も創内に使用するのは好ましくないが，汚染創などで使用した場合は，滅菌生理食塩水で洗い流しておく．

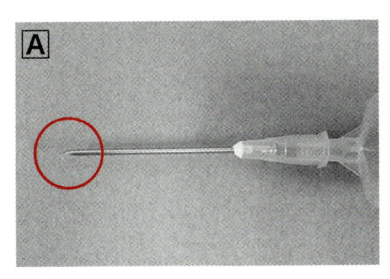

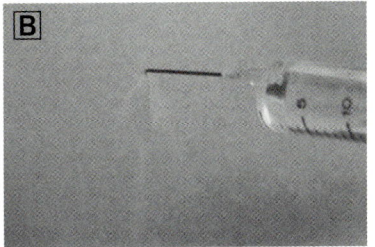

図1　先端を曲げた18Gによる洗浄
Aは18G針の先端をペアン等で90°曲げたところ
Bはシリンジに圧をかけたところで扇状に高圧のシャワー洗浄が可能となっている

❹ デブリードマン

　創内の異物，挫滅した組織や血行がなくなった組織片を除去する操作である．真皮までの浅い層では前述のように浸潤麻酔した後に外傷性刺青の予防もかねてガーゼや柔らかいブラシで丁寧に異物を除去する（図2）．深い創では局所麻酔後に出血点を確認しながら止血を行い，創内の損傷の程度を確認する．神経，腱，重要な血管の損傷が見られ，手が負えないと判断した場合は専門医にコンサルテーションを行い，圧迫止血を行った後に皮下ドレーンを留置して皮膚表面のみ縫合して，当日もしくは後日に受診指示とする．洗浄中に白色で出血のない部分やすでに青紫色になっている部分は血流障害を起こしており将来壊死し，感染のフォーカスとなるため組織の余裕がある限り鋭的に切除する．顔面はデブリードマンによって変形をきたす可能性があり，もともと血流が良い点を考慮し，最小限のデブリードマンにとどめる（図3）．洗浄しても汚染物が完全に取り除けない場合は開放創として軟膏処置を行い，後日閉鎖の計画をする．

3 縫合の判断

　真皮の連続性のある浅い切り傷や，小児で暴れてとても縫合できそうにない場合はサージカルテープで固定する．真皮までの断裂の場合はテープでも綺麗に創閉鎖するが，筋まで損傷がある場合は筋断裂部が陥凹することに留意する．また縫合部は48時間後に洗浄し水にさらすこ

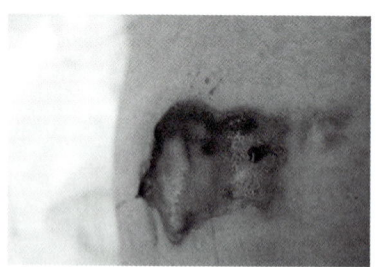

図2　擦過傷のデブリードマン後
（p.13巻頭カラーアトラス参照）
異物がなく鮮紅色である

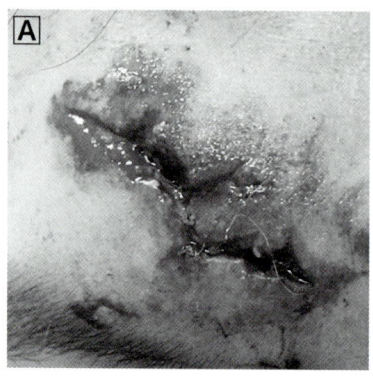

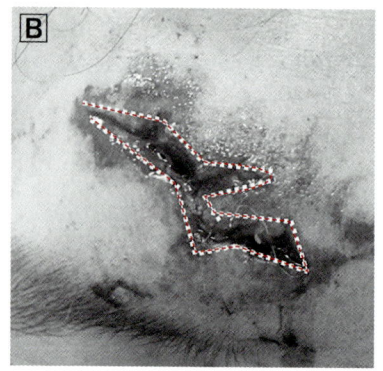

図3　顔面の挫創のデブリードマン（p.14巻頭カラーアトラス参照）
Aのように挫滅が強い場合でも点線のごとく必要最小限にとどめる

とは可能であるが，テープで固定した場合は外すまでの約5～7日は水に濡らさないように指導する．小児の創や若い女性など整容面を気にする場合，しっかり洗浄を行いテープ固定をして翌日専門医の受診を指導してもよい．深い創で顔面や手などの特殊部位は他項に譲ることとする．

4 縫合時の注意

❶ 血流を障害しないようにする

血行の乏しい組織は生きることはできない．そのためつねに血流を阻害しないことを意識することが大切である．皮膚の血行は真皮下血管網を介して縦方向に血流が表皮まで向いている．このときにバイト（創縁から糸を通す距離）とピッチ（糸と糸の間の距離）の関係と縫合糸の締め付け具合を意識することが必要になる．図4のようにピッチが狭すぎると創縁の血行は縦方向のみの血流となり創縁は皮弁の先端に相当し血行障害となる．よってピッチとバイトは最低同程度かそれ以上は確保したい．糸の締め付けが強いと創縁は組織の挫滅と血流障害を起こし創治癒遅延となる．創縁は開かない程度の強さが望ましい．

❷ 愛護的操作

縫合時に左手で鉤付の鑷子でギュッとつかんで縫合することを見かけることがある．読者のみなさんがそうしてしまった場合左手でつまんだ後の皮膚を見ていただきたい．鑷子の跡がついて皮膚が損傷しているのがわかると思う．左手で皮膚を支持するときは多くの組織をやさしくつかむ要領で行う．

❸ 死腔を作らない

死腔を残すと浸出液や血液が貯留して後の感染の原因になる．どうしても死腔ができる場合は皮下縫合時に下床をひっかけて縫合するか，躊躇せずにドレーンを入れ，場合によっては開放創とすることも考慮する．

❹ 層々に縫合する

縫合の目的は組織をもとあった場所に戻すことである．そのため骨膜，筋膜，真皮，表皮などを可能な限り層々に縫合する．皮膚表面より下は残糸が後に異物になる可能性があるため，

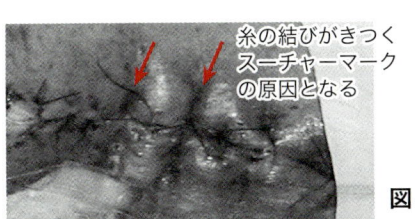

図4　糸の結びがきつい例（p.14巻頭カラーアトラス参照）

糸の結びがきつく
スーチャーマーク
の原因となる

吸収糸を使用し，可能であれば単糸を用いる．汚染が強く疑われる創に関して真皮縫合は行わずroughに縫合し，ドレナージを図ることも考慮する．

真皮縫合が不得手な場合はマットレス縫合でもよいが前述のごとく強く締めすぎないようによく留意する．顔面ではマットレス縫合は避けた方がよいと思われる．

5 縫合の実際

❶縫合糸，針の選択

基本的に皮膚縫合で使用する糸は組織反応が少なく，感染に強いナイロン糸が望ましい．頭皮の場合は目立たないためステープラーの使用が推奨されるが，他の部位ではよほど切羽詰まった状態でない限り使用すべきではない．頭皮では4-0，顔面では6-0，関節可動部以外の上肢は5-0，体幹，下肢，関節可動部は4-0ナイロンを使用する．

真皮縫合では表皮を縫合する糸と同じか1段階太い吸収糸で行う．以下に真皮縫合の方法を図示する（図5）．

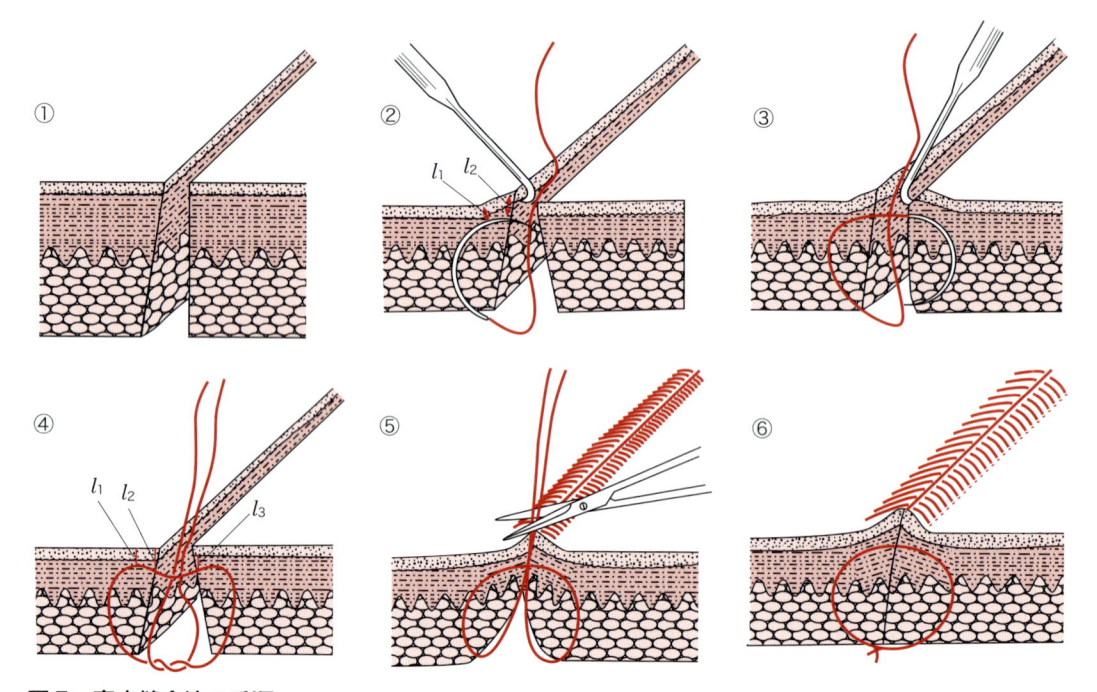

図5 真皮縫合法の手順
①縫合前の状態．真皮縫合後縫合部が盛り上がるように，縫合前に創縁をやや斜めに切る
②針を皮下から真皮に向けて通す．$l_1 < l_2$ となるように針を通す
③創部反対側は真皮側から針を通し皮下に抜く
④$l_1 = l_3$ となるように注意する
⑤糸は短めに切る
⑥縫合終了後の状態．この後，皮膚縫合を行う
文献3より転載

針の選択で皮膚は基本的に角針を用い，腹膜や軟骨など裂けやすい組織は丸針を選択する．

❷真皮縫合を避けるべき部位

手掌側や足底では縫合の結節部が持続的に刺激されて角質肥厚の原因となり胼胝（べんち）形成の原因となる可能性がある．また眼瞼の皮膚は非常に薄いため糸の結節部が触れやすく真皮縫合は行わない．

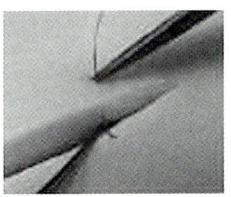

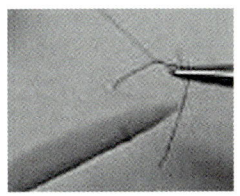

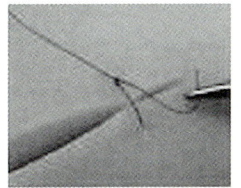

> **One More Experience**
>
> #### きれいに縫うためのコツ
>
> ① 創面に段差がある場合は高い方から針を刺入し，創縁から針の出た深さと等しい深さで対面の創縁に針を刺入れることが重要である
> ② 三角形にflap状になっている場合は先端が血流障害で壊死する可能性が高く，治癒に時間がかかることが多い．そのためまず3角の頂点から縫合を始め，可能な限りよせておく．その上にflapを置き，余剰部を切除すると先端部の血流を維持できることが多い
> ③ シミュレーターを用いたトレーニングも上達の一助となる（図6）
>
> **図6　シミュレーターによる縫合トレーニング**
> 写真提供：日本ライトサービス株式会社

6 術後処置

縫合後吸引ドレーンが入っている場合はフィルムドレッシングを行い，滲出液がたまったら適宜交換とする．ペンローズドレーンやドレーンなしの場合はドレナージのために軟膏とガーゼによる開放ドレッシングとする．

文献・参考図書

1) Eleck, S. D. : Experimental staphylococcal infections in the skin of the man. Ann NY Acad Sci, 65 : 85-90, 1956
2) Dire, D. J. & Welsh, A. P. : Saline wound irrigation solutions used in the emergency department. Ann Emerg Med, 19 : 704-708, 1990
3) 「TEXT形成外科　第2版」（波利井清紀 監），南山堂，2004

第2部
第2章 創傷処置の苦手を克服〜どんな傷でもうまく治そう！

2 特殊創への対応
顔面と手指

河内 司，三鍋俊春

Point

- 顔面の挫創でのデブリードマンは可能な限り最小限にとどめる
- 損傷組織を解剖学的に正しい位置に戻すことが重要である
- 手指の挫創では運動障害と知覚障害の確認を必ず行う

■はじめに

　救急診療において顔面の挫創および手指の挫創・切断は非常に多く経験する．しかし，顔面は，顔面神経・耳下腺・涙小管などの特有な機能をもつ器官が存在し，また眼瞼・鼻・口唇・耳介といった特有の形態を呈する部位も多い．機能の回復だけでなく，できるだけ醜形を残さないよう処置することが必要である．

　手指の挫創・切断も，巧緻機能だけでなく，爪を含めた整容面においても対応が必要である．本項ではそれらの処置を中心に述べる．

1. 顔面外傷

■適応と禁忌

適　応：・創部の確認や処置を的確に行うために，10万倍アドレナリン添加リドカイン液0.5〜1.0％による局所麻酔を行う．アドレナリンが発効するまで3〜5分間待つ
・縫合糸に関して，真皮縫合は4-0または5-0モノフィラメント吸収糸，皮膚は6-0または7-0ナイロン糸を使用する
・土壌での損傷の場合，破傷風感染の危険性が高くなるため，破傷風トキソイドを投与する

禁　忌：イソジンやオキシドールといった消毒薬は原則として使用しない
眼瞼や口唇など真皮が薄い部位では原則として真皮縫合を行わない

1 手技の実際

はじめに，顔面は他の部位と比較して血行の豊富な部位であるため感染に強いとされており，汚染創でなければ生理食塩水で十分に洗浄した後，生理食塩水添加ガーゼで創を被覆すれば，受傷後24時間，状況により48時間以内はゴールデンタイムと考え，一次治癒をめざすべく縫合処置を行うこともある．

① 頭蓋内・頸部などの近接臓器の合併損傷の有無を確認する．当然のことながら，救命処置が優先される
② ガーゼによる圧迫止血を行う．止血されていることも多いが，稀に創深部から出血が止まらないことがあり，その場合は圧迫しながら止血できる環境（照明器具や止血鉗子を含む縫合セット）を用意する
③ **顔面の表情運動をさせることで顔面神経損傷部位を確認する**．眉毛の挙上により側頭枝，目を強く閉じることで頬骨枝，口を尖らせることで頬筋枝，口角を下に引くことで下顎縁枝・頸枝の損傷の有無が確認できる．特に他枝との交通に乏しい側頭枝，下顎縁枝に注意する（図1）
④ 10万倍アドレナリン添加リドカイン液0.5～1.0％による局所浸潤麻酔を行う．アドレナリンの効果により血管を収縮して出血量を軽減し，麻酔時間を延長させることが可能となる．出血量を減らすことはきれいな術野を確保し，繊細な操作を行ううえでも必要である．頬や口唇部の処置の際には，眼窩下孔部での局所麻酔を行う三叉神経ブロックなどの伝達麻酔も有用である．広範な組織損傷例では全身麻酔下で処置を行う
⑤ 出血点を明確にし，バイポーラや止血鉗子・絹糸などを用いて血管のみに対して止血操作を行う．出血部位を大きく把持結紮することや凝固止血をすることは，神経などの二次損傷をきたすことがあり行うべきではない

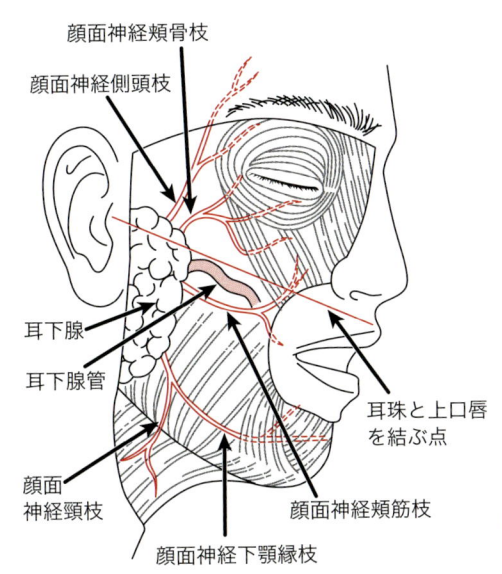

図1　顔面神経の走行
文献1より引用

⑥ 創内部を生理食塩水で洗浄するとともに，損傷の状況を確認し創内異物の除去を行う．ガラス片や木片などは摂子で取り除き，土や砂は外傷性刺青の予防としてブラッシングを行い十分除去する．金属などの混入が疑われる場合はあらかじめ，X線写真やCT撮影を行う

⑦ 挫滅の強い組織のデブリードマンを行う．顔面の皮膚血行は四肢体幹に比べて良く，組織の血行が悪くなっているようにみえてもしばらくすると回復することがあるため，切除量は最小限にする．**挫滅の判定に迷う組織は温存する**

⑧ **眉毛・眼瞼・鼻・口唇・耳介といったランドマークとなる部位を注意深く観察して辺縁を合わせるように縫合位置を決定する．**修復が困難な組織欠損が予想される創においても丁寧に組織を解剖学的に正しい位置に戻していくと，創の閉鎖が可能であることも多い．創が開大していても安易に皮膚欠損と決めつけないことが重要である（図2）

⑨ 創離開や瘢痕幅の拡大を防ぐ目的で真皮縫合を行う．縫合糸は4-0または5-0モノフィラメント吸収糸を部位や損傷の程度により使い分けるが，顔面では四肢体幹のように盛り上げる縫合は行わない．また，眼瞼や口唇などは真皮が薄く，縫合糸が残存し硬結として触知されるため原則として真皮縫合は行わない

⑩ 洗浄・異物除去などの適切な処置が行われた後であれば，皮膚の縫合は6-0または7-0黒ナイロン糸などの組織反応の少ない細い糸で細かく張力を分散して縫合する．創縁を軽く合わせる程度とし，創部の引き寄せは皮下・真皮縫合で行う（図3）

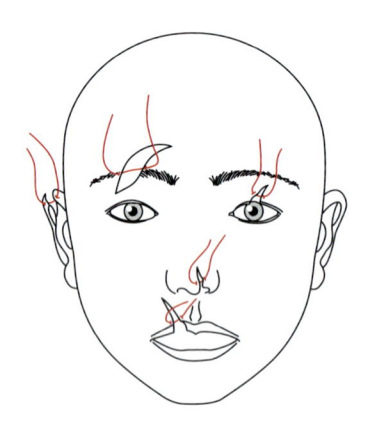

図2　縫合時に注意が必要な部位
文献1より引用

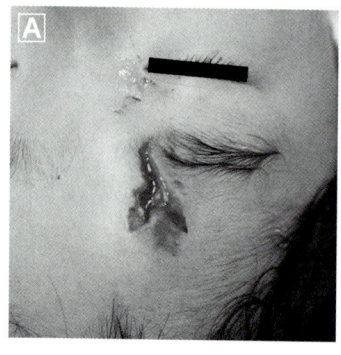

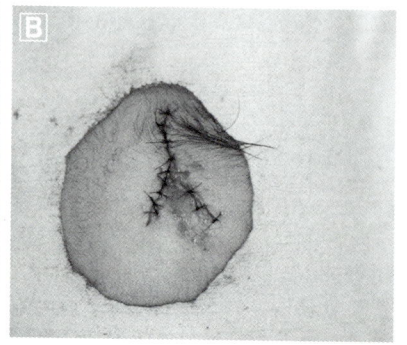

図3　症例1　三角弁を進展し，眉毛縁を丁寧に合わせて閉創する
（p.14巻頭カラーアトラス参照）

2. 手指の挫創・切断

■適応と禁忌
適　応：・リドカイン液0.5～1.0％による局所麻酔，または指の基部に注射を行う指ブロックで行う
　　　　・縫合糸は，4－0または5－0ナイロン糸を使用する
　　　　・ネラトンカテーテルや吸引チューブを用いて駆血を行う
禁　忌：アドレナリン添加リドカインは指尖部血行を低下させる可能性があるため原則的に使用しない．原則として真皮縫合は行わない

1 手技の実際

　手の外傷において，緊急の手術・処置を必要とする場合は，a) **動脈性出血がある**，b) **完全切断・不完全切断で血行再建を必要とする**，c) **受傷部以遠の循環障害が認められる**，d) **著明な骨転位・関節脱臼がある**症例である．

　以上の手術・処置が必要な症例は専門科へコンサルテーションする．それまでに行う適切な応急処置は，出血に対する圧迫処置，切断部分の処置，骨折に対する副子固定などである．

① ガーゼによる圧迫止血を行う．出血が止まらない場合には，ほとんどが動脈性出血によるものであり専門科へ引き継ぐまでの間，上腕部でターニケットを行うことで出血を制御できる

② **指の屈曲・伸展運動および知覚の確認を行う**．それにより腱断裂の有無，神経血管束の損傷の有無が確認できる

③ リドカイン液0.5～1.0％による局所浸潤麻酔，または指ブロックを行う．複数指の損傷であれば手関節でのブロックも有用である

④ 創内部を生理食塩水で洗浄するとともに，損傷の状況を確認し創内異物の除去を行う

⑤ 挫滅の強い組織のデブリードマンを行う

⑥ 皮膚の縫合は4－0または5－0ナイロン糸などで行う．顔面と異なり，適宜マットレス縫合などを追加して創縁の離開を予防する

⑦ 切断部位が末梢部（SubzoneⅠのより末梢）の場合やわずかな皮膚皮下組織切断は，顕微鏡下での再接着が困難であり，composite graft（複合組織移植）を行う．切断された組織をそのまま縫着し，切断面からの血管新生により組織を生着させる方法である．組織の厚みがあるほど生着は難しく，SubzoneⅡより近位での切断などでは，安易な適用は避け専門科と相談すべきである（図4, 5）

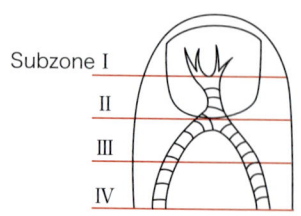

図4 末節部切断の区分分類（石川のSubzone分類）
文献2より引用

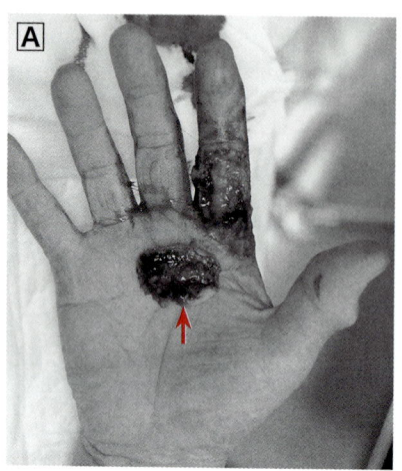

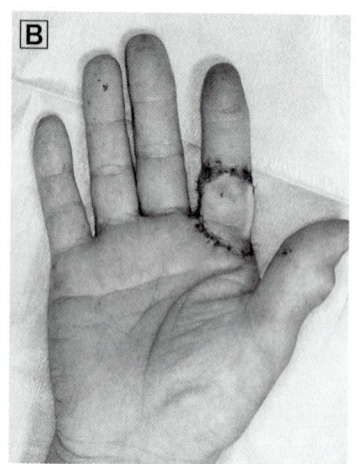

図5 症例2 皮膚・皮下組織のみの切断であったため組織片（↑）をcomposite graftとして縫着した（p.14巻頭カラーアトラス参照）

2 合併症とトラブルシューティング

合併症は，創部の後出血・血腫，感染，壊死が多い．

出血・血腫は止血が不十分である場合だけでなく，血圧上昇により止血されていた創部からの再出血によるものもしばしば経験する．処置後の長時間の入浴や飲酒はさけるべきである．また除痛が不十分である場合にも出血をきたすため，鎮痛薬の内服等も検討する．

血腫を認めた場合にはすみやかに血腫を除去することが重要である．

感染の原因は，処置時の対応や洗浄不足だけでなく，受傷機転に関与するものもある．感染を憂慮する症例では頻回の創部の確認を行い，感染をきたした場合は創部の抜糸や洗浄，抗菌薬投与を行う．

創部の壊死は，血行が挫滅の影響によりもともと不十分であった場合や縫合処置により低下したものなどがある．壊死した組織を可及的すみやかに切除し，ゲンタシン®やバラマイシン®などの軟膏塗布を行う．

3 次にどうするか？

　処置後数日間は，出血や血腫の予防と腫脹の軽減を図るため，油性軟膏（ゲンタシン®やバラマイシン®）の塗布とガーゼまたは創傷被覆材（オプサイト™，やテガダーム™）による圧迫固定を行うことが重要である．**腫脹が軽減すれば通常の洗顔石鹸や水道水での創部を含めた洗顔，手洗いを患者自ら行うよう指導する．**抜糸は，顔面では縫合糸痕の残存を軽減するため早めの5〜7日で，一方，手指ではよく動かす部位でもあるため，やや遅めの7〜14日で行う．抜糸後は，特に顔面においては創部の安静や日焼けによる色素沈着の防止目的に約3〜6カ月のテーピングを指示する．

4 どうトレーニングするか？

　縫合痕が整容的に優れるためには組織を愛護的に扱うことが重要である．縫合する経験を積むことが上達の近道であることはいうまでもないことであり，真皮縫合および皮膚縫合を機械縫合器で日々練習する．また多少時間がかかっても各症例の創部をしっかり確認して解剖学的に正しい位置に縫合するということをくり返し行うとよい．仮に自分自身に同様な縫合創があったときに受容できるか否か考えると，自ずと縫合創に対しての考え方も変わるはずである．

One More Experience

耳介切断はどれだけ連続性があれば問題ないか

　顔面の組織は血行が豊富であるため，組織の連続性がわずかであっても元の位置に戻して縫合することで組織が生着する．特に，耳介部の不全切断では耳垂のみでつながっている症例でも問題なく生着することが多い．縫合後は血腫形成によるカリフラワー耳や柔道耳と呼ばれる耳介軟骨の隆起を伴う変形を予防するため，軟膏ガーゼを用いたボルスター固定を行うことが重要である（図6）．

挫滅の強い組織を切除せずに有効に生かす

　組織損傷が重度であり，一見すると残さずに切除した方がよいと思われる場合であっても，わずかな皮膚だけでも残存していればそのまま縫合することで植皮と同様に生着する（図7）．

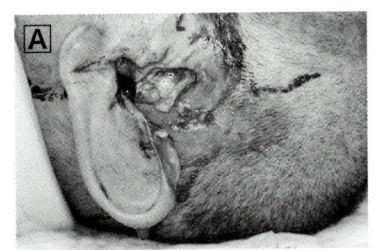

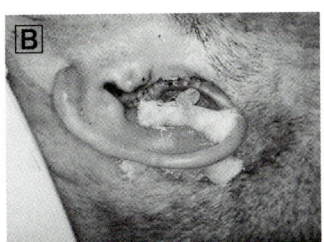

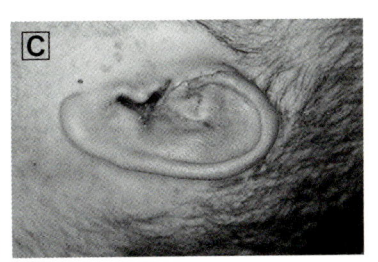

図6　症例3　耳垂部のみでつながった耳介を縫合した（p.15巻頭カラーアトラス参照）
A）耳介の不全切断：耳垂部のみでつながっている．B）ボルスター固定を行い耳介血腫を予防する．C）抜糸後の状態

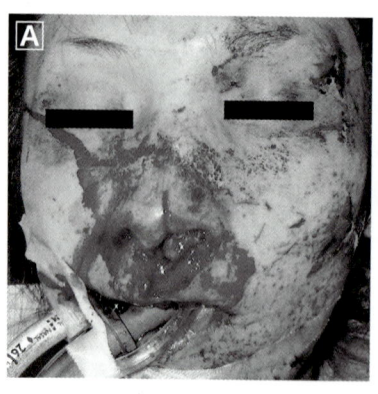

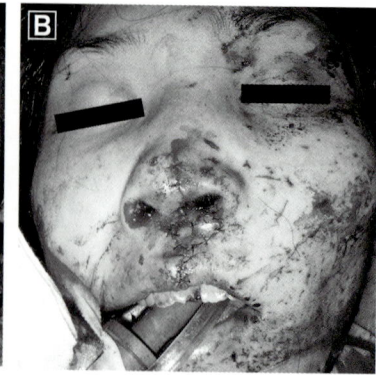

図7 症例4 上口唇の薄く残った皮膚を丁寧に戻して縫合した
（p.15 巻頭カラーアトラス参照）

Pros & Cons 賛成論 反対論

❖ 救急隊と受け入れ病院

　　救急隊からの受け入れ要請で，指の切断の触れ込みでいざ診察をするとただの切創であることがしばしばある．おまけに何件もの病院に受け入れを拒否されたというケース．救急隊に正確な診断を求めることは酷なので，外科救急を名乗る施設なら受け入れてもらって，そこで創部の状況を確認してから医者同士でより正確な情報を交換できると結果的に患者にとっても総合的によい治療が受けられるのではないかと最近よく思う．患者がいくつもの市をまたいで通院することは経済的肉体的に負担である．

文献・参考図書

1）「TEXT形成外科学　第2版」（波利井清紀 監），pp.259-287，南山堂，2004
　↑形成外科全般について書かれた本．

2）石川浩三 ほか：手指末節切断再接着分類—その後10年の再検討—．日手会誌，18：870－874，2001
　↑末節部切断の治療法についての詳細な報告．

3）「外傷形成外科—そのときあなたは対応できるか—」（安瀬正紀 監，菅又 章 編），pp.18－32，克誠堂出版，2007
　↑全身の外傷における形成外科の考え方から治療法までわかりやすく書かれている．

4）救急で扱う顔面外傷治療マニュアル（久徳茂雄 編）．PEPARS, No.61：1-7, 82-89, 2012
　↑本項の内容をさらに詳細に，また多岐にわたって書かれている．

5）新鮮顔面外傷診療マニュアル（上石　弘 編）．PEPARS, No.4：1-14, 81-87, 2005
　↑顔面の部位ごとの処置について書かれている．

6）手の外傷（石川浩三 編）．PEPARS, No.40：1-34, 44-64, 2010
　↑腱断裂から切断指まで多くの治療法が書かれている．

第2部
第2章 創傷処置の苦手を克服〜どんな傷でもうまく治そう！

3 感染創への対応
軽症から重症まで

小泉健雄

Point

- 感染創は局所管理が最優先される
- 感染創制御スキルは度重なる創処置による経験から培われる
- ERにおいて敗血症を伴う感染創に遭遇した際には，迅速に高次医療機関あるいは救命センターへ相談，移送する

■はじめに

　日常臨床で出会う創傷はさまざまな臨床像を呈しているため，まず初療の段階では「感染しているかどうか」を判断できない場合もある．自分の目で確認し，処置を施し，治癒の過程をつぶさに経験する必要がある．

　また，感染創には小範囲で局所の感染コントロールで十分なものと，全身的に感染の影響が及ぶ敗血症を伴うものを区別して対処する必要がある．

　本項ではこれから積み重ねていく臨床経験の助けになる知識，助言を示す．

■適応と禁忌

適　応：感染が疑われるすべての創傷
- 膿性分泌物を伴う擦過傷，挫創　・蜂窩織炎　・皮下膿瘍　・熱傷（図1）
- 褥創　・ガス壊疽（図2）　・壊死性筋膜炎

禁　忌：感染創と疑えば禁忌はないが，
- いたずらに切開排膿を試みない　・強い消毒薬を使用しない
- 広域スペクトラム抗菌薬を安易に使用しない
- ガス壊疽，壊死性筋膜炎，Fournier症候群，敗血症を伴う感染創のようにERレベルで対応可能な感染創でないと判断した場合，3次救急医への相談あるいは高次医療機関へ移送を検討する（MEMO）

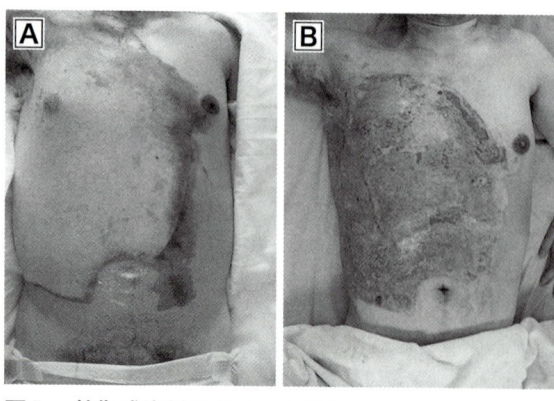

図1　熱傷感染創写真（p.16 巻頭カラーアトラス参照）
A）感染創，B）デブリドマン＋植皮術後

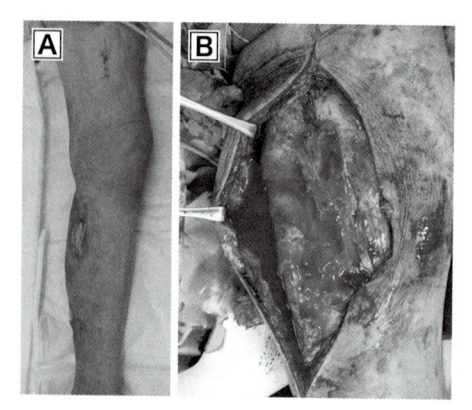

図2　下肢ガス壊疽写真（p.16 巻頭カラーアトラス参照）
A）初療時所見，B）手術所見

MEMO ❶ ガス壊疽

　ガス産生菌による壊死性筋膜炎の総称である．クロストリジウムガス壊疽は医療環境改善により発生頻度は低下しているが，劇症型の骨格筋感染症であり，適切な治療がされなければ致命的な経過を辿る．ドレナージ，四肢切断が治療の主となるが特異的にベンジルペニシリン大量投与が効果的である．非クロストリジウムガス壊疽は糖尿病の既往が多く，起炎菌はさまざまである．クロストリジウムガス壊疽と同様にドレナージと抗菌薬投与を行う．加えて血糖コントロールを厳密に行うことが感染制御を左右する．

MEMO ❷ 壊死性筋膜炎

　炎症の主座が筋膜にあり，一般的に急速に進行し全身状態を悪化させる疾患群である．特に，A群溶血性連鎖球菌（group A *Sterptococcus*：GAS）は人食いバクテリアと呼ばれ，四肢筋膜に発生して急速進行，生命予後が不良な疾患である．下肢の著しい疼痛，皮膚の変色，ショック，呼吸困難など出現すれば当疾患を疑うべきであろう．

MEMO ❸ Fournier症候群

　会陰部の壊死性筋膜炎と定義されるきわめて重篤な軟部組織感染症である．感染経路は消化管や尿道から腸内細菌が急速に侵入し急速進行性の経過を辿る．急激な強い疼痛で始まり急速に前腹壁，臀部の筋肉，陰部に及ぶ．約60％に糖尿病合併．死亡率は30〜40％といわれる．

表1　ERで取り扱うべきでない感染創

- ガス壊疽
- 壊死性筋膜炎
- Fournier症候群
- 敗血症を伴う感染創

> **MEMO ④　敗血症を伴う感染創**
>
> 上記疾患にとらわれず，敗血症を伴う感染創はERで取り扱うべきではなく，ただちにABCの安定化を図って可及的すみやかに3次救急，集中治療部門へ紹介するべきである（表1）．

1　手技の実際

感染創に対する治療優先順位
① 洗浄
② デブリドマン
③ 切開排膿
④ 丁寧なドレッシング

以上4点が十分に施された場合，はじめて抗菌薬の使用が効果を発現する．目の前で処置のできる感染創であれば，「抗菌薬を使用しているから様子観察する」などという判断は絶対にしてはならない．また，感染有無の判断ができていないにもかかわらず，被覆剤を貼付し数日間創傷を観察しないなど言語道断である．まずは連日の創傷に対する観察，処置を行い，「感染創」とは何たるかを肌で理解することが先決である．

①**洗浄**：外表に現れる感染創に対して，まず行われるべき処置である．擦過傷に膿性分泌物が付着している場合には生理食塩水を浸軟させた綿球による拭いで十分である．広範囲な体表感染創，切開排膿した後に感染が残存する創傷などには生理食塩水による十分な洗浄が効果的である．

洗浄は，菌のみならず，感染の原因となる血腫，剥離した表皮，壊死組織の物理的排除が可能である．最も古典的であるが，創傷を清澄に保ち治癒機転を促進するため，今なお創傷管理の中核をなしている．

②**デブリドマン**：洗浄では除去できない固着した膿，広範囲な壊死組織を掻爬，切除することである．感染部位を生体から取り去ることによって局所の安定化を根本から図るものであり，感染創管理において最も重要かつ効果的な治療法である．しかしながら，デブリド

マンによる出血，皮膚欠損部位の被覆，術後再感染などに留意する必要がある．また，炎症の再燃，感染および壊死のさらなる進展が考慮される場合にはsecond look operationの必要性がある．

③**切開排膿**：肉眼的に感染を確認しにくい皮下より内部の創に感染の主座がある場合に適用される．

 1）感染性粉瘤，毛嚢炎，創縫合後感染など局所に留まり小切開で済むもの
　通常は十字切開，縫合糸切除により内部より膿性分泌物の流出を見ることができ，さらに鋭匙，尖刀などで切除を加えることにより，感染による炎症をおおむね抑えることができる．

 2）ガス壊疽，壊死性筋膜炎，広範囲熱傷など
　敗血症への進展，重症化を制御するために，大きく切開し開創ドレナージとし連日，観察，処置を続行する必要がある．主に手術室で行われるが，稀に入院患者に対してベッドサイドで施行することもある．ERでは上記した重症度が高くより高度な医療が必要な症例については，己の限界を知り専門家に依頼するとともに軽々に手を出してはならない．

④**丁寧なドレッシング**：処置後の感染創には局所所見に合わせた丁寧なドレッシングが重要である．創部に見合わない創傷被覆剤の一律な貼付，陰圧創傷管理導入などを注意しなければならない．つまるところ注意深い創部観察がすべての原点となり，軟膏，被覆剤の選択，ガーゼの量，包帯の巻き方などが適宜変更される．一般的な術後の創傷治癒過程のようにある程度プロトコールを適用できる場合もあるが，感染創のようなバリアンスが大きいものは標準化など望むべくもなく，症例ごとの丁寧な対応が大切である．

⑤**CT検査の活用**：臨床所見（著明な局所腫脹，発赤），X線上の皮下気腫を認めた場合には，壊死性筋膜炎やガス壊疽を疑い局所のCT検査を施行する．壊死性筋膜炎では筋膜に沿った広範囲なlow density area，ガス壊疽では筋膜周囲組織の壊死所見とともにガス像が認められる．最終的に上記③，④の適応および施行範囲を決定するために，CT検査による軟部組織の評価が有用であることが多い．

2 合併症とトラブルシューティング

❶ 出　血

切開，デブリドマンを加えるにあたって血流豊富な組織に到達することが通常であり，必然的に出血が合併症として管理上最も問題となる．処置中に出血点は圧迫，電気メス，Z縫合による可及的止血を図る．処置後，ガーゼ上層まで出血が侵出，ヘモグロビンの低下，ショック症状（血圧低下，頻脈）などが進行する場合には，夜間であっても創部を開放し，出血点を確認，止血を行わなければならない．

❷ 敗血症

処置された感染創でも不十分なドレナージ，デブリドマン，不適切な抗菌薬療法のために，

敗血症へと進展することがある．全身に侵襲が及び循環管理，人工呼吸管理，異化亢進に伴う栄養管理を含めた全身管理が必要となり，入院期間の長期化も招くこととなる．もちろん，ERで扱うような「感染が小範囲に留まり初期治療でコントロールされる創部」は敗血症へ進展する可能性はきわめて低く，外来だけで対応可能である．

❸ 組織壊死

感染制御不良の組織は容易に血流不全となり壊死におちいる．壊死に至った組織はさらに感染を誘発し，新たなデブリドマンの必要性，欠損部被覆の問題が生じる．

❹ 疼　痛

感染による炎症，処置による直接的な刺激が疼痛の原因となる．疼痛を抑制することにより無用な侵襲反応を少なからず軽減することができる．外来では切開排膿など直接的な刺激を与えた場合は鎮痛薬の処方が必要である．また全身管理，鎮静下に侵襲的な創処置が続行されるような症例ではpain controlのスケール（behavioral pain scale：BPS），RASSスケールなどを使用して疼痛管理をする．

3 次にどうするか？

①連日の創部観察
②炎症反応のモニタリング
③抗菌薬の使用
④機能，整容性を重んじた創部管理

❶ 連日の創部観察

- 感染創に対して前記のような一次処置を加えた後は，連日の創部観察を怠ってはならない．一次処置が施されたからといって感染がコントロールされているとは限らない．感染創を中心とした発赤，排膿の程度，組織の壊死，挫滅の範囲などを十分に観察し，次の処置が必要かどうか判断する
- 開放創の場合は，連日の洗浄が必要となることが多い．特にガス壊疽，壊死性筋膜炎では一度の創処置で10 L前後の生理食塩水を洗浄目的に使用することもある．適宜，壊死組織にデブリドマンを加えなければならず，その都度出血のリスクを考慮に入れなければならない

❷ 炎症反応のモニタリング

- 局所に留まる感染創では，血液検査で炎症反応が上昇することは稀である．しかしながら，蜂窩織炎では広範囲に及んだ場合には発熱とともに白血球，CRPの上昇が見られることがある．連日検査する必要はないが，炎症の推移をみるために経時的なモニタリングは必要である
- 熱傷ショック，refilling期を過ぎた熱傷に創部感染を起こすと炎症反応が徐々に上昇してく

る．広範囲熱傷の場合，一度感染期に陥ると皮膚欠損創の被覆がなされるまで炎症反応高値が持続する
- 開創ドレナージを施したガス壊疽，Fournier症候群，壊死性筋膜炎では初療時異常高値を示した炎症反応が通常は低下傾向となる．しかし，ドレナージが不十分であった場合は，炎症反応は容易に低下せず，再上昇を呈することが多く，再ドレナージの指標として有用と考えられる

❸抗菌薬の使用（表2）

- ガス壊疽，壊死性筋膜炎はドレナージを迅速に施行するとともに，起炎菌に合わせてただちにempiricに抗菌薬を開始することが望ましい．同時に，採取した膿性分泌物を自らグラム染色を行い，大方の起炎菌の予想を立てる
- 局所感染創に対しては表皮ブドウ球菌などに対してスペクトラムを合わせて抗菌薬を処方する．感染がコントロールされたと判断すればすみやかに抗菌薬投与を中止する

❹機能，整容性を重んじた創部管理

- 顔面あるいは露出部における感染創は将来的にケロイド，瘢痕などの整容的な問題を生じることがある．初療時から感染のコントロールとともに創傷の範囲，深達度を考慮して縫合（縫合糸，縫合法の選択），デブリドマンの深さを決定しなければならない
- 四肢関節部，頸部などの感染創では瘢痕拘縮による可動域制限が生じる場合がある．創の範囲が関節部にかかり，深達度が真皮層以下に及ぶような症例は，初期治療の段階でリハビリを含めた機能的な面の管理が必要となる

4 どうトレーニングするか？

❶頻回の創部観察

「創部感染は現場で起こっている」ことを旨に，状態によっては経時的に創を観察する．頻回

表2 主な起炎菌と抗菌薬

	起炎菌	抗菌薬
せつ，よう，蜂窩織炎	黄色ブドウ球菌	第1世代セフェム系
人喰いバクテリア壊死性筋膜炎	A群β溶連菌	ペニシリンG大量療法
非クロストリジウムガス壊疽	主に E. coli, Klebsiella, Proteus（ほとんどが混合感染）	ペネム系＋クリンダマイシン
クロストリジウム性ガス壊疽	Clostridium perfringens	ペニシリンG大量療法
Vibrio 属壊死性筋膜炎	Vibrio vulnificus	第3世代セフェム系，テトラサイクリン
Aeromonas 属壊死性筋膜炎	Aeromonas hydrophila	ニューキノロン系
起炎菌が不明だが敗血症を伴っている軟部組織感染症，創感染		ペネム系＋クリンダマイシン＋ペニシリンG大量療法

の創部観察により，創の深達度，範囲，それに伴う感染創の成り立ち，進展，処置方法を学ぶ必要がある．感染創にはバリエーションが多いため，前もって頭に入れられるようなシステマチックな処置法はないと言ってよい．とにかく観察するという態度をもって，感染創にあたる必要がある．

❷ 頻回の創部ドレッシング

- 創部ドレッシングを自ら行うことによって，創部状態に合わせたドレッシング剤，抗菌薬軟膏，ガーゼを使い分けることを体得する
- 感染が制御され創傷治癒機転が働き上皮化が促進されている創部と判断した場合に，創傷被覆剤を適用できるように経験を積む

❸ ドレッシング剤の適応についての知識習得

moisture wound healingは正常な創傷治癒過程で遊出する細胞成分と液性因子を温存できるために理想的な創傷治癒機転が働くとされている．反面，感染創では浸出液に細菌を多く含み，matrix metalloproteinase（MMP）を主としたプロテアーゼ活性が増加しており，成長因子やレセプター，タンパク接着因子を分解して組織を破壊し創傷治癒を遅延させる．以上のことを念頭におかず感染創と判断せず，創傷被覆剤の一律な貼付を行い数日放置をすると取り返しのつかない創部となっていることもある．湿潤環境の適否を十分に考えた創傷管理が望まれる．

One More Experience

誠実かつ適切な感染創管理とは…

感染創はこれまで述べてきたように重症度もさまざまであり，切開排膿・デブリドマンなどの思い切った処置への治療方針の転換があらゆる時相で生じうる．つまり培養結果，血液検査などいわゆる他覚的なevidenceをもとに医療を展開すると，勝負すべき時相を見誤り，治療が遅れ最悪の場合救命できないこともある．実際，勝負を見誤っている者ほど，患者側因子がすでに悪化していたなどとevidenceを盾に言い訳を並べ立て，自己に対する反省には鈍感なのである．感染創を敗血症に進展させず，早期に根本的な治療を選択する医師になるためには，evidenceよりも圧倒的に臨床におけるexperienceの蓄積が必要である．そのためには，この本の内容を覚えるのではなく，実際に創部を観察し判断し処置を施す回数を増やすべきである．「現場百回」という言葉があるが，「創処置百回」と肝に銘じるべきである．

重要

●広範囲感染創に対するスタンス

ERで遭遇する感染創を中心に話を進めてきたが，冒頭に述べたようにさらに高度な医療機関に依頼せざるを得ない場合もある．感染あるいは壊死が広範囲に渡る場合は，大きく切開したうえで大量の洗浄および思い切った組織のデブリドマンが救命において必須と

なる．つまり，ERでは救命にかかわる創部かどうかを判断することに重点をおき，無理に手出ししないで構わない（図3）．

● SSI（surgical site infection）について

定義として①術前の剃毛なし②皮膚消毒はアルコール配合剤で同心円上③血糖コントロール④手術時無菌操作⑤術中手袋破損の際にただちに交換，とされている．術中に外部から侵入してくる細菌だけを想定していることは明らかであり，限定された条件下では成立する方法論であろう．しかしながら，術後創部感染も術中の細菌をコントロールしたからといってすべて抑制できるものではない．ただし，SSIという新しい方法論を導入して周囲の注意を引くくらいの効果はあるかもしれない．

● 抗菌薬はあくまで脇役である

感染創の処置においては，感染部が目の前にあるため洗浄およびデブリドマンが有効である．そのため抗菌薬の使用は必ずしも治療の主たるものではないと考えていい（図4）．

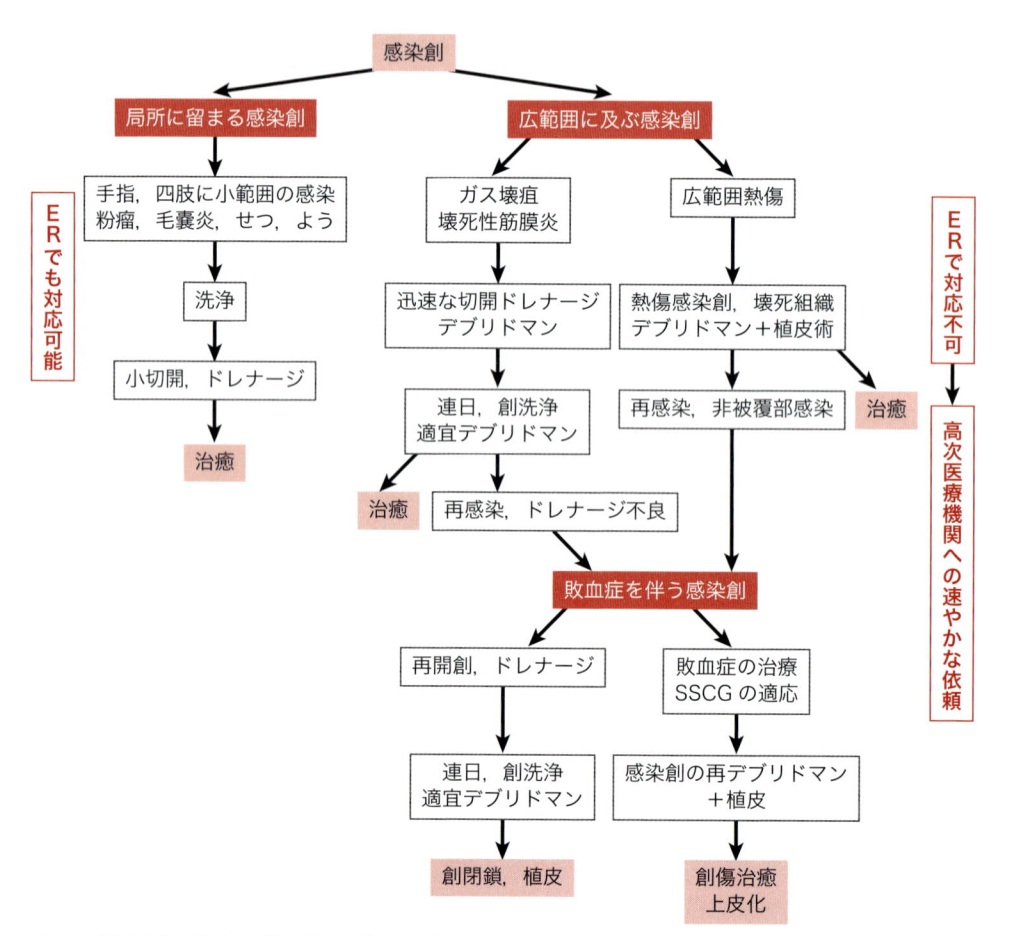

図3　感染創に対する戦略的アプローチ

Do this first & fast！！
・局所の開創あるいはドレナージ
・局所の徹底的な創洗浄

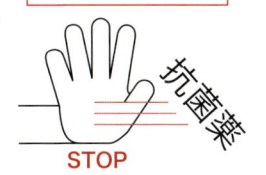

NOT 1st priority
抗菌薬
STOP

局所療法の徹底なくして全身的治療の効果なし

図4　抗菌薬はあくまで脇役である

なぜなら感染創は，血流から孤立している部位で発生しているため，抗菌薬が最終的に到達する可能性が低いことは明らかである．ただし，周囲組織への波及，菌血症への進展を抑制する効果はあるため，重症化の懸念がある症例では機を失せず抗菌療法を開始する．

●感染創を手の内に入れよ
　前述したが，感染の部位，程度，治療の効果を判断できなければ，どれだけエビデンスレベルの高い治療法を知識としてもっていても何ら患者の病態改善に寄与することはできない．感染創処置に関しては「物知り」はいらない．「泥臭く創処置を続けた者」にしか将来はない．

文献・参考図書

1）「創傷治療の常識非常識〈2〉熱傷と創感染」（夏井 睦 著），pp.125-131，三輪書店，2006
　↑創感染の見極めについて従来の消毒法などを検証している．

2）Campton-Johnson, S. & Wilson, J.：Infected wound mangement: advanced technologies, moisture-retentive dressings, and die-hard methods. Crit Care Nurs, 24：64-77, 2001
　↑感染創に対する浸潤環境を保つドレッシングの有用性についての論文．

3）Puvanendran, R., et al.：Necrotizing faseiitis. Can Fam Physician, 55：981-987, 2009
　↑Fournier症候群の概説．

4）Schwartz, B. S.：Bacterial & Chlamydial Infections. In: Current Medical Diagnosis and Treatment. 51st ed.（McPhee, S. J., et al. ed.），pp1416, McGraw-Hill, New York, 2012

5）O'Loughlin, R. E., et al.：The epidemiology of invasive group A streptococcal infection and potential vaccine implications: United States, 2000-2004. Clin Infect Dis, 45：853, 2007
　↑AGS感染症の疫学的検討．

6）嶋津岳士：四肢軟部組織外傷と感染．日外感染症会誌，8：359-366, 2011
　↑ガス壊疽を含む四肢軟部感染症の概説．

7）Centers for Disease Control and Prevention (CDC): Guideline for the Prevention of Surgical Site Infection. Atlanta, 1998
　↑CDCによるSSIガイドライン．

8）尹琇暎 ほか：壊死性筋膜炎7例の検討．形成外科，55：185-193, 2012
　↑CT検査の有用性について．

第2部
第2章 創傷処置の苦手を克服～どんな傷でもうまく治そう！

4 ちょっとしたキズ・けがの対応

鳴海篤志

Point

- 擦過創の治療法，深さや部位によりさまざま．決してワンパターンではない
- 「指先は第二の目」 指尖損傷の治療では創閉鎖と同じくらい知覚の回復が重要
- 「たかが爪，されど爪」爪の外傷では，爪根・爪母・爪床の取り扱いは慎重に行う
- 指ブロックは，Oberst法だけではない
- 高齢者によくみられる「剥皮創」，被覆材を用いると上手く治せる

■ はじめに

　ERで診療する外傷には，生命を脅かす重篤な外傷もあれば，ちょっとした「キズ・けが」というのもある．通常，後者の方が圧倒的に多い．

　そちらの大半は，顔面や手足の外傷であり，決して命にかかわるようなものではないが，初期治療の良し悪しによっては，機能的障害を残す結果になったり，治癒までに必要以上の時間を費やすことになる．また，顔面や手は露出部であるので，治療にあたっては整容的（外見）な配慮も求められる．

　本項では，日頃，こうした外傷を治療する機会の多いERドクターのために，例え専門的な技術がなくとも，患者さんから「先生に治療してもらってよかった」と感謝してもらえるような，ちょっとした「コツ」をまとめてみた．

1 擦過創（excoriation）

　皮膚が，接触したものとの摩擦によって損傷するのが擦過創である．したがって，接触するものの性質や，摩擦の方向や速度によりさまざまな擦過創が生じることになる．

　擦過創の治療で重要なことは，創をよく観察し，その部位に擦過創を生じさせた外力が，皮膚以外，すなわち皮膚の下にある構造物に損傷を与えていないかどうかを見極めることである．通常，皮膚の損傷が擦過創のみの場合，そのような損傷は稀であるが，頭部であれば頭蓋内損傷，四肢であれば骨折や関節損傷・靱帯損傷，体幹部であれば内臓損傷を見逃さないように初期診療を進めることが大切である．

　そのうえで，擦過創自体の評価を行い，皮膚の損傷がどの深さまで及んでいるか評価する．

熱傷でいえば，Ⅱ度かⅢ度か，Ⅱ度であれば，浅達性Ⅱ度（SDB）か進達性Ⅱ度（DDB）かということを評価する．

熱傷のⅢ度に相当する皮膚全層に及ぶ深い擦過創では，保存的に治療すると，上皮化までかなり時間を要するだけでなく，肥厚性瘢痕を残すことになるので，露出部など目立つ部位や，機械的刺激を受けやすく有痛性瘢痕が残ると都合の悪い肘や膝などでは，縫縮も考慮する．

処置をする際は，ゼリー状表面麻酔や局所麻酔で十分痛みを取り除いたうえで，しっかり洗浄することが外傷性刺青や感染を防止するうえで重要である．

浅い擦過創（SDB様）では，ワセリン基剤油性軟膏ガーゼのみでも十分な場合があるが，深い擦過創（DDB様）では，moist wound dressingが基本となる．浸出液の量やドレナージを考慮し，種々の被覆材をその特性に応じて使い分ける．

2 指尖損傷（finger tip injury）

指の先端部は，最も損傷を受けやすく，受傷機転によりさまざまな程度や種類の組織欠損が生じる．最も頻度が高い外傷の1つである．

指尖部は知覚が鋭く，指尖損傷の治療の目的は，単に創を閉鎖するだけではなく，良好な知覚を獲得することにある．このため受傷した部位や創面の大きさにより，治療方法を考慮する必要がある．

欠損が，皮膚や皮下組織のみの場合，分層植皮術によって創閉鎖をすることも可能だが，指尖部に異常知覚が残ってしまいがちであるので推奨されない．爪甲大（直径1cm）以下の小範囲の欠損であれば，保存的治療が原則となる．

これにはアルギン酸塩被覆材が最も適している．アルギン酸塩が血液や浸出液を吸収してゲル化する際，カルシウムイオンを放出し，強力な止血作用を発揮する．創面に，アルギン酸塩被覆材を密着させ，その上をガーゼで覆い軽く圧迫するように固定する．これ以上の大きさの欠損でも，同様の処置で止血したうえで，形成外科医に引き継ぐとよい．

また，指尖部を分厚く削ぎ落としている場合は，必ず骨露出の有無を確認する．必要であればX線単純撮影を追加する．

3 爪剥離（nail avulsion）

爪や爪床の外傷の多くは，車のドアに挟んで圧挫されたり，何か固定されたものに引っかかって爪が引き剥がされるなど，強い外力が加わって生じるので，まずは，骨折や伸筋腱損傷の有無を確認する必要がある．

治療にあたっては，その構造や機能をよく理解しておく必要がある（図1）．爪は，後爪郭の下にある爪母で作られ，爪根や爪半月といわれる部分で成長し，爪床の上を伸展していく．したがって，これらの損傷では爪の変形をきたしやすい．特に**爪母や爪根は愛護的（atraumatic）に取り扱うことが肝要で，この部分の挫創や裂創では安易なデブリードマンは厳に慎むべきである．**

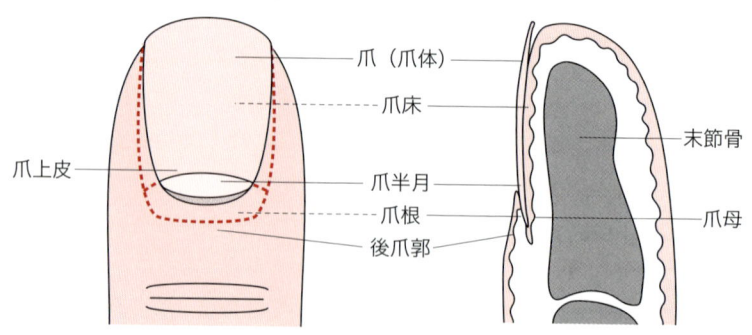

図1 爪部の構造

　爪根や爪半月は，それより遠位の爪体に比べ爪床との密着が緩いので剥がれやすい．したがって，この部の外傷では，爪基部の爪根だけが剥離して後爪郭の上に脱出しやすい．爪の成長には爪根が爪母に接している必要があるので，脱出した爪根は後爪郭の下にきちんと戻しておかなければならない．

　また，後爪郭から爪の上に伸びる爪上皮は，爪体が何らかの理由で失われると，損傷した爪床に癒着しやすい．**爪上皮の癒着は二次的な爪変形の原因になるので，爪が残っていれば，きれいに洗浄して元の位置に戻しておく．**爪が失われた場合は，その代用として滅菌したアルミホイルを後爪郭下に挿入し，癒着を防止するとよい．

4 爪床切創・裂創（nailbed injury）

　硬い爪に覆われた爪床（図1）は，本来損傷を受けにくいはずだが，実際には鋭利な刃物（カッターナイフなど）で受傷する機会が多い．通常，汚染の程度も軽く，爪も爪床から剥がれることなく切れていることが多い．このような場合には，あらかじめ注射針（23Gまたは22G）で爪に穴を開けたうえで，爪と一緒に爪床を縫合するとよい．そうすることにより，爪床を段差のないように修復でき，保護することもできる．

　圧挫による裂創では，爪や爪床とともに，直下にある末節骨に骨折がないことを確認する必要がある．そのうえで，骨折がなく，爪床の挫滅が軽度である場合は，十分な洗浄を行った後，組織を愛護的に取り扱いながら，骨が露出しないよう縫合する．この際，爪床の組織は，他の組織と異なり爪の伸展に欠かせない特殊なものである一方，ある程度挫滅していても壊死することは稀である．したがって**爪床のデブリードマンは最小限に留めておくことが肝要**である．縫合後は，脱落しかけた爪を元に戻し損傷した爪床をこれでカバーして保護しておく．

5 高齢者の剥皮創

　高齢者では，皮膚が薄く萎縮性で，弾力性に乏しいため，体を支えようとしたり腕をつかんだりしただけでも，皮膚が裂けて剥がれてしまうことがしばしばある．こうした，**高齢者の剥皮創は，創の洗浄と縫合が基本だが，ハイドロコロイド被覆材やフィルム製ドレッシングを使**

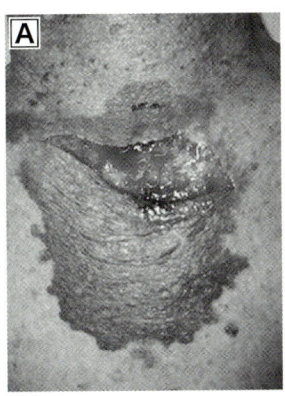

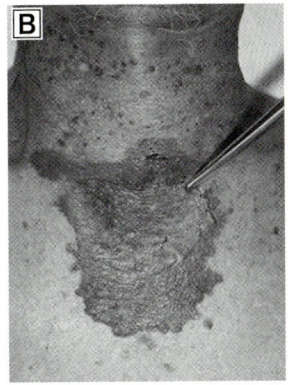

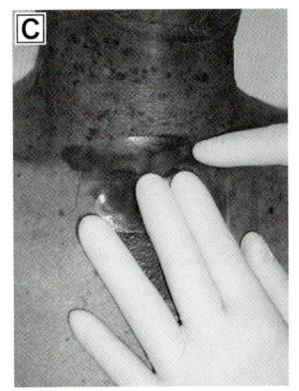

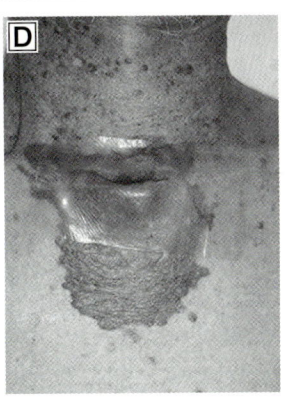

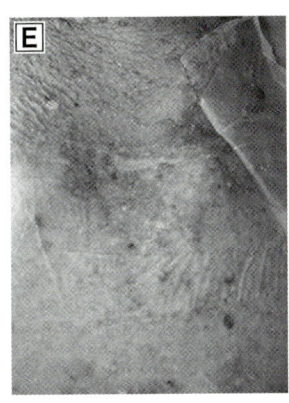

図2　被覆材を用いた高齢者剥皮創の治療（p.16巻頭カラーアトラス参照）
A) 87歳, 男性. 転倒しテーブルで打撲し受傷した前胸部剥皮創. B) 剥離した皮弁を丁寧に元の位置に戻す. C) 薄いハイドロコロイド被覆材を貼付する. D) その上をフィルム製ドレッシングで固定. E) 受傷後11日目, 治癒

用することで, 簡便に治療することができる（図2）.

　丁寧に皮弁を元の位置に戻し, 母床に皮弁を密着させたうえで, ハイドロコロイド被覆材で固定を兼ねて被覆する. このとき, 創の状態を観察しやすくするため, 薄く透けて見える被覆材（カラヤヘッシブ, デュオアクティブ®ET）を用いるとよい. さらに, これを固定するため, やはり透明なフィルム製ドレッシングを貼付する. 剥離した皮弁が大きいときは, 皮弁下に血腫ができないよう, あらかじめ, 皮弁に小孔をいくつかあけておくとよい.

　この方法は, サージカルテープなどより固定性に優れており, しかも簡便であり, 丁寧にすれば, 縫合とほとんど差はない. 色調が悪く, 一見血流が悪そうな皮弁でも, 壊死することは稀で, 丁寧に元の位置に戻しておけば良好な結果が得れることが多いので, 安易に切除することは避けるべきである.

6　指ブロック（digital block）

　手指の局所麻酔では, **oberst法（oberst block）** がよく知られているが, 1本の指の完全な麻酔には4回の注射が必要になる.

　transthecal digital block（腱鞘内指神経ブロック） は, 本来ばね指の治療のために試みられた手技だが, その後死体を用いた研究により, 腱鞘内に注入された色素が4本の指神経す

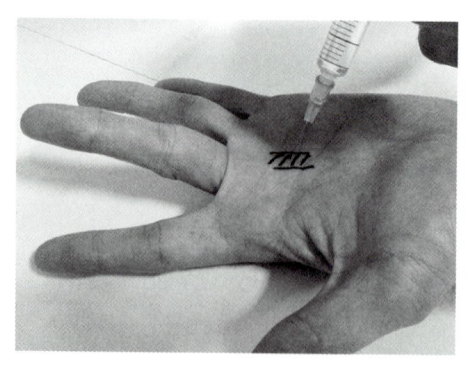

図3　transthecal digital block
中手骨頭掌側にある繊維性腱鞘（斜線マーキング）内に局所麻酔薬を注入する

べてを着色したことから，もっぱら指部の麻酔に使用されるようになった．麻酔しようとする指の繊維性腱鞘内へ，手掌から27 G注射針を用いて1％キシロカインを2〜3 mL注入する（図3）．少量の局所麻酔薬で，効果的な局所麻酔が可能であり，注射も1回で済むため，筆者は好んで用いている．

7 破傷風予防

破傷風は，偏性嫌気性菌である破傷風菌（*Clostridium tetani*）が産生する神経毒（破傷風毒素）により強直性痙攣を引き起こす感染症である．わが国では，近年でも年間90名程度の患者が発生しており，そのほとんどが30歳以上の成人である．

破傷風は，創傷部位から侵入した芽胞により引き起こされるが，縫合など特段の処置を要さないような微細な創傷から侵入すると考えられており，症状発現時には，すでに創傷が治癒しているなど，約1/4のケースで侵入部位が特定できないといわれている．

したがって，**軽微な創傷で受診した場合でも，十分な洗浄を行ったうえで，適切な処置を行うとともに，破傷風予防処置を怠ってはならない．特に咬傷では全例で破傷風予防を行うべきである．**

MEMO ① 指の名称

「右の第2指」とか「左第4指」といった表現を見聞きすることがあるが，果たして正しい表現だろうか？

手の指は，英語ではthumb，index finger，middle finger，ring finger，small fingerと標記され，決して2nd finger，4th fingerとは言わない．したがって，日本語で表現する場合も，母指，示指，中指，環指，小指と言うのが一般的である．「第2」とか「第4」という表現は，もっぱら足の趾（ゆび）を表現するときに用いる．無論，「外反母趾」などの例外を除いて，「右足の示趾」や「左足の環趾」といった表現もない．

Mini Lecture ⑬

救急現場での創傷被覆材の Best choice と注意点
数ある被覆材からどれを使えばいいの？

藤岡正樹

■ はじめに

wound bed preparation の考え方の導入によって，ドレッシング（創傷被覆）自体が重要な治療手技となった[1]．創傷被覆材は傷のタイプに応じてそれぞれ考案されたため，治療現場には多くの種類があふれて混乱している．これらはガーゼや絆創膏と異なり，単に創を覆うものではなく創の保護・湿潤環境の維持・治癒の促進・疼痛の軽減といった機能的な働きで傷治癒に大きく寄与しているため，それぞれの被覆材の特徴を理解し，適切に選択することが肝要である．

1 素材と形状から創傷被覆材の機能を理解する

創傷被覆材は，さまざまな材質と形状でできているが，この組み合わせで性能が決まるため，これを理解すればおのずから創の状態によって使用する被覆材が決定できる．救急の現場で新鮮外傷に使用する場合，まず以下の4種類を押さえれば十分（表）．

❶ ポリウレタンフィルム・ドレッシング材

縫合創の保護に使用．

表　創傷被覆材の種類と特徴

素材	性質・特徴	商品名
ポリウレタンフィルム・ドレッシング材	水蒸気や酸素が透過できる．出血を伴わない創面，あるいは水疱の保護，褥瘡の予防．縫合後の創面に直接貼付	テガダーム™（3M） オプサイト™ウンド（Smith & Nephew） IV3000 ドレッシング（Smith & Nepnew） バイオクルーシブ（Johnson & Johnson）
ハイドロコロイド・ドレッシング材	水性コロイド粒子は湿潤したゲルとなり，この湿潤環境が肉芽増生，上皮細胞の移動に最適の環境を提供する．滲出液の少〜中等量の創に貼付する	デュオアクティブ®（Convatec） コムフィール（コロプラスト） テガソーブ™（3M） アブソキュア®（日東メディカル）
ポリウレタンフォーム・ドレッシング材	滲出液を吸収し，かつ適度な水分を保持し，創面の湿潤環境を保つ．滲出液の比較的多い創の治療に適している	ハイドロサイト™（Smith &Nephew）
アルギン酸塩ドレッシング材	きわめて強力な止血効果を有するため，出血を伴う皮膚欠損創に使用する	カルトスタット®（Convatec） ソーブサン（アルケア） アルゴダーム（メディコン） クラビオ®AG（クラレ）

Mini Lecture ⓭

片面に接着剤がついた透明フィルム．水蒸気や酸素は透過させるが水は通さない．**縫合後の創，水疱の保護，褥瘡の予防に使用する**[2]（図1）．商品名ではオプサイト™ウンドやIV3000ドレッシングなど．

❷ ハイドロコロイド・ドレッシング材

擦過傷に使用．

水性コロイド粒子が浸出液を吸収してゲルとなるため，創面に癒着しない．この湿潤環境が肉芽増生，上皮細胞の移動に良好な環境を提供する．**浅い新鮮外傷（つまり擦過傷）での使用が最適**（図2）．商品名では，テガソーブ™ライト，デュオアクティブ®ETなど．

❸ ポリウレタンフォーム・ドレッシング材

2度熱傷創や浸出液の多い皮膚欠損創面に使用．

外側が水分を通さないポリウレタンフィルム，創面は親水性吸収フォームでできており高い吸水性で，滲出液を吸収し創面の湿潤環境を保つ．ドレッシング材自体が溶けないため，創面

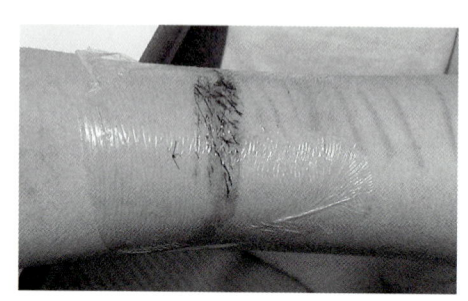

図1　前腕切創
縫合直後からポリウレタンフィルム（オプサイト™）を貼付して抜糸まで約1週間全く被覆材交換をしない

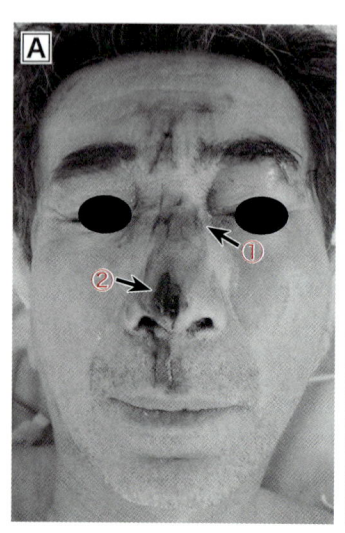

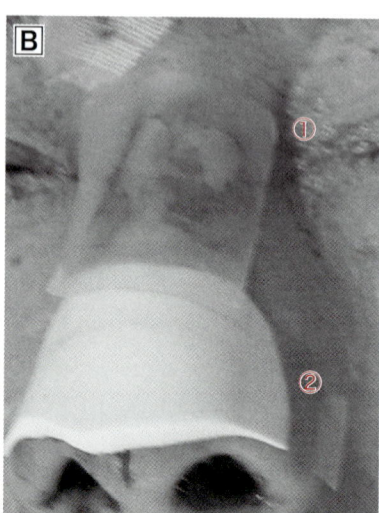

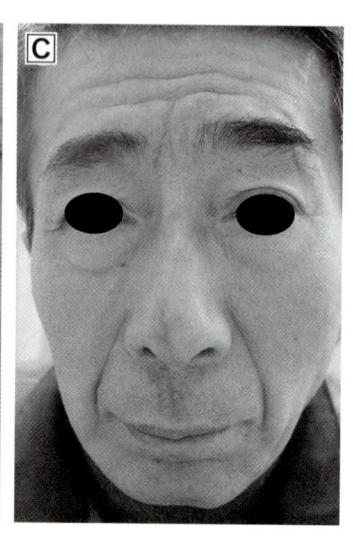

図2　鼻背上口唇擦過傷
A，B）洗浄後，浅い擦過創（→①）にはハイドロコロイドを，深い皮膚欠損創（→②）にはポリウレタンフォームを貼付した．C）受傷後1カ月．鼻尖部，上口唇の瘢痕はまだ赤いものの，擦過傷はきれいに上皮化している

にドレッシング材が残ることもなく取り扱いも簡単．汎用性が高く，**浸出液の多い皮膚欠損創面に使用する**（図2）．特に2度熱傷創や，3度熱傷でも小範囲の保存的治療などには最適（図3, 4）．商品名はハイドロサイト™など．

❹アルギン酸塩ドレッシング材

出血を伴う皮膚欠損創に使用．

アルギン酸は多量の滲出液を吸収しゲル化する．この際にカルシウムイオンを放出することで，きわめて強力な止血効果を有する[2]．外科的デブリードマン後や，指尖部損傷のように通常の圧迫では**なかなか止血できない創面での使用に適している**．商品名ではカルトスタット®，ソーブサンなど．

> **MEMO ❶ 厳密には使える創傷被覆材は保険診療において決められている．**
>
> 「皮膚欠損用創傷被覆材」は保険診療上，傷の深さによって使用できるものが決められている．多くは「皮下組織にいたる創傷用」つまり真皮が欠損しているもの（挫傷，切創）が適応であるが，「真皮にいたる損傷用」すなわち擦過傷にしか使え

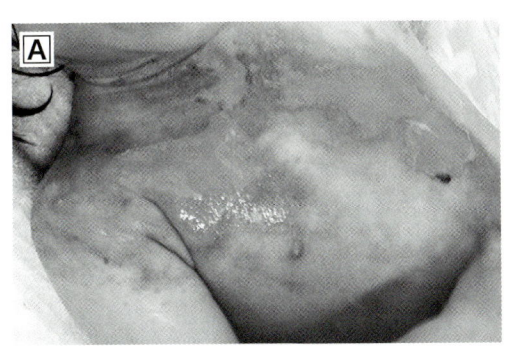

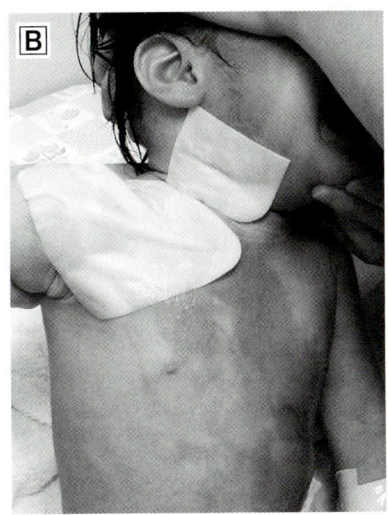

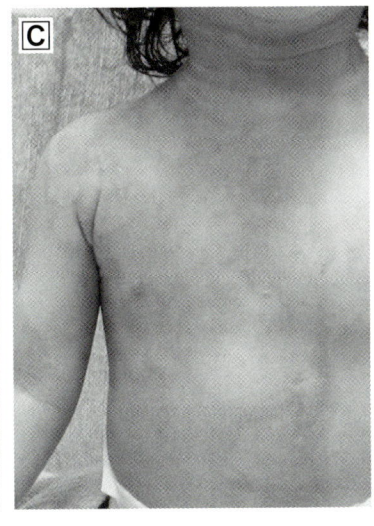

図3 小児の頸部―前胸部浅い2度熱傷

A, B) 受診時すでに水疱膜が取れていた．洗浄後ポリウレタンフォームを貼付した．C) 受傷後2週間．瘢痕拘縮を残さず，きれいに上皮化している．

Mini Lecture ⑬

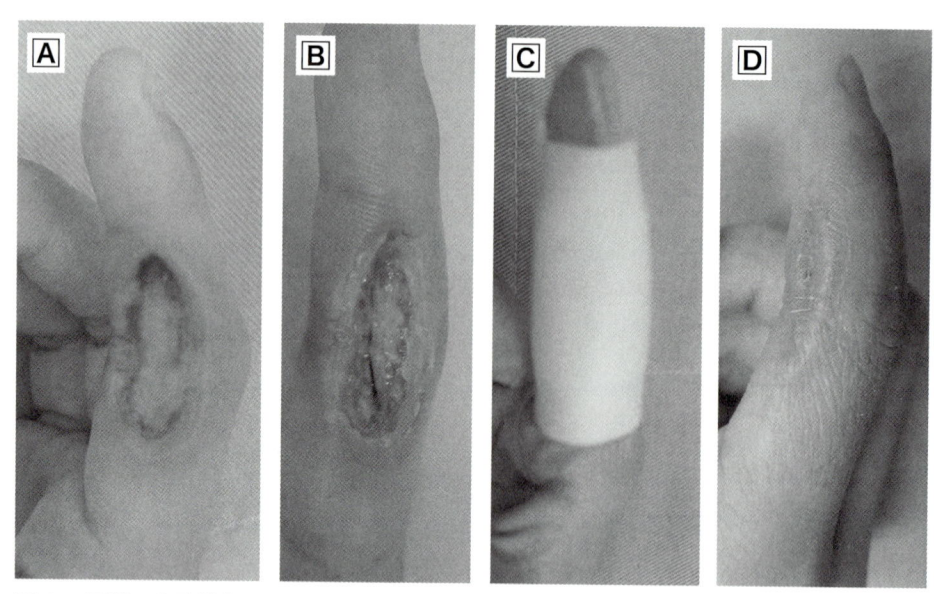

図4　示指の3度熱傷
A）創には焼痂（壊死組織）が付着している．B, C）焼痂を切除後，ポリウレタンフォームを貼付した．D）受傷後6週間．瘢痕拘縮を残さず，上皮化している

ないものもあるので注意を要す．例えばデュオアクティブ®ETは挫創には使用できない．こんなこといちいち全部覚えられないので，各施設に置いてある被覆材をチェックして，代表的な創傷である擦過傷，挫創，熱傷創に使いやすいものを決めておくのがよいであろう．

MEMO❷ 保険診療上，創傷被覆材は連続2～3週間までしか使用できない．

❷感染創には創傷被覆材を使ってはならない

新鮮外傷の場合，ただちに創の洗浄，または必要に応じてデブリードマンを行った後に創傷被覆材を使用する．適切な創傷処理を行った創では，閉鎖療法は細菌を排除し開放療法に比べて50％も早く創閉鎖を図ることができることが知られている[2, 3]．**ただし創の中に壊死組織や，泥や砂などの異物を残して閉鎖療法を行うことは感染を誘発するので禁忌**．時間がたって（golden timeを超過して）受診した場合も感染の併発を考慮すべきである．心配な場合はwet to dry dressing（**MEMO❸**）で経過をみる方が安全．

MEMO❸ 困ったときはwet to dry dressing

感染創にはwet to dry dressingを行うが，その方法はいたって簡単．生理的食塩

> 水で濡らしたガーゼを「かたく」絞り，創にあてたうえに乾いたガーゼをのせるだけ[4]．ガーゼがひどく汚染するか，すっかり乾燥する前に次回のガーゼ交換を行う必要があるので1日に2〜3回の処置が必要になることがある．感染創には排膿がなくなり，良好な肉芽の増生が認められるまでこの方法で創処置を行い，その後に閉鎖療法に切り替える．

3 「濡れた（wet）」ではなく「湿った（moist）」環境が大切

　創を適正に治癒させるためには湿潤環境が大切なことは，もはや常識であるが，多くの被覆材で，その滲出液吸収能力を超えると創と被覆材の間に「たぷたぷ」に滲出液が貯留する．この状態は「湿った（moist）」とはいえず，創の治癒にはマイナスに働くので，もう一度wound bed preparationのチェック項目「TIME」〔Tissue non-viable or deficient（壊死組織・活性のない組織），Infection or inflammation（感染または炎症），Moisture imbalance（湿潤の不均衡），Edge of wound non-advancing or undermined epidermal margin（創辺縁の表皮進展不良あるいは表皮の巻き込み）〕に立ち返り，感染の併発のチェック，頻回の被覆材交換，より吸収力の高い被覆材に変更する等の対策を講じる必要がある[1]．特に急に滲出液が増えた場合は創感染の併発に要注意．感染と判断した場合は，ただちに閉鎖療法を中止し，頻回の創洗浄とwet to dry dressing，場合によってはデブリードマンを行う．

> **重要**
> ① 救急で必要な創傷被覆材はたったの4種類．創の状態に合わせて自分で使えるものを決めておく
> ② 感染の併発だけは避けねばならない．創の観察を怠らない
> ③ 迷ったときは創傷被覆材に頼らずwet to dry dressing

文献・参考図書

1) Schultz, G. S., et al. : Wound bed preparation: a systematic approach to wound management. Wound Repair Regen. 11 Suppl 1 : S1-28, 2003
　↑創傷治癒のバイブル，wound bed preparationはここから始まった．

2) Hutchinson, J. J. & Lawrence, J. C. : Wound infection under occlusive dressings. J Hosp Infect, 17 : 83-94, 1991
　↑閉鎖療法は感染を積極的に排除する？目から鱗の論文．

3) Geronemus, R. G. & Robins, P. : The effect of two new dressings on epidermal wound healing. J Dermatol Surg Oncol, 8 : 850-852, 1982
　↑こんな昔から閉鎖療法は推奨されていた．

4) 「熱傷の治療」（難波雄哉 編），pp.25-29, 自然科学社，1980
　↑日本の熱傷治療の魁，世界に一歩も引けをとっていなかった．

5) 「形成外科プライマリケアマニュアル」（藤岡正樹 ほか著），pp.175-188, 医歯薬出版，2003
　↑形成外科の入門書，写真が多く専門を目指さない人にもやさしく読める．

索引 Index

数字

1ステップ法	143
2ステップ法	143
2回チャレンジルール	221

欧文

A, C

ABCD－INRFT アプローチ	23
abdominal compartment syndrome	122
ACS	122
ACT	99
AEP モニター	82
auto-regulation	112
Camino®	106
CHDF	98, 99
clamshell thoracotomy	49
CODMAN®	106
CT ガイド下穿刺	140
CUS（カス）	221
damage control orthopaedics	257

D～F

DCO	257
De Palma 法	250
DESC（デスク）スクリプト	221
diagnostic peritoneal lavage	128
Difficult Airway management	34
DPC 制	224
DPL	128
ECPR	95
EDT	47
emergency department thoracotomy	47
eschar	134
escharotomy	134
extracorporeal cardiopulmonary resuscitation	95
FAST	62
fighting	43
Fournier 症候群	280
Frenzel glasses	183

H～J

HA	98
HITT	104
hydrodissection	140
hypovolemia	62
IABP	89
ICP	132
ICP 測定	104
I'M SAFE チェックリスト	220
intra-aortic balloon pumping	89
intracompartmental pressure	132
JATEC	229
JTAS	229

K～N

Kron 法変法	126
landmark 法	69
Mallory-Weiss 症候群	204
moisture wound healing	285
NIV	45
non-invasive positive pressure ventilation	40, 45
noninvasive ventilation	45
NPPV	40, 45

P

PCPS	89, 92
PE	98, 101
pelvic inflammatory disease	162
percutaneous cardiopulmonary support	89
percutaneous transhepatic biliary drainage	142
percutaneous transhepatic gallbladder drainage	141
PID	162
Pilon 骨折	233
PMX-DHP	98
pneumodissection	140
PRICE 療法	247
protein space	97
PTBD	142
PTGBD	141, 142

S, T

SBAR（エスバー）	222
SBME	84
SBTs	44
SB チューブ	147
simulation-based-medical education	84
Sjv－O2	112
spontaneous breathing trials	44
ST	150
Stimson 法	248
surgical fire	36
transthecal digital block	291

V, W

VAP	43
ventilator-associated pneumonia	43
VISTTM	167
water space	97

和文

あ行

アクアポリン	177
アニサキス	207
アルギン酸塩被覆材	289
胃・十二指腸潰瘍	204
胃静脈瘤破裂	147
一回拍出量変動	74
異物除去	192
医療安全	86
イレウスチューブ	150
陰圧創閉鎖法	136
ウィニング	44

エアウェイスコープ	30	
液体・空気注入	140	
エコーガイド下穿刺法	69	
壊死性筋膜炎	280, 284	
エンドトキシン血症	100	

か 行

開胸心マッサージ	50
外痔核	210, 211
外傷	63
介達牽引法	253
開放性骨折	251
化学法	210
下垂手	235
ガス壊疽	280, 284
喀血	192
合併症	61, 111
カニ爪様	167
カフリークテスト	37
患者安全文化	222
眼振検査	185
関節液	263
関節穿刺	259
関節内骨折	251
関節内注射	259
感染創	279
感染創に対する戦略的アプローチ	286
感染創の切開排膿	282
感染創の洗浄	281
感染創のデブリドマン	281
感染創のドレッシング	282
眼底検査	179
嵌頓	211
偽アルドステロン症	178
気管支拡張症	196
気管支鏡ガイド下気管挿管	32
気管挿管	26
気胸	65
気道異物	192, 195
気道狭窄	37, 192, 196
気道出血	192, 194, 195, 196
逆行性感染	154
逆行性膀胱造影	167
救急室開胸術	47
急性胃腸炎	176
急性胃粘膜障害	204
急性肝不全	97
急性血液浄化法	97
急性腎不全	97
胸骨横断両側開胸	49
胸部下行大動脈遮断	50
極小開頭	104
挙上法	248
緊急気管支鏡	192
緊急内視鏡時	198
筋区画内圧	132
くも膜下カテーテル法	107
くも膜下出血	78
経静脈栄養	157
経静脈ペーシング	58
経腸栄養	157
経皮的膿瘍穿刺ドレナージ	138
外科的気道確保	32
血液吸着	98, 100
血液吸着療法	98
血漿交換	98
血栓性外痔核	211
血栓性内痔核	211
牽引	252
肩関節穿刺	259
肩関節脱臼	247
抗凝固剤	99
高血糖	159
後爪郭	290
肛門鏡	209, 210, 212, 214
肛門周囲膿瘍	210
肛門周囲ブロック	213
股関節穿刺	264
股関節脱臼	235, 242
骨髄路の確保手技	77
骨髄路の適応	76
骨髄路のデバイス	76
コンパートメント症候群	131
コンビチューブ	29
コンピテンシー	84, 219

さ 行

再灌流障害	136
再灌流症候群	51
サタデーナイト症候群	235
擦過創	288
三角巾	237
子宮底マッサージ	165
指尖損傷	289
刺創路造影	168
持続的血液濾過透析	98
膝窩動脈損傷	245
膝関節穿刺	262
膝関節脱臼	244
自動調節能	112
自発呼吸試験	44
シーネ	237
シミュレーション	84
シミュレーション基盤型医学教育	84
シミュレーショントレーニング	56
シミュレーター	66
重症急性硬膜下血腫の管理	105
十二指腸チューブ	150
手関節穿刺	261
手技	106
シューレース法	136
焼痂	134
焼痂切開	134
消化態栄養剤	158
上部消化管異物	207
上部消化管出血	204
初期診療	20
食道・胃静脈瘤	204
食道静脈瘤	147
徐脈	52
徐脈（拍）性不整脈	58
腎盂穿刺ドレナージ	145
心筋虚血	64
神経・脳波モニター	82
人工呼吸器関連肺炎	43
人工呼吸の導入と管理	40
心室頻拍	58
靭帯性整復	252
診断的腹腔洗浄法	128
心タンポナーデ	64
シンバイオティクス	160
診療報酬	223

診療報酬請求書 223	テクニカル・スキル 84	ブリーフィング 86
髄膜炎 78	デブリーフィング 86, 220	プレゼンテーション 25
スプリント 237	透析液 99	プレバイオティクス 160
正常値 111	動脈カテーテル 71	フレンツェル眼鏡 183
穿刺経路作成 140	特発性食道破裂 166	プロバイオティクス 160
穿頭 104	吐下血 204	分娩介助 163
穿頭術 104	トラブルシューティング 111	平均動脈圧 73
創外固定 252	ドレーン 154	閉鎖式くり返し測定法 126
双合診 162		ペーシング 52
爪根 290	**な 行**	便潜血化学法 211
爪床 290	内頸静脈血中の平均酸素飽和度 112	便潜血検査 210
爪上皮 290	内痔核 210, 211	膀胱損傷 167
爪剥離 289	内視鏡 198	膀胱内圧モニター 125
爪半月 290	内診 162	包帯 237
爪母 290	入院後診療 20	補充液 99
足関節靱帯損傷 245	尿道損傷 167	補助循環 89
足関節脱臼 245	妊婦 177	補助人工心臓 89
	熱中症 177	発作性上室性頻拍症 58
た 行	脳還流圧 CPP 112	発作性心房細動 58
大動脈解離 64	膿瘍腔造影 139	
多断面再構成画像 166	ノン・テクニカル・スキル 84, 219	**ま 行**
脱臼 242		右アプローチ 143
ダメージコントロール手術 104	**は 行**	免疫法 210, 211
単関節炎 259	敗血症を伴う感染創 281	メンタルモデルの共有 219
胆汁性腹膜炎・胸膜炎 142	肺塞栓 64	盲目的穿刺法 69
胆嚢・胆道ドレナージ 141	配糖体 176	モニタリング 41
腟鏡 162, 214, 212	肺門遮断 50	
チーム STEPPS® 219	肺門部肺回転術 50	**や 行**
チームコンピテンシー 219	剥皮創 290	薬物中毒 98, 100
チームトレーニング 219	破傷風 177, 292	指ブロック 291
肘関節穿刺 261	抜管 37	腰椎穿刺 78
肘関節脱臼 249	半消化態栄養剤 158	腰椎破裂骨折 235
中心静脈圧 73	反復性肩関節脱臼 247	
中心静脈カテーテル 67	反復性脱臼 242	**ら 行**
中心静脈血酸素飽和度 74	左アプローチ 143	ラリンジアルチューブ 28
腸重積 167	皮膚牽引法 252	ラリンジアルマスク 28
直像鏡 179	皮膚のトラブル 257	リドカイン中毒 194, 195
直達牽引法 253	標準化アプローチ 20	輪状甲状靱帯穿刺 32
直達牽引療法 254	ピン刺入部の感染 257	レセプト 223
直腸肛門内異物 212	腹腔穿刺 122	肋軟骨骨折 234
直腸診 209	腹腔穿刺液の性状 123	
爪圧迫テスト 132	副子 237	
適応と禁忌 104	腹部コンパートメント・シンドローム（症候群） 122, 131	
出来高制 224		

編者プロフィール

太田祥一（Shoichi OHTA） ●東京医科大学救急医学講座

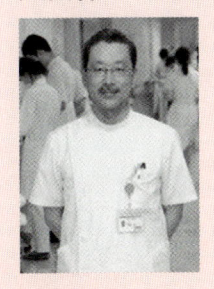

私は大学を卒業してすぐ救命救急部に入りました．救急医の第3世代でしょうか．当時の救急医のサブスペシャルティーは外科がほとんどでしたが，画像診断，IVR，消化器，循環器等を研修しました．今思うとER型救急医の研修のはしりだったのかもしれません．杏林大学で3次救急，集中治療を，地方の診療所，都内の2次救急病院等でプライマリケア，在宅医療を研修し，その後いくつかの救急部門の立ち上げにかかわりました．

当講座は，大都市型3次救急の新宿，郊外型（ER併設）の八王子の二カ所の救命救急センターに関わっているので，豊富な臨床経験ができることはもちろん，大学なので研究，教育にも早くから関わることができます．われわれの今の第一のミッションは，時代にあったセンスと人柄を備えたバランスのとれた救急医を数多く生み出すこと，と考えています．今は若い世代が中心になって頑張っていますので，一度，見に来てください（http://eccm.tokyo-med.ac.jp/）．期間，内容とも個性にあわせたオーダメイドの研修が可能です．

個人的には，以前から取り組んでいる救急蘇生法普及，高齢者救急以外にも，最近は，#7119や災害医療に関わることも多くなり，ほかには救急からの地域連携も進めています．学会では，JTAS，ER，RRSに関わっています．「本物の医療者とは何か」（へるす出版）の執筆以来，プロフェッショナルにこだわり，一般市民への救急蘇生法，院内外での各種標準化コースの開発や普及のほか，最近では，救急塾（http://kyuukyuujyuku.jp/index.html），救急超入門等でこれからの時代を見据えた教育やそれにまつわる研究に興味をもっています．

最近観た映画：「のぼうの城」，人と人との関わり，リーダーシップとは，などを考えさせられました．「ディア・ドクター」以来の素晴らしい映画だと思います．

最近読んだ本：「医療とは何か」（河出ブックス），言わずもがな…

レジデントノート別冊 救急・ERノート❼

直伝！救急手技プラチナ テクニック
手技はもちろん，合併症や施行後に考えることなど，次の一手まで見据えた王道アプローチを伝授

2013年2月15日 第1刷発行

編 集	太田 祥一
発行人	一戸 裕子
発行所	株式会社 羊 土 社
	〒101-0052
	東京都千代田区神田小川町2-5-1
	TEL 03（5282）1211
	FAX 03（5282）1212
	E-mail eigyo@yodosha.co.jp
	URL http://www.yodosha.co.jp/
装 幀	野崎一人
印刷所	株式会社 三秀舎

© YODOSHA CO., LTD. 2013
Printed in Japan
ISBN978-4-7581-1347-2

本書に掲載する著作物の複製権・上映権・譲渡権・公衆送信権（送信可能化を含む）は（株）羊土社が保有します．
本書を無断で複製する行為（コピー，スキャン，デジタルデータ化など）は，著作権法上での限られた例外（「私的使用のための複製」など）を除き禁じられています．研究活動，診療を含み業務上使用する目的で上記の行為を行うことは大学，病院，企業などにおける内部的な利用であっても，私的使用には該当せず，違法です．また私的使用のためであっても，代行業者等の第三者に依頼して上記の行為を行うことは違法となります．

JCOPY ＜（社）出版者著作権管理機構 委託出版物＞
本書の無断複写は著作権法上での例外を除き禁じられています．複写される場合は，そのつど事前に，（社）出版者著作権管理機構（TEL 03-3513-6969，FAX 03-3513-6979，e-mail：info@jcopy.or.jp）の許諾を得てください．

●criticalcare 従事者のための総合誌　待望の創刊！

急性・重症患者ケア

編集委員　岡元 和文　信州大学医学部救急集中治療医学講座 教授　　道又 元裕　杏林大学医学部付属病院看護部 部長

創刊号特集

Vol1 No1 2012

重症患者に必要な人工呼吸と呼吸ケア
―事例で学べる病態生理と実践のコツ―

最新知見に基づいた実践と根拠を提供!!

編集：道又 元裕，岡元 和文

創刊2号特集

Vol2 No1 2013

重症患者に必要な輸液管理と体液ケア

2013年2月刊行予定!!

編集：岡元 和文，道又 元裕

学びのレシピ3つの特長

- 現場での「なぜ？」に応える「病態生理」の知識が満載！
- より深く学びたい人のために実践と根拠を解説！
- 「ケーススタディ」と「Q&A」でエキスパートの思考とコツがわかる！

今後の特集テーマ（予定）

- 創刊3号 特集「重症患者の栄養管理」(仮)　編集：清水 孝宏（那覇市立病院）
- 創刊4号 特集「重症患者の循環管理」(仮)　編集：尾野 敏明（杏林大学病院）
  ：
  （以下続刊）

B5判 約200ページ，2色刷
年4回刊行（季刊）
定価（本体3,400円+税）

- 全国書店で発売！
- 年間購読予約受付中！
（詳しくは総合医学社で検索）

総合医学社　検索

総合医学社　〒101-0061　東京都千代田区三崎町1-1-4
TEL 03(3219)2920　FAX 03(3219)0410　http://www.sogo-igaku.co.jp

胸腔ドレナージ＆胸腔穿刺トレーナー

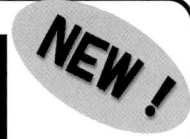

NEW！

エコーガイド下にも対応
ATLSのトレーニングに！

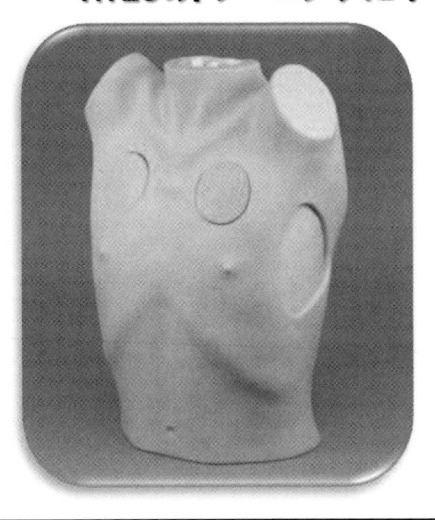

【胸腔ドレナージ】
エコー下
穿刺 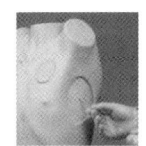　　カテーテル挿入 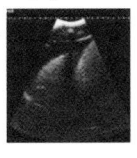 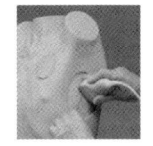

ブラインド 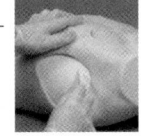
切開 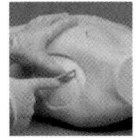　　鈍的剥離 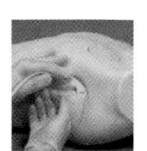　　ドレナージの縫合

【胸腔穿刺】
（緊急脱気）

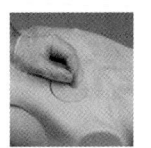

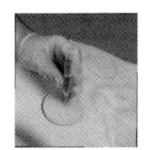

AIRSIM シリーズ

**究極のリアリティ！理想的な解剖的特徴と触感、臨床さながらのトレーニング
エアウェイマネジメントの決定版！！**

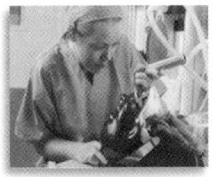

AIRSIM
あらゆるエアウェイマネジメントに必要な技術のトレーニングが可能。困難なシナリオの設定も、自由自在。

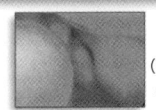

（気管支鏡で見た
AIRSIM気管内部）

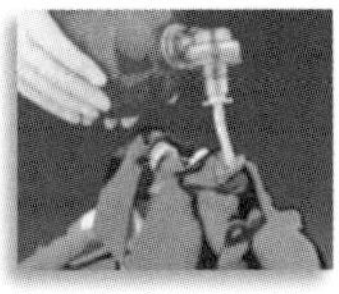

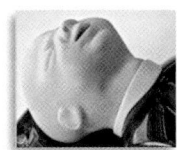

AIRSIM ベビー
（旧名 AIRSIM ジュニア）
高度に再現された気道を持つ乳児マネキン。バッグマスク換気、声門上気道管理器具挿入、経鼻・経口挿管に関する訓練をサポート。

★同等の機能を持ち、同様の訓練が可能な6歳児のマネキン「AIRSIMチャイルド」もございます。

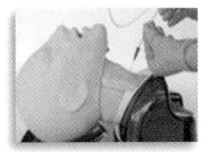

AIRSIM アドバンスクリコ
AIRSIMの機能に、リアルな質感のスキンを付加。輪状甲状靭帯穿刺、輪状甲状軟骨間膜切開、両方の手技訓練が可能です。

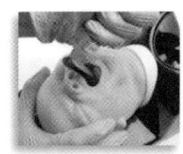

AIRSIM ピエールロバン
ピエール・ロバン連鎖を伴う乳児の気道管理困難（DAM）患者への対処スキルの習得に。

資料のご請求、デモのご用命は・・・

NLS 日本ライトサービス株式会社
Nihon Light Service, Inc.

〒113-0033 東京都文京区本郷3-42-1
TEL：03-3815-2354　FAX：03-3818-6843
Emai：igaku@nlsinc.co.jp　URL：http://www.nlsinc.co.jp

好評書籍

手術動画とシェーマでわかる
外傷外科手術スタンダード

日本Acute Care Surgery学会／編
真弓俊彦・大友康裕・北野光秀・益子邦洋・山下裕一／編集委員

- 救急医，外科医必携！重症外傷外科手術の戦略と手技を解説した初のテキスト
- カラー写真約180点，シェーマ約200点，手術動画約180分，ビジュアルの決定版！

□ 定価(本体 14,000円＋税) □ A4判 □ 291頁 □ ISBN978-4-7581-1727-2

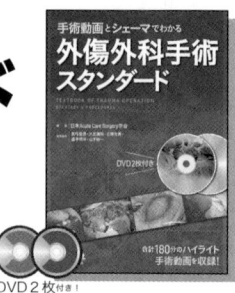

ジェネラル診療 シリーズ
臨床現場で活躍する医師のためのシリーズ！

もう困らない！
高齢者診療でよく出合う問題とその対応

検査や治療はどこまで必要？患者・家族に満足してもらうには？
外来・病棟・在宅・施設ですぐに役立つ実践ポイント

木村琢磨／編

□ 定価(本体 4,500円＋税) □ B5判 □ 276頁 □ ISBN978-4-7581-1500-1

いざというとき必ず役立つ
小児科診療のコツ 改訂版

症候・疾患別に、まず考えること、すべきことがわかる！

細谷亮太／編

□ 定価(本体 4,500円＋税) □ B5判 □ 284頁 □ ISBN978-4-7581-1501-8

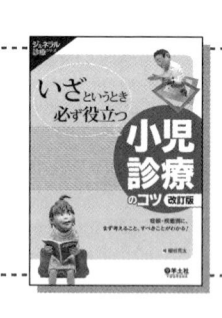

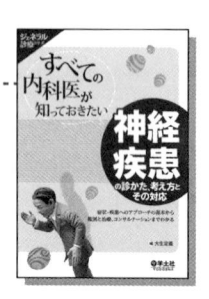

すべての内科医が知っておきたい
神経疾患の診かた、考え方とその対応

症状・疾患へのアプローチの基本から鑑別と治療、コンサルテーションまで

大生定義／編

□ 定価(本体 5,200円＋税) □ B5判 □ 376頁 □ ISBN978-4-7581-1502-5

増刊 レジデントノート
1つのテーマをより広くより深く
□ B5判 □ 年6冊発行

レジデントノート Vol.14 No.11（2013年1月発行）
外科の基本―手術前後の患者さんを診る

手術の流れや手技、周術期管理が身につき、外科がわかる、好きになる

畑　啓昭／編

□ 定価(本体4,500円＋税) □ B5判 □ 263頁 □ ISBN978-4-7581-0544-6

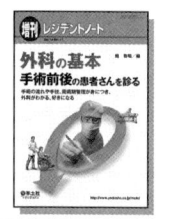

発行 羊土社 YODOSHA 〒101-0052　東京都千代田区神田小川町2-5-1　TEL 03(5282)1211　FAX 03(5282)1212
E-mail：eigyo@yodosha.co.jp
URL：http://www.yodosha.co.jp/
ご注文は最寄りの書店，または小社営業部まで